Thomas Struppe

DEIN REIZDARM IST HEILBAR

humboldt

INHALT

VORWORT

Liebe Leserin, lieber Leser,

das Manuskript zu diesem Ratgeber entstand direkt im Anschluss an einen wundervollen Familienurlaub. Hochsommerliche Temperaturen hatten ideale Bedingungen für ausgedehnte Strandbesuche und Bootsausflüge geschaffen. Außerdem warteten zahlreiche Geschäfte und Museen der nahegelegenen historischen Stadt auf eine ausgiebige Erkundung. Während eines solchen Stadtbummels kam ich zu der Erkenntnis, dass der viele Jahre andauernde Spuk nun endgültig vorüber war.

Wir hatten uns mit den Kindern gerade ein schattiges Plätzchen gesucht, schleckten Vanilleeis und diskutierten angeregt unsere Pläne für den verbliebenen Nachmittag. Meine vollkommene Unbefangenheit in dieser Situation überraschte mich. Ich genoss unterwegs ein Eis, ohne daran zu denken, ob es nicht die von mir gefürchteten Bauchkrämpfe oder gar Durchfall auslösen könnte. Meine Anregungen zum weiteren Verlauf des Tages waren nicht davon getrieben, ob ich am jeweiligen Ort eine Toilette zur Verfügung hätte. Ich fühlte mich so frei, wie ich es einmal vor dem Beginn meiner Erkrankung getan hatte.

Zwar hatte ich bereits in den Jahren zuvor beschwerdefreie Reisen und Ausflüge unternommen, aber in jenem Urlaub begriff ich das erste Mal, dass sich letztendlich auch mein Kopf von den Ängsten und Sorgen rund um meine chronische Darmerkrankung befreit hatte. Meine fast kindliche Freude über einen unbeschwerten Stadtbummel oder das ausgiebige Toben mit meinen Kindern im Wasser kann wohl nur jemand nachvollziehen, der entweder selbst unter den negativen Auswirkungen des Reizdarmsyndroms zu leiden hat(te) oder eng mit einem solchen Menschen zusammen lebt.

In den vielen Jahren mit der Erkrankung hätte ich beinahe diese Freude am Leben verlernt. Die quälenden Bauchschmerzen und die kräftezehrenden Durchfälle, die mich in dieser Zeit täglich begleiteten, waren dafür nicht der einzige Grund. Das Reizdarmsyndrom entfaltet seine negativen Effekte auf die Lebensqualität auch dadurch, dass es sich um eine extrem stigmatisierte Erkrankung handelt, deren Unvorhersehbarkeit ein normales Leben fast unmöglich macht.

Noch heute erinnere ich mich lebhaft daran, wie ich als frisch ausgebildeter Sporttherapeut aufgrund heftiger Darmbeschwerden zum ersten Mal einen von mir geleiteten Fitnesskurs verlassen musste. Am Abend hockte ich dann wie ein Häufchen Elend mit einer Wärmflasche und einem Kräutertee in meinem Zimmer und schämte mich. Als sportlicher und nach außen hin kerngesunder junger Mann war ich nicht mehr dazu in der Lage, meine Arbeit anständig zu verrichten.

Damals konnte ich natürlich noch nicht ahnen, dass dies erst der Anfang einer wahren Odyssee war. Mit zunehmender Häufigkeit und Intensität meiner Symptome begannen meine Gedanken immer mehr um diese zu kreisen. Sie und vor allem auch die Angst vor ihnen verhagelten mir unzählige Wanderungen, Kinoabende und andere Dinge, die ich zuvor unheimlich gern gemacht hatte. Schließlich brach ich sogar mein Mathematikstudium ab, weil ich aufgrund der anhaltenden Durchfälle und Schmerzen absolut ausgebrannt war.

Die vielen Ärzte, die ich damals aufsuchte – vom Homöopathen bis zum Chefarzt eines Universitätsklinikums – konnten mir leider nur wenig helfen. Ich absolvierte die vorgeschlagenen Untersuchungen, schluckte die verschriebenen Tabletten und hielt mich auch sonst an alle Empfehlungen. Die Beschwerden blieben davon unbeeindruckt und nahmen sogar zu. Als meine Fragen immer häufiger unbeantwortet blieben und die Therapieoptionen ausgeschöpft waren, führte dies zu Frustrationen auf beiden Seiten. Ich fühlte mich unverstanden und im Stich gelassen.

Niemand schien meine Erkrankung wirklich ernst zu nehmen. „Sie müssen einfach lernen, mit Ihren Durchfällen, Schmerzen und Unverträglichkeiten zu leben", war ein häufig erteilter Ratschlag, den ich aus meinem tiefsten Inneren zu hassen begann. Für mich war das kein akzeptabler Gedanke. Also vertiefte ich mich selbst in die wissenschaftliche Literatur und beschäftigte mich von da an täglich mit der Forschung rund um die Gesundheit und Pathologie des menschlichen Verdauungstrakts.

Was ich zutage förderte, schockierte und faszinierte mich gleichermaßen. Da war im Zusammenhang mit dem Reizdarm von der Mastzellhyperplasie die Rede, von der systemischen Nickelallergie und vom Hypomorphismus des Sucrase-Isomaltase-Gens. Warum hatte ich nach vielen Jahren als RDS-Betroffener eigentlich noch nie von diesen Konzepten gehört? Noch sprachloser machte mich, dass diese alles andere waren als bloße Hypothesen. Interventionsstudien belegten bereits damals, dass neue Therapieverfahren eingesetzt werden konnten, die nicht nur die Linderung, sondern gar die Heilung des Reizdarmsyndroms versprachen.

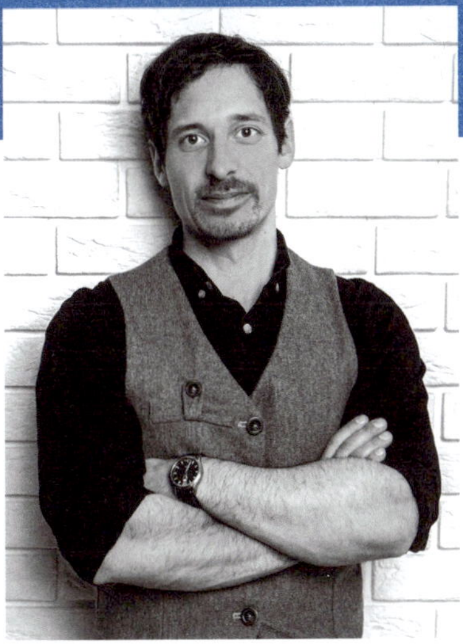

Da es sich bei den meisten dieser heilsamen Therapieansätze um natürliche Verfahren wie spezifische Ernährungsumstellungen, Bewegungsprogramme oder psychotherapeutische Techniken handelte, gelang es mir in den folgenden Jahren, meine Darmbeschwerden systematisch zu lindern und schließlich gänzlich zu befrieden. Seit 2013 teile ich die Ergebnisse meiner Recherchen, meine eigenen Erfahrungen und jene aus der Begleitung anderer Betroffener auf meinem Blog reizdarmtherapie.net und auf YouTube.

Obwohl das Reizdarmsyndrom heute für mich persönlich kein Thema mehr ist, haben mich die Erkrankung und die Verbundenheit zu anderen Patienten nie losgelassen. Ich werde weiter mit Herzblut dafür kämpfen, dass niemand mehr unter den quälenden Symptomen und den damit verbundenen Ängsten leiden muss, denn: Der Reizdarm *ist* heilbar!

In diesem Ratgeber werde ich Ihnen zeigen, warum und wie.

Ich wünsche Ihnen von Herzen alles Liebe und größtmögliche Erfolge beim Erreichen dieses Ziels!

Ihr

JA, DER REIZDARM IST WIRKLICH HEILBAR!

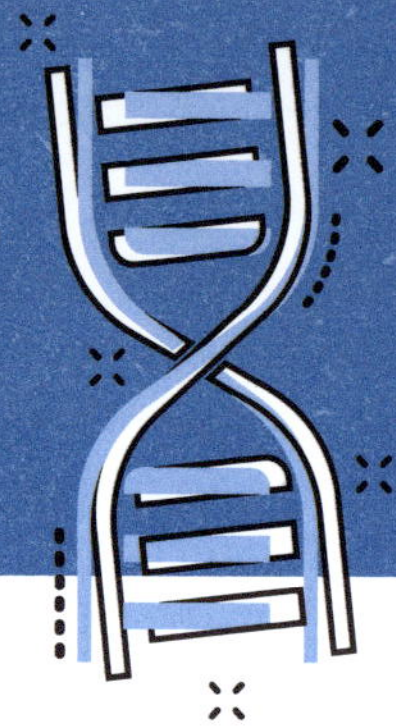

Wie gelungen finden Sie eigentlich den Titel dieses Buches? Vielleicht ergeht es Ihnen ja ganz ähnlich wie mir selbst noch vor einigen Jahren: Beim bewussten Lesen dieses eigentlich nüchternen Satzes stellte sich bei mir regelmäßig ein mulmiges Gefühl ein. Das lag hauptsächlich daran, dass mir diese und ähnlich plakative Aussagen in der Vergangenheit am ehesten dann begegnet waren, wenn Therapeuten oder Hersteller irgendwelcher Wunderkuren mehr an meinem Geldbeutel interessiert waren als an der Wiederherstellung meiner Gesundheit.

Wie unzählige andere Reizdarmbetroffene bin auch ich über die Jahre auf der Suche nach Besserung in viele Fettnäpfchen getreten. Die Sehnsucht nach meinem alten, schmerzarmen Leben hatte mich anfällig werden lassen für die Marketingstrategien dieser findigen Geschäftemacher. Letztere verstehen ihr Handwerk außerordentlich gut und setzen das Wort *Heilung* gezielt ein, um tief verwurzelte und mächtige Emotionen und Wünsche in kranken Menschen zu wecken und diese dann für ihre Zwecke zu manipulieren.

Der uralte Begriff der Heilung verfügt übrigens tatsächlich über eine besondere Energie. Er ist bereits frühzeitig in allen germanischen sowie vielen keltischen und baltoslawischen Sprachen belegt. Seine Bedeutung ging dabei stets weit über seine heutige Verwendung des „wieder Gesundwerdens“ hinaus. So finden sich sprachliche Querverbindungen zum Konzept der Ganzheit (*wholeness*) oder der Heiligkeit (*holiness*).

In meinem persönlichen Fall endeten diese Versprechen auf eine baldige und vollständige Genesung mehrfach in hohen finanziellen Verlusten. Doch noch weitaus tragischer waren die enttäuschten Hoffnungen und die sich immer weiter verstärkende Resignation, die auf jeden weiteren Fehlschlag folgten. Aus meiner jahrelangen Arbeit mit Betroffenen weiß ich heute, dass es den allermeisten von ihnen genauso erging wie mir selbst. Dabei hätten wir gewarnt sein können! Schließlich verkünden Mediziner auch heute noch gebetsmühlenartig, dass der Reizdarm nicht heilbar sei und die Betroffenen schlicht und ergreifend lernen müssten, mit ihren Beschwerden zu leben. Für mich selbst war das allerdings nie eine Option – heute denke ich: zum Glück!

Nach diesem kleinen Ausflug in meine Vergangenheit verstehen Sie vielleicht besser, warum ich mich mit der Wahl dieses Titels schwergetan habe. Warum habe ich mich dann aber trotzdem genau dafür entschieden? Zum einen, weil ich selbst fest davon überzeugt bin, dass die Aussage einfach zutreffend ist. Meine eigene Erfolgsgeschichte ist gut dokumentiert, und über die Jahre durfte ich zahlreiche Klienten als Therapeut auf ihrem Weg der Genesung begleiten. Außerdem ist die Feststellung, dass das Reizdarmsyndrom heilbar sei, die geballte Essenz meiner jahrzehntelangen Recherche in wissenschaftlichen Datenbanken.

Alle Empfehlungen in diesem Ratgeber basieren auf dieser wissenschaftlichen Evidenz, und zahlreiche qualitativ hochwertige Studien demonstrieren inzwischen eindrucksvoll, dass eine vollständige Genesung von den reizdarmtypischen Beschwerden tatsächlich möglich ist. Möchten Sie also, wenn es um das unermessliche Gut Ihrer eigenen Gesundheit geht, nicht mein bloßes Wort für bare Münze nehmen, dann werden Sie vielleicht internationalen Forschern an renommierten Universitäten mehr Glauben schenken.

Alle Empfehlungen in diesem Ratgeber basieren auf wissenschaftlcher Evidenz.

Aus den oben geschilderten Gründen vermeiden es die allermeisten Wissenschaftler, von der Heilung ihrer Probanden zu sprechen, selbst wenn ihre Daten das hergeben. Sie fürchten einfach um ihr Ansehen und ihre Seriosität. Um dieses Dilemma zu umschiffen, nutzen sie gern weniger aufgeladene Begriffe, wie *Remission* oder *Beschwerdefreiheit*.

Ich persönlich halte von diesem sprachlichen Taschenspielertrick nur wenig. Wir kennen heute verschiedene Ursachen und Krankheitsmechanismen, die zur Entstehung der Symptome des Reizdarms führen. Wir wissen von einigen außerdem, wie wir diese rückgängig machen können. Warum sollten wir die Macht des Begriffs der Heilung nicht für einen guten Zweck einsetzen? So könnte er Betroffene motivieren, ihr Schicksal in die eigenen Hände zu nehmen und noch einmal um ihre Gesundheit zu kämpfen. diesmal jedoch auf der Grundlage modernster wissenschaftlicher Erkenntnisse. Erst dann kann es uns gelingen, den Mythos der uns für immer begleitenden Erkrankung zu brechen und die hoffnungsvolle Botschaft zu verbreiten: Der Reizdarm ist heilbar!

Ich konnte Sie noch nicht vollends überzeugen? Dann möchte ich Ihnen bereits an dieser Stelle einige wissenschaftliche Untersuchungen vorstellen. Diese sollen sowohl als kleine Appetitanreger als auch Überzeugungshilfen dienen, bevor wir uns gemeinsam an die Linderung Ihrer persönlichen Beschwerden machen.

Durchfall ade dank glutenfreier Ernährung

In einer bereits 2007 publizierten Studie an der Universität Greifswald verordnete das Forscherteam unter Führung von Professor Ulrich Wahnschaffe Probanden mit RDS eine dauerhafte vollständig glutenfreie Ernährung, so wie diese auch zur Behandlung der Zöliakie eingesetzt wird. Die Grundlage für diese Interventionsstudie bildeten überraschende neue Erkenntnisse, welche die Forschergruppe in einer vorausgegangenen Untersuchung gewonnen hatte.

Den Wissenschaftlern war es gelungen zu zeigen, dass eine relativ große Subgruppe von Menschen mit Reizdarmsyndrom einige für die Autoimmunerkrankung Zöliakie typische Auffälligkeiten zeigt[1]. So fanden sich bei knapp einem Drittel der 102 untersuchten Reizdarmpatienten die genetische Prädisposition für die Entwicklung einer Zöliakie bzw. zöliakiespezifische Antikörper im Blut oder Dünndarmaspirat, einer Flüssigkeitsprobe aus dem Dünndarm. Zusätzlich war bei rund einem Viertel die Anzahl der intraepithelialen Lymphozyten im Dünndarm stark vermehrt. Letztere spielen eine bedeutende Rolle bei der Immunabwehr und ihre Vermehrung ist ebenfalls charakteristisch für die Zöliakie.

Basierend auf diesen Ergebnissen stellten die Greifswalder Forscher die Hypothese auf, dass eine glutenfreie Ernährung nicht nur die zöliakiespezifischen Veränderungen vermindern oder sogar rückgängig machen, sondern vermutlich auch mit Verbesserungen der Darmbeschwerden belohnt werden sollte. Bevor sie ihre glutenfreie Ernährung begannen, wurden alle Patienten gründlich untersucht, um die Diagnose Reizdarmsyndrom sicherzustellen. Alle Patienten erfüllten die Rom-Kriterien, die heute gängigsten Kriterien zur Diagnose sogenannter funktioneller Störungen des Verdauungstraktes (ihren Namen erhielten sie nach der italienischen Hauptstadt, wo sie in einer Konsensus-Konferenz namhafter internationaler Experten erstmals 1992 vorgestellt und anschließend ständig weiterentwickelt wurden; heute liegen sie bereits in ihrer vierten Version vor). Kein Proband wies auffällige serologische, mikrobiologische oder endoskopische Befunde auf. Teilnehmer mit einer Zöliakieerkrankung in der nahen Verwandtschaft wurden von der Teilnahme ausgeschlossen.

Nach sechs Monaten mit einer glutenfreien Ernährung hatte annähernd ein Drittel der Teilnehmer sowohl ihren allgemeinen Symptom-Score als auch ihre Stuhlfrequenz normalisiert[2]. Zahlreiche der ehemaligen Betroffenen, die zuvor noch über mindestens drei Durchfälle pro Tag und üble Bauchschmerzen geklagt hatten, waren nun also komplett beschwerdefrei geworden. Doch damit nicht genug. Flossen nämlich nur Patienten in die Analyse ein, die tatsächlich die zöliakiespezifischen Auffälligkeiten zeigten, erhöhte sich die Erfolgsquote von einem Drittel auf das Doppelte.

Eine glutenfreie Ernährung normalisierte die Bauchbeschwerden von rund einem Drittel der RDS-Patienten mit chronischem Durchfall.

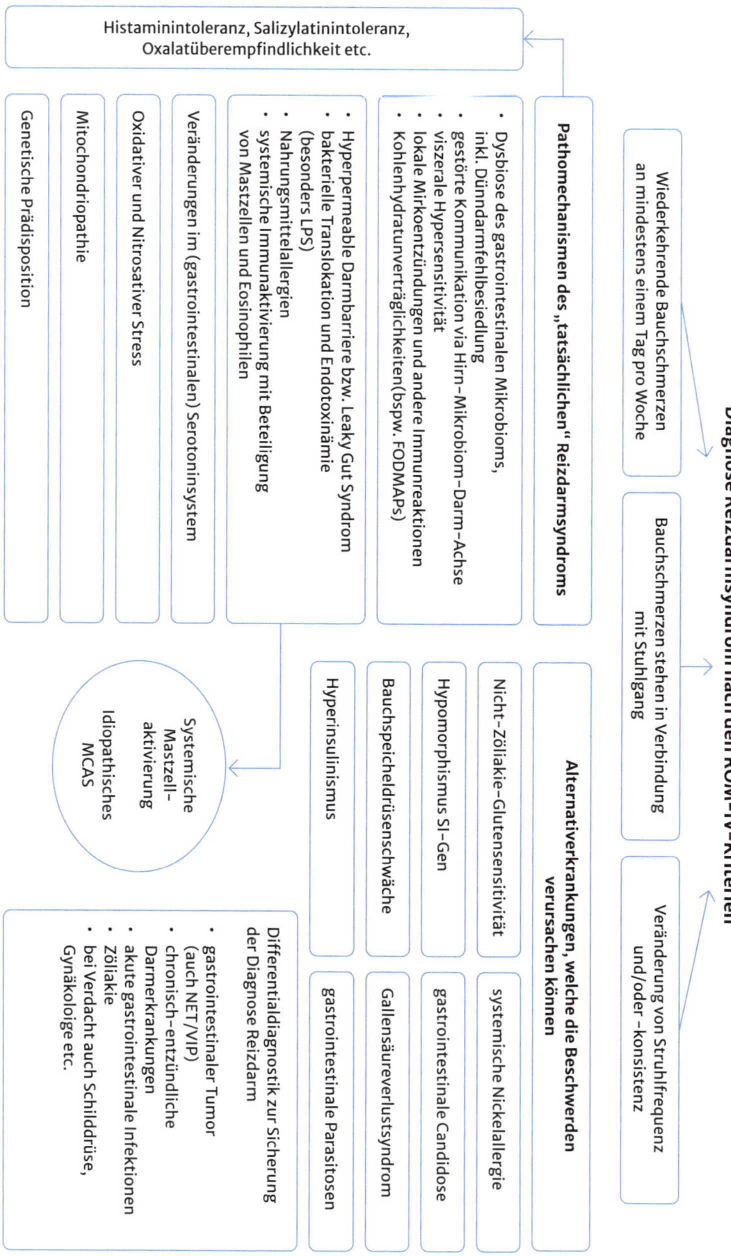

Die Rom-Kriterien

Diese Ergebnisse waren damals revolutionär. Doch leider fanden sie nie die verdiente Aufmerksamkeit unter Ärzten und Betroffenen. Seit ihrer Veröffentlichung haben wir jedoch viel dazugelernt. Die Mechanismen der beobachteten Glutenunverträglichkeit werden heute unter dem Konzept der *Nicht-Zöliakie-Glutensensitivität* (NZGS) zusammengefasst, das große Schnittmengen mit dem RDS aufweist[3]. Besonders negative Konsequenzen für Reizdarmbetroffene hat der Proteinkomplex Gluten im Rahmen der NZGS für die Funktion der Darmbarriere sowie die Geschwindigkeit der gastrointestinalen Bewegungen, genannt Motilität[4].

Ein weiterer Vorteil der NZGS-Hypothese ist, dass diese durch ihre immunologischen Krankheitsmechanismen eine mögliche Erklärung für die beim Reizdarm häufigen nicht-gastrointestinalen Beschwerden wie Kopfschmerzen, Gelenkschmerzen oder Erschöpfung bieten kann[5]. Abschließend ist noch anzumerken, dass neben dem Gluten noch weitere Bestandteile des Getreides im Verdacht stehen, die typischen Symptome zumindest mitzuverursachen. Dazu gehören etwa die Amylase-Trypsin-Inhibitoren (ATI) und bestimmte FODMAPs. Aber dazu später mehr.

Heilung des Reizdarms durch zuckerfreie und stärkearme Ernährung

Mindestens ebenso bahnbrechende Ergebnisse einer Interventionsstudie wurden 2019 von einem Team schwedischer Wissenschaftler veröffentlicht. In dieser Untersuchung wurden insgesamt 105 Probanden per Zufall einer zuckerfreien und stärkearmen Ernährungstherapie oder einer diätetischen Kontrollgruppe zugeordnet. Zuvor hatten alle Teilnehmer in verschiedenen schwedischen Kliniken die Diagnose Reizdarmsyndrom auf Grundlage der ICD-10 und umfangreicher Untersuchungen erhalten.

Ausgeschlossen wurden unter anderem Versuchspersonen mit zweifelhafter Diagnose, lediglich milden Beschwerden und auch

Betroffene, die bereits eine Diät zu therapeutischen Zwecken befolgten (z. B. eine FODMAP-Reduktion oder eine kohlenhydratarme Kost). Eine besondere Stärke dieser Studie liegt somit in der Auswahl ihrer Stichprobe. Lediglich Betroffene mit moderaten oder starken Darmbeschwerden durften teilnehmen. Im Durchschnitt hatten die Patienten zu diesem Zeitpunkt bereits 20 Jahre an einem Reizdarm gelitten. Mehr als vier von fünf Versuchspersonen hatten bereits mit verschiedenen Ernährungsprotokollen experimentiert.

Nach nur einem Monat mit einer zuckerfreien und stärkearmen Ernährung konnten die Patienten ihre gastrointestinalen Beschwerden maßgeblich verringern. Annähernd jeder vierte Teilnehmer der Interventionsgruppe erreichte bereits in dieser kurzen Zeit eine vollständige Beschwerdefreiheit[6]. In der Kontrollgruppe gelang dies keinem einzigen Probanden. Insgesamt ließ sich nun die Hälfte der Diätgruppe den Kategorien keine oder milde Symptome zuordnen. Beide Kategorien waren vor Beginn der therapeutischen Maßnahme vollkommen unbelegt.

Doch auch diese faszinierenden Ergebnisse können noch weiter versüßt werden. Neben den Darmbeschwerden der Reizdarmbetroffenen verbesserte die diätetische Intervention auch deren systemische Symptome. So reduzierte sich unter anderem auch ihre Müdigkeit signifikant. Angesichts der Tatsache, dass die allermeisten Teilnehmer bereits einige Versuche mit Diäten hinter sich hatten und nun solche gewaltigen Erfolge mit einer weiteren Ernährungsumstellung für sich verbuchen konnten, sollte auf die Wichtigkeit einer qualitativ hochwertigen Diagnostik und auch einer gewissen Hartnäckigkeit seitens der Patienten verwiesen werden.

Der wissenschaftliche Hintergrund dieser Intervention ist die sogenannte Sucrase-Isomaltase-Defizienz. Sucrase-Isomaltase heißt ein Enzym, das für die Spaltung verschiedener Mehrfachzucker unentbehrlich ist. Ist es nicht in ausreichendem Maße vorhanden, kommt es zu gastrointestinalen Beschwerden nach dem Konsum von Stärke und Haushaltszucker. Während immer wieder behauptet wird, die Sucrase-Isomaltase-Defizienz sei ein sehr seltenes Phänomen, zeigen neuere Studien, dass eine mangelnde Aktivität des Enzyms bereits bei 9 % der Gesamtbevölkerung nachweisbar ist[7].

Inzwischen konnte auch bestätigt werden, dass RDS-Betroffene deutlich häufiger Träger genetischer Varianten sind, welche die Aktivität des Enzyms herabsetzen[8]. Es ist also durchaus plausibel, dass Ihre jahrelangen Verdauungsbeschwerden durch den Verzehr von Brot, Reis und Kartoffeln hervorgerufen werden und durch eine simple Umstellung Ihrer Ernährungsgewohnheiten innerhalb kurzer Zeit vollständig befriedet werden könnten.

Dünndarmfehlbesiedlung behandeln – Darm beruhigen

Das Konzept der Dünndarmfehlbesiedlung (DDFB) ist vielen Betroffenen und auch Ärzten inzwischen deutlich geläufiger als etwa jenes der Sucrase-Isomaltase-Defizienz. Gerade in den letzten Jahren generierte die DDFB eine hohe mediale Aufmerksamkeit. Dies ist vor allem der unablässigen Arbeit des Wissenschaftlers und führenden Experten auf diesem Gebiet, Professor Mark Pimentel, zu verdanken. Dieser gehörte zu den frühen prominenten Stimmen, welche die vielen Mythen und Halbwahrheiten, die sich seit jeher um den Reizdarm ranken und auf die wir an späterer Stelle noch eingehen werden, kritisch hinterfragte.

Der damals noch weit verbreiteten Hypothese der weitestgehend psychogenen Krankheitsentstehung stellte Pimentel nicht nur ein biologisches Krankheitsmodell basierend auf gastrointestinalen Infektionen und daraus resultierenden mikrobiologischen Veränderungen gegenüber, sondern demonstrierte auch in zahlreichen Studien, dass sich seine Hypothese in praktische klinische Verbesserungen übersetzen lässt. Als erste von seinem Team veröffentlichte Ergebnisse darauf schließen ließen, dass der Reizdarm durch eine entsprechende Therapie auch heilbar sei, ging das Interesse seitens der Betroffenen natürlich durch die Decke. Inzwischen untersuchen auch viele Gastroenterologen bei entsprechender Darmsymptomatik das Vorliegen einer Dünndarmfehlbesiedlung. Leider ist die große Euphorie wieder etwas abgeflaut. Zu Unrecht!

Vereinfacht beschrieben beruht das Konzept der DDFB auf einer mikrobiellen Überwucherung des Dünndarms. Beim gesunden Menschen trägt der Dickdarm die Hauptlast des gastrointestinalen Mikrobioms (auch als Darmflora bekannt). Zu dieser gehören verschiedene Gattungen von Mikroorganismen wie Bakterien, Bakteriophagen, Archaeen und auch Hefepilze. Verschiedene Barrieren und Funktionen unseres Darmtrakts sorgen dafür, dass ein Großteil dieser Mikroorganismen nicht in den Dünndarm aufsteigen kann. Gelingt es ihnen dennoch, diese Schutzvorrichtungen unseres Körpers zu überwinden, resultieren daraus gleich mehrere unschöne Konsequenzen. Hierzu gehören auch Verdauungsbeschwerden wie Bauchschmerzen, Durchfälle und Blähungen[9].

Diagnostiziert wird das Vorliegen einer DDFB in der ärztlichen Praxis zumeist durch die Analyse eines Atemgastests, der die Konzentrationen von Sauerstoff oder Methan in der Abatemluft nach dem Konsum einer Kohlenhydratlösung bestimmt. Die pathophysiologischen und diagnostischen Details der Dünndarmfehlbesiedlung werden wir an anderer Stelle noch etwas vertiefen, aber die folgende Studie setzt zumindest ein Grundverständnis voraus.

Zur Jahrtausendwende publizierte Pimentels Team eine Interventionsstudie, deren Ergebnisse Betroffene wie Fachleute aufhorchen ließen[10]. 202 Patienten mit der Diagnose Reizdarmsyndrom basierend auf den Rom-Kriterien wurden mittels eines Atemgastests auf das Vorliegen einer Dünndarmfehlbesiedlung untersucht. Betroffene mit von der Diagnose abweichenden Auffälligkeiten oder Labormarkern wurden von der Auswertung ausgeschlossen.

Die ernährungstherapeutische oder medikamentöse Elimination einer Dünndarmfehlbesiedlung führte in Experimenten regelmäßig zur Beschwerdefreiheit bei RDS.

Insgesamt 78 % aller Teilnehmer wurden anhand des Tests als DDFB-positiv kategorisiert. Dies überschritt die zu erwartenden Werte aus Kontrolluntersuchungen um ein Vielfaches. Die positiv getesteten Probanden erhielten anschließend eine Antibiotikakur zur Beseitigung der mikrobiellen Überwucherung des Dünndarms. Etwas mehr als der Hälfte von ihnen gelang hierdurch die Eliminierung der DDFB.

Die Unterschiede zwischen den Symptomen der erfolgreichen und der nicht erfolgreichen Gruppe waren signifikant. Besonders Durchfälle und Bauchschmerzen hatten sich in der ersteren Gruppe stark vermindert, sodass tatsächlich knapp die Hälfte dieser ehemaligen Betroffenen nicht mehr anhand der Rom-Kriterien als Reizdarmpatienten klassifiziert werden konnten.

Natürlich hat sich seit der Jahrtausendwende vieles am Konzept der Dünndarmfehlbesiedlung geändert. So legen aktuelle Studien mit verbesserten Untersuchungsmethoden eine wohl realistischere Verbreitung der DDFB unter zirka 20 bis 30 % der RDS-Betroffenen nahe[11]. Dennoch wurde das zugrunde liegende Modell auch in vielen Evaluationsstudien als in vielen Fällen tatsächlich ursächlich für Reizdarmsymptome bestätigt[12].

Ich hoffe, Sie haben diese kleine exemplarische Auswahl, die ich mühelos durch viele weitere Untersuchungen ergänzen könnte, mit wachsendem Interesse gelesen. Konnte ich Sie damit überzeugen, dass der Reizdarm tatsächlich und oft sogar leichter als gedacht zu befrieden ist? Dann sollten wir uns im nächsten Kapitel einmal näher damit beschäftigen, was die Forschung heute über unsere Erkrankung weiß.

Ihre nächsten Schritte

Lesen Sie sich die beiden folgenden Kapitel „Das weiß die Wissenschaft heute“ über die *Ursachen des Reizdarms* und die drei *„Abkürzungen zu einem besseren Bauchgefühl“* aufmerksam durch.

DAS WEISS DIE WISSENSCHAFT HEUTE

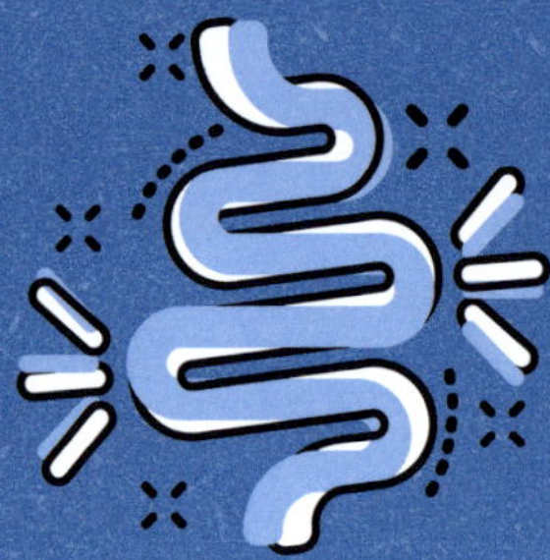

Um kaum eine andere Erkrankung rankten sich im Laufe einer vergleichsweise kurzen Krankheitsgeschichte so viele Mythen und Halbwahrheiten wie um das Reizdarmsyndrom. Viele von ihnen halten sich auch heute noch hartnäckig und machen es den Betroffenen enorm schwer, den Überblick zu bewahren und Fakten von mitunter wildesten Spekulationen zu trennen. Erschwerend kommt hinzu, dass nicht nur wir Patienten unter diesen Unsicherheiten bei der Erklärung unserer Symptome leiden. Auch die Ansichten der Ärzteschaft bezüglich der Ursachen und wirksamer Therapien sind vielfältig und nicht immer evidenzbasiert, also auf empirische Belege gestützt[1].

Das ist eigentlich umso erstaunlicher, da die internationale Forschung rund um das Thema RDS seit der Jahrtausendwende buchstäblich explodierte. Wir wissen heute bereits sehr viel über die biologischen Ursachen und Mechanismen, welche die Reizdarmbeschwerden auslösen. Leider ist es so, dass diese Erkenntnisse nur langsam in die klinische Praxis einsickern. Nur eine Minderheit der deutschen Mediziner nutzt beispielsweise die validierten Diagnosekriterien oder verfügt über ausreichendes Wissen bezüglich der inzwischen bekannten Krankheitsmechanismen[2]. Dieses Vorgehen resultiert dann nicht selten in einer äußerst geringen Zufriedenheit der RDS-Patienten mit der Betreuung durch ihre Ärzte[3].

Damit Sie mir bei der Auswahl der Therapieansätze in diesem Ratgeber besser folgen können, werden wir in diesem Kapitel etwas detaillierter auf die inzwischen durch die Wissenschaft zutage geförderten biologischen Zusammenhänge Ihrer Erkrankung eingehen.

Nach einer aufmerksamen Lektüre der folgenden Abschnitte wird es Ihnen leichtfallen, die Spreu vom Weizen der Informationsflut zu trennen und auch Ihrem Arzt gegenüber sicherer zu argumentieren.

Was ist ein Reizdarmsyndrom?

Über 40 % der Überweisungen zum Gastroenterologen erweisen sich später als sogenannte *funktionelle gastrointestinale Erkrankungen*. Der Begriff „funktionell" wird in der Medizin verwendet, um auszudrücken, dass sich bei diesen Erkrankungen keine eindeutigen organischen Ursachen finden lassen. Auch das Reizdarmsyndrom wird dieser Kategorie immer noch zugeordnet und ist mit Abstand die häufigste Diagnose in dieser Krankheitsgruppe[4].

Doch bereits an dieser Stelle müssen wir eine erste Ergänzung vornehmen. Es wäre nämlich korrekt, diese Definition durch das wichtige Adverb „bisher" zu erweitern. Schließlich muss die Abwesenheit organischer Ursachen, wie Sie in Kürze sehen werden, für das RDS als inzwischen überholt angesehen werden. Die Tatsache, dass zu einem bestimmten Zeitpunkt keine allgemeingültigen organischen Ursachen feststellbar sind, ist also keineswegs damit gleichzusetzen, dass es diese nicht gibt. In der Vergangenheit scheiterte die Erhebung pathologischer Veränderungen beim RDS schlicht und ergreifend am Fehlen ausgereifter Untersuchungsmethoden. Leider hat die Kategorisierung des Reizdarms als funktionelle Störung auch die Stigmatisierung der Erkrankung weiter vorangetrieben.

Zum RDS gehört oft mehr als Bauchgrummeln und Durchfall

Zu den Kardinalsymptomen der Erkrankung gehören längerfristig auftretende Bauchschmerzen in Kombination mit Veränderungen des Stuhlverhaltens. Letztere können sowohl die Beschaffenheit des Stuhlgangs (Konsistenz) als auch dessen Häufigkeit (Frequenz) betreffen[5]. Die Patienten können also prinzipiell von Durchfällen, Verstopfung oder beiden Symptomen im Wechsel betroffen sein.

Der Reizdarm wird in die Untergruppen mit überwiegend Durchfall (RDS-D), Verstopfung (RDS-O), einen Mischtyp (RDS-M) und eine unkategorisierte Form (RDS-U) unterteilt.

Um den daraus resultierenden unterschiedlichen Bedürfnissen besser gerecht zu werden, wird der Reizdarm noch einmal in die Untergruppen Reizdarmsyndrom mit überwiegend Durchfall (RDS-D), Verstopfung (RDS-O), einen Mischtyp (RDS-M) und manchmal auch eine unkategorisierte Form (RDS-U) unterteilt. Das unkategorisierte Reizdarmsyndrom wird im deutschsprachigen Raum auch häufig als Schmerztyp bezeichnet.

Oft verschwiegen wird, dass Beschwerden, die sich nicht direkt mit dem Darm in Verbindung bringen lassen, beim RDS sehr häufig beobachtet werden können. Dazu gehören vor allem chronische Erschöpfung, Muskel- und Gelenkschmerzen, Kopfschmerzen, Schlafstörungen sowie auch Beschwerden des oberen Verdauungstrakts wie Sodbrennen oder Übelkeit[6].

Weiterhin ist die Diagnose RDS eng mit einigen Begleiterkrankungen (Komorbiditäten) verknüpft. Diese gesellen sich häufig nach der Diagnosestellung zur Grunderkrankung hinzu, rechtfertigen medizinisch aber auch eine eigenständige Diagnose. Der stärkste Zusammenhang findet sich hierbei für die verschiedenen psychiatrischen Erkrankungen. Vor allem Angststörungen, depressive Verstimmungen und Somatisierungsstörungen sind regelmäßig Begleiter eines Reizdarmsyndroms. In einigen Erhebungen erfüllten mehr als neun von zehn RDS-Patienten die Kriterien für eine solche psychiatrische Diagnose[7].

Weiterhin gehören die Schmerzerkrankung Fibromyalgie (FMS) und auch das Chronische Erschöpfungssyndrom (CFS/ME) zu den typischen Komorbiditäten.

Eine Zivilisationserkrankung mit ansteigenden Betroffenenzahlen

Da aufgrund der tabuisierten Symptome nur selten öffentlich über den Reizdarm gesprochen wird, könnte man glauben, es handele sich beim RDS um eine eher seltene Erkrankung. Epidemiologische Erhebungen zeigen jedoch, dass immerhin stattliche 12,5 % der Deutschen von dieser Erkrankung betroffen sind[8]. Zumindest statistisch gesehen sind Sie also keinesfalls allein mit Ihren Beschwerden und Nöten.

Ein weiterer bedenklicher Trend lässt sich aus diesen Daten ablesen. Die Verbreitung von Reizdarmbeschwerden nimmt immer weiter zu, je jünger die untersuchte Kohorte ist. So zeigt eine Umfrage unter deutschen Studenten, dass über 18 % der Befragten unter den typischen Symptomen leiden[9]. Auch in dieser Erhebung war das Geschlecht ein maßgebliches Kriterium für die ermittelte Prävalenz. Frauen berichten nämlich signifikant häufiger über Reizdarmbeschwerden als Männer. Ob dieses Verhältnis eher biologisch oder aber kulturell erklärt werden kann, ist noch nicht abschließend geklärt[10]. Gerade in letzter Zeit mehren sich allerdings die Belege, die für eine ursächliche Rolle der weiblichen Sexualhormone Östrogen und Progesteron bei der Erzeugung von chronischen Darmbeschwerden sprechen[11]. Da aktuelle Datenanalysen außerdem belegen, dass Frauen und Männer mit RDS sehr unterschiedlich auf die gleiche Therapie reagieren können, ist eine geschlechtsspezifische Forschung und Therapieplanung unerlässlich.[12]

Auch in meiner Arbeit mit Klientinnen und Klienten erlebe ich regelmäßig, dass Betroffene je nach Geschlecht ganz unterschiedliche Sorgen und Nöte bei der Bewältigung ihrer Erkrankung umtreiben. Faktoren wie Scham oder auch die Analyse und Restrukturierung althergebrachter Rollenbilder sollten daher unbedingt in eine Psychotherapie einfließen[13].

Das weibliche Geschlecht gehört damit zu den bedeutsamsten „Risikofaktoren“ für den Reizdarm. Es rangiert an der Spitze mit der akuten Gastroenteritis und psychischen Belastungen[14].

Leidensdruck und Krankheitslast werden deutlich unterschätzt

Der durch das Reizdarmsyndrom erzeugte Leidensdruck ist immens. Die berichtete Lebensqualität der Betroffenen liegt deutlich unter jener von Menschen mit Diabetes mellitus oder Nierenerkrankungen im Endstadium[15]. Vermittelt wird diese extrem negative Auswirkung auf die Lebensqualität unter anderem durch die Häufigkeit und Intensität der Symptome, zusätzlich auftretende extraintestinale Beschwerden, das Geschlecht und die notwendigen Einschränkungen im Privat- und Berufsleben.

Auch der hohe Grad an erlebter Stigmatisierung seitens des privaten Umfelds, aber auch der behandelnden Ärzte trägt erheblich zur Verzweiflung der Betroffenen bei[16]. Leider wird dem RDS immer noch häufig der Krankheitswert abgesprochen. Dies hat in erster Linie mit dem Mythos der fehlenden biologischen Ursachen zu tun. Nicht selten übernehmen die Betroffenen selbst dieses Narrativ und suchen die Ursachen bei sich selbst.

Die Kombination aus den Alltag stark einschränkenden Symptomen und der Stigmatisierung der Erkrankung durch die Gesellschaft führt häufig zu einer stark herabgesetzten Lebensqualität.

In diesem Kontext muss natürlich betont werden, dass gerade das RDS eine riesige Spannbreite an Ausprägungen aufweist. Nur etwa die Hälfte der Betroffenen sucht im Laufe der Jahre überhaupt einen Arzt aufgrund ihrer Darmbeschwerden auf[17]. Viele RDS-Betroffene können ihren Alltag mit frei verkäuflichen Medikamenten und kleineren Veränderungen ihres Lebensstils gut bewältigen. Der mit Abstand größte Teil der Betroffenen leidet an moderaten Beschwerden, welche bereits erhebliche Konsequenzen für das Berufs- und Sozialleben haben können. Jeder fünfte Patient leidet unter dem höchsten Schweregrad mit gut dokumentierten Folgen wie sozialer Isolation und krankheitsbedingter Erwerbsunfähigkeit[18].

Dass die persönlichen Nöte der Betroffenen und die negativen Konsequenzen für deren Lebensentwurf zumeist unterschätzt werden, zeigen einige dramatische Ergebnisse wissenschaftlicher Erhebungen. Befragte RDS-Patienten würden beispielsweise im Durchschnitt ein Viertel ihrer verbleibenden Lebenszeit opfern, um sofort beschwerdefrei zu sein. 14 % der Befragten würden dafür sogar ein Risikoverhältnis von 1:1000 für eine tödliche Nebenwirkung in Kauf nehmen. Schließlich gaben in einer britischen Erhebung 38 % der besonders schwer von einem Reizdarm betroffenen Teilnehmer zu, bereits einmal ernsthaft aufgrund ihrer Darmbeschwerden über Selbstmord nachgedacht zu haben[19].

Diese Fakten lassen sich nur schwer mit der typischen Darstellung der Erkrankung als von zu viel Stress getriggertes Bauchgrummeln in Einklang bringen. Vor allem aber zeigen sie die Notwendigkeit gut geschulter Ärzte, breit verfügbarer evidenzbasierter Informationen und wirksamer Behandlungsmöglichkeiten.

Woher kommt der Reizdarm?

Die Antwort auf die meiner Einschätzung nach entscheidendste Frage zum Reizdarmsyndrom findet sich bisher weder auf den einschlägigen Internetseiten noch in Informationsbroschüren der Krankenversicherungen und Fachgesellschaften. Dabei liefert sie uns essenzielle Hinweise für ein zielgerichtetes und vor allem effektives therapeutisches Vorgehen gegen Ihre chronischen Darmbeschwerden.

Die allermeisten Ärzte und Betroffenen glauben, das RDS sei ein notwendiges Übel, das den Menschen seit Anbeginn der Zeit begleite. Dem ist nicht so. Erst auf der Schwelle zum 20. Jahrhundert mehrten sich die wissenschaftlichen Berichte von praktizierenden Ärzten, die sich plötzlich einer wahren Flut an mysteriösen Darmerkrankungen gegenüber sahen. Für diese ließen sich zum Unverständnis der Mediziner keine der bis dahin bekannten Ursachen, etwa Infektionen oder Ulzerationen (Entwicklungen von Geschwüren), nachweisen. Das

Beschwerdebild wurde aufgrund eines Leitsymptoms, dem häufigen Abgang klaren bis gelblichen Schleims mit dem Stuhlgang, als *Mucous Colitis* (schleimige Darmentzündung) bezeichnet. Sehr häufig wurde diese frühe Variante des Reizdarmsyndroms mit einem Katarrh der Darmwand verglichen[20].

Wie goldrichtig die Mediziner damit lagen, lässt sich unter anderem daran erkennen, dass der Schleim im Stuhl auch heute noch zu den häufigsten Symptomen beim Reizdarm gehört und Mikroentzündungen des Darms bei vielen Betroffenen gut belegt sind[21].

Der Reizdarm als Erkrankung der Moderne

Warum aber finden wir eine solche Häufung der Diagnosen gerade an diesem spezifischen Zeitpunkt unserer Geschichte? Weshalb blieben diese Beobachtungen für lange Zeit auf die westliche Welt beschränkt? Der große Auftritt des Reizdarms, aber auch der chronisch-entzündlichen Darmerkrankungen Morbus Crohn und Colitis ulcerosa (CED), lässt sich auf die industrielle Revolution mit ihren tiefgreifenden Veränderungen in Wirtschaft, Technik und sozialen Verhältnissen zurückführen[22]. Besonders auch die Verarbeitung von Lebensmitteln durch das Hinzufügen verschiedener Zusatzstoffe zur Veränderung des Geschmacks, der Textur, der Farbe oder auch der Haltbarkeit wurde in dieser Zeitperiode besonders vorangetrieben[23]. Heute wissen wir, dass viele dieser Süß- und Farbstoffe und Emulgatoren nachhaltig die Darmflora schädigen, Mikroentzündungen fördern, die viszerale Schmerzwahrnehmung ungünstig beeinflussen und somit wahre Treiber für die Entstehung eines Reizdarms sind[24].

Gestützt wird diese Hypothese auch durch epidemiologische Befunde, die nahelegen, dass das RDS geografisch sehr unterschiedlich verbreitet ist. Die Prävalenz steigt dabei mit dem Industrialisierungsgrad der Nationen[25]. Schwellenländer, die durch einen massiven Umbruch ihrer traditionellen Lebensformen gekennzeichnet sind, verzeichnen innerhalb relativ kurzer Zeitspannen rasant ansteigende Diagnoseraten[26].

Diesen negativen Einfluss des modernen westlichen Lebensstils auf das Krankheitsrisiko finden wir allerdings nicht nur im Rahmen der Ernährung, sondern etwa auch für Faktoren wie Bewegungsmangel, einen gestörten Schlaf-Wach-Rhythmus oder auch Stressbelastungen im Alltag[27,28]. Im Kontext der evolutionären Medizin spricht man von einem Missverhältnis zwischen den evolutionär geformten physiologischen und psychologischen Bedürfnissen unseres Körpers und unserem praktizierten Lebensstil. Die Konsequenzen sind vielfältig, in meinem und Ihrem Fall sind es in erster Linie chronische Darmbeschwerden. Das Reizdarmsyndrom kann auf Grundlage dieser Erkenntnisse als eine Erkrankung der Moderne oder Zivilisationskrankheit interpretiert werden[29].

Eine ungünstige Ernährung mit viel Zucker und künstlichen Zusatstoffen, zu wenig Schlaf und Bewegung, aber auch viele Medikamente begünstigen die Entstehung des RDS.

Diese Schlussfolgerung bleibt nicht folgenlos. Aus ihr ergibt sich, dass wir die Reizdarmpathologie beeinflussen und sogar rückgängig machen können, wenn wir zu einem natürlicheren, an den evolutionären Bedürfnissen unserer Art ausgerichteten Lebensstil zurückkehren. Dass diese Strategie Früchte trägt, belegen inzwischen unzählige wissenschaftliche Untersuchungen.

Mythen und Halbwahrheiten rund um den Reizdarm

Ich hatte bereits angesprochen, dass sich unzählige Mythen und Halbwahrheiten um unsere Erkrankung ranken. Diese stammen vor allem aus jener Zeitperiode, in der Ärzte und Wissenschaftler aufgrund nur wenig ausgereifter Untersuchungsmethoden bezüglich der wirklichen Ursachen und Krankheitsmechanismen buchstäblich noch im Dunkeln tappten.

Ist der Reizdarm eine primär psychische Erkrankung?

Damals wurde unter anderem wegen der noch nicht nachweisbaren körperlichen Veränderungen über einen psychogenen, also in der Psyche begründeteten Ursprung des Reizdarms spekuliert[30]. Diese (falsche) Schlussfolgerung wurde durch zuvor publizierte Befunde befördert. Letztere verdeutlichten etwa das vermehrte Auftreten von Ängsten oder depressiven Verstimmungen beim RDS. Doch auch das Ansprechen vieler RDS-Betroffener auf die Behandlung mit Antidepressiva trug maßgeblich zum Mythos der primär psychischen Erkrankung bei. Alle genannten Phänomene haben allerdings einen ganz und gar biologischen Hintergrund, den wir später noch genauer ergründen werden.

Das Reizdarmsyndrom ist eine biopsychosoziale Erkrankung und zwar genau in dieser begrifflichen Reihenfolge[31]. Psychologische und soziale Faktoren können Einfluss auf die Pathophysiologie (das abweichende Funktionieren des Körpers unter veränderten biologischen Gegebenheiten) der Krankheit nehmen, Symptome verstärken und die Bewältigung des Alltags erschweren. Sie sollten deshalb in ein ganzheitliches Behandlungskonzept integriert werden. Aber sie sind keinesfalls die Ursache hinter den Beschwerden. Reizdarmbetroffene sind also weder empfindliche Mimosen noch spielt sich die Erkrankung lediglich „in Ihrem Kopf" ab, wie Sie sich vielleicht auch schon einmal vorwerfen lassen mussten. Leider glaubt sogar ein großer Teil der Mediziner, trotz überwältigender wissenschaftlicher Evidenz gegen diesen Standpunkt, der Reizdarm sei eine überwiegend psychische Erkrankung[32].

Muss man „mit der Erkrankung leben lernen"?

Ebenfalls aus jener Zeit stammen die überholten Statements, das Reizdarmsyndrom sei nicht heilbar und die Beschwerden ließen sich nur mittels symptomatischer Behandlung abmildern. Von meinen Klienten und Lesern weiß ich, dass auch heute noch von vielen Ärzten die Aussage zu vernehmen ist, sie könnten praktisch nicht viel für die Betroffenen tun. Das Beste wäre zu lernen, langfristig mit den Bauchschmerzen und den Stuhlunregelmäßigkeiten zu leben.

Auch ich habe diese Sätze in meiner Vergangenheit schon viel zu oft gehört. Besonders stieß mir dabei immer auf, dass die Mediziner mir nie vermittelten, *wie* ich das konkret in die Tat umsetzen könnte. Wie arbeite, lebe und liebe ich, wenn mich täglich Schmerzen plagen und Durchfälle dauerhaft an die Toilette fesseln?

Kein Betroffener sollte heute mehr auf eine solch resignierte Empfehlung angewiesen sein. Vor zwanzig oder dreißig Jahren machte sie durchaus Sinn. Die zentralen Krankheitsmechanismen hinter dem Reizdarmsyndrom waren damals noch nicht bekannt. Eine wirksame Therapie zu entwickeln war dadurch ebenfalls nicht möglich. Wie Sie aber bereits gesehen haben, hat sich das Blatt zwischenzeitlich zum Guten gewendet. Es gibt nahezu keine Grenzen für den therapeutischen Erfolg. Das RDS ist heute nicht nur gut behandelbar, sondern viele Betroffene können sogar vollständige Beschwerdefreiheit erreichen.

Welche Rolle spielt Fehlernährung beim Reizdarmsyndrom?

Einen weiteren, sich besonders hartnäckig haltenden Mythos möchte ich gern ebenfalls entkräften. Oft bekommen Betroffene von ihren Ärzten immer noch den sicher gut gemeinten Rat, sich nicht zu sehr mit ihrer Ernährung zu beschäftigen. Was, wann und wie wir essen hätte keinen entscheidenden Einfluss auf die Darmsymptomatik. Das häufig vorgebrachte Argument: Man würde sich durch eine entsprechende Diät nur stressen oder könnte sogar eine Essstörung entwickeln.

Wie die allermeisten Halbwahrheiten beruht auch diese auf einem wahren Kern. Denn obwohl RDS-Patienten schon in der Vergangenheit ihre Beschwerden immer wieder mit bestimmten Lebensmittel-Triggern in Verbindung brachten, gelang es den Wissenschaftlern über viele Jahre nicht, übereinstimmende positive Effekte spezifischer Ernährungsumstellungen zu bestätigen[33]. Dies lag vor allem am damals noch lückenhaften Wissen über die tatsächlich problematischen Lebensmittelbestandteile. Auch die fehlende Ausdifferenzierung der Versuchspersonen hinsichtlich ihres Subtyps und weiterer Faktoren spielten dabei eine wichtige Rolle.

Heute ist überhaupt nicht mehr strittig, dass bestimmte Ernährungsstile die Entstehung eines Reizdarms begünstigen. Einige besonders problematische Inhaltsstoffe sind imstande, die Reizdarmbeschwerden auszulösen oder zu verstärken[34]. Zum Glück gerät auch dieses veraltete Paradigma gerade durch die Popularisierung des Low-FODMAP-Konzepts und anderer Ernährungstherapien immer weiter ins Wanken. Wie Sie bald sehen werden, gehören heute evidenzbasierte Ernährungsprotokolle zu den wirksamsten Behandlungsansätzen beim Reizdarmsyndrom.

Inzwischen bekannte Ursachen und Krankheitsmechanismen

Welches sind nun die überwiegend biologischen Ursachen und Krankheitsmechanismen hinter Ihren chronischen Darmbeschwerden?

Alternativerklärung vs. „wirklicher" Reizdarm

Erst einmal muss festgehalten werden, dass die organischen Veränderungen beim RDS in zwei Kategorien fallen können. Dies ist dem bisherigen Status unserer Erkrankung als *Syndrom* geschuldet. Ein Syndrom bezeichnet in der Medizin das überzufällig häufige gemeinsame Auftreten mehrerer Symptome. Der Begriff wird vor allem dann genutzt, wenn noch keine genaueren Erkenntnisse über die Ursache dieser Beschwerden vorliegen, um zumindest eine grobe diagnostische Einordnung zu ermöglichen.

Zum Charakter solcher Symptomkomplexe gehört außerdem, dass sie nur selten anhand von objektivierbaren Untersuchungen erhoben werden können. Die Ärzte müssen sich deshalb mit relativ unscharfen Diagnosekriterien begnügen. So liegt ein Reizdarmsyndrom nach den aktuellen Rom-Kriterien vor, wenn der Patient wiederholt über Bauchschmerzen an mindestens einem Tag in der Woche klagt und diese in Zusammenhang mit dem Stuhlgang gebracht werden können. Weiterhin sollten Veränderungen der Stuhlfrequenz und/oder -konsistenz vorhanden sein. Um die Diagnose zu bestätigen, müssen außerdem andere Erkrankungen ausgeschlossen werden, welche die Beschwerden ebenfalls verursachen könnten.

Bei mindestens einem Drittel der Reizdarmdiagnosen könnte es sich in Wahrheit um andere Erkrankungen handeln.

In den letzten beiden Jahrzehnten entdeckte die Wissenschaft zahlreiche bis dahin unbekannte Störungsbilder, die eigenständig dazu in der Lage sind, die Symptome der RDS-Subgruppen zu erklären[35]. Einige davon, etwa die Nicht-Zöliakie-Glutensensitivität oder auch die Sucrase-Isomaltase-Defizienz, haben Sie bereits im ersten Kapitel dieses Buches kennengelernt. Der besondere Vorteil dieser Alternativerklärungen liegt darin, dass sie zumeist gut therapierbar oder sogar vollständig reversibel sind. Gehören Sie ebenfalls zu jener Gruppe, dürfen Sie auf besonders schnelle und große Behandlungserfolge hoffen.

Genau genommen handelt es sich bei der Etablierung einer derartigen Störung nicht mehr wirklich um ein Reizdarmsyndrom. Die Betroffenen erfüllen zwar die Diagnosekriterien für den Reizdarm, leiden aber tatsächlich unter der konkreteren Diagnose. Aus einem RDS mit Durchfällen, Bauch- und Gelenkschmerzen wird zum Beispiel eine systemische Nickelallergie. Das ist allerdings eine rein akademische Frage. Für die ehemaligen Reizdarmpatienten zählt lediglich, dass sie nach Jahren voller Schmerzen und Einschränkungen endlich wieder beschwerdefrei leben können.

Der Anteil dieser Kategorie an der Gesamtheit der Reizdarmdiagnosen ist bislang nicht genau bekannt. Alternative Erkrankungen könnten nach der Zusammenschau zahlreicher Studien aber mindestens die Hälfte aller heute auftretenden Fälle erklären. So leidet beispielsweise annähernd jeder dritte Patient mit RDS-D an einem Gallensäureverlustsyndrom, jeder vierte an einer Dünndarmfehlbesiedlung und weitere 6 % an einer Schwäche der Bauchspeicheldrüse[36,37]. Ähnliche Sachverhalte lassen sich für den Verstopfungs- und den Mischtyp des Reizdarms belegen.

Diese revolutionäre Erkenntnis unterstrich kürzlich auch noch einmal eine Metaanalyse britischer Wissenschaftler, laut welcher über alle Subtypen hinweg hinter mindestens einem Drittel der gestellten RDS-Diagnosen andere organische Erkrankungen stecken, obwohl nur eine sehr begrenzte Zahl von Störungen in die Analyse einfloss[38]. Die beteiligten Forscher resümierten, dass eine unzureichende diagnostische Abklärung dieser und weiterer Alternativerkrankungen den Reizdarmbetroffenen eine effektive Behandlung verwehre.

Die Abbildung vermittelt Ihnen eine erste Übersicht über die gängigsten Störungsbilder, die sich häufig hinter der Diagnose Reizdarmsyndrom verstecken. Sie müssen sich die Namen der bereits exemplarisch angesprochenen Erkrankungen natürlich nicht einprägen. Das in diesem Ratgeber vorgeschlagene Behandlungskonzept berücksichtigt einige von diesen ohnehin integrativ. Auf einige andere werde ich an passenden Stellen in Ihrem Therapieverlauf noch einmal detaillierter eingehen, da deren spezifische diagnostische Abklärung und Behandlung noch einmal entscheidende Fortschritte ermöglichen kann.

Werden nun die Betroffenen mit konkreteren Diagnosen ausgeschlossen, verbleibt eine weitere Kategorie. Diese umfasst die Ursachen und Krankheitsmechanismen des „wirklichen" Reizdarmsyndroms. Betrachtet man die Pathophysiologie und die klinischen Zeichen ausschließlich dieser Gruppe von Patienten, kann man feststellen, dass das sich ergebende Bild der Erkrankung nun auch deutlich einheitlicher ist. Der ehemals verwendete Name der mukösen Colitis scheint hier als Bezeichnung deutlich treffender als jener des gereizten Darms.

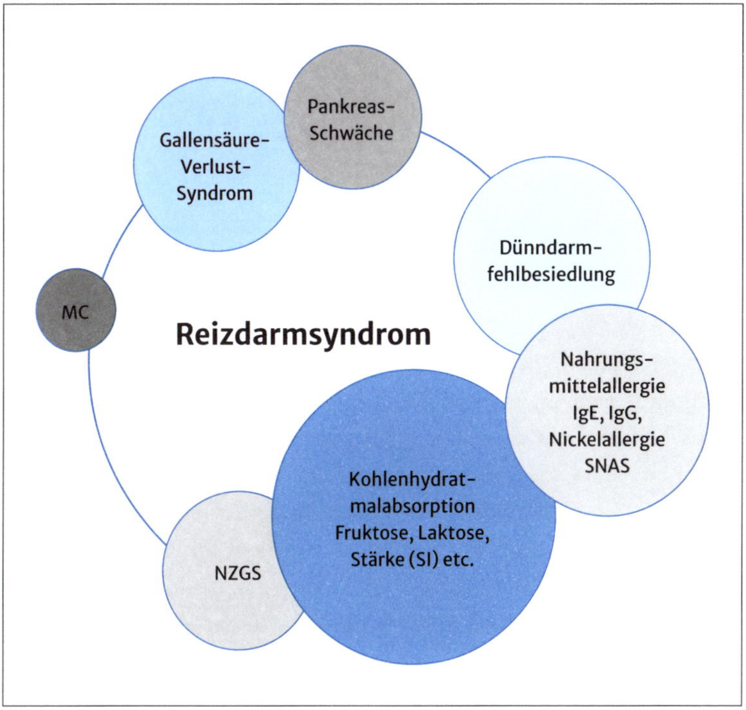

Die gängigsten Störungsbilder, die sich häufig hinter der Diagnose Reizdarmsyndrom verstecken

Die Dysbiose des gastrointestinalen Mikrobioms als zentraler Faktor

Die *Pathogenese*, also die Entstehung der Erkrankung, folgt dabei weitestgehend einem hierarchischen Prinzip. Einzelne Krankheitsmechanismen sind also voneinander abhängig, wobei es aber auch zu Rückkopplungen und Verstärkereffekten zwischen ihnen kommen kann. Die Ursache der Erkrankung liegt fast immer in einer *Dysbiose des gastrointestinalen Mikrobioms*[39].

Letzteres bezeichnet die Gesamtheit der in Ihrem Darm residierenden Mikroorganismen. Das Zusammenleben zwischen diesen Mikroben und dem Menschen wurde durch viele Millionen Jahre andauernde evolutionäre Anpassungsprozesse geformt[40]. Dadurch entstand ursprünglich eine klare Win-win-Situation. Darmbakterien, Bakteriophagen und Hefepilze profitierten vom menschlichen Verdauungstrakt als nährstoffreichem und stabilem Habitat, während sie selbst für den Menschen wichtige Aufgaben bei der Energieernte, Vitaminsynthese und immunologischen Abwehr übernahmen.

Diese für den Menschen profitable Symbiose kann allerdings nachhaltig gestört werden, wenn das Gleichgewicht innerhalb des Ökosystems Darmflora maßgeblich gestört wird. Dies hat dramatische Konsequenzen für das menschliche Immunsystem, die metabolischen Funktionen, das zentrale Nervensystem und natürlich auch den Verdauungstrakt[41]. Der Begriff der Dysbiose bezeichnet dann ein Missverhältnis der *probiotischen*, die Gesundheit des Wirtes begünstigenden Mikroorganismen und ihrer potenziell pathogenen oder eben auch pathogenen Gegenspieler.

Eine weitere entscheidende Variable in diesem Zusammenhang ist der Artenreichtum des Mikrobioms (Biodiversität). Umso artenreicher ein Ökosystem ist, desto stabiler ist es gegenüber Fremdeinflüssen und der Dominanz einzelner Spezies. Und so verwundert es nicht, dass für den Reizdarm sowohl massive Verschiebungen der mikrobiellen Verhältnisse nachweisbar sind als auch eine deutliche Reduktion der Artenvielfalt[42].

Angestoßen wird die gastrointestinale Dysbiose im Rahmen des RDS sehr häufig durch die moderne westliche Ernährung[43]. Diese ist gekennzeichnet durch eine übermäßige Kalorienzufuhr bei einer gleichzeitigen Minderversorgung mit Mikronähr- und Ballaststoffen sowie durch ein hohes entzündliches Potenzial. Außerdem enthält sie große Mengen an Zucker und künstlichen Zusatzstoffen, die nachweislich die Darmflora negativ beeinflussen.

Ebenfalls gut belegte Ursachen der Dysbiose sind wiederholte Antibiotikagaben und akute Infektionen des Magen-Darm-Trakts[44,45].

Die infektiös verursachte Magen-Darm-Entzündung (Gastroenteritis) gehört zu den bedeutendsten Risikofaktoren für das RDS. Auch ein Jahr nach einer bakteriellen oder viralen Infektionserkrankung des Verdauungstrakts ist die Wahrscheinlichkeit, an einem Reizdarm zu erkranken, noch um den Faktor 6 erhöht[46].

Zu den wichtigsten Krankheitsmechanismen des Reizdarms gehört die ungünstige Veränderung der Darmflora durch Fehlernährung, wiederholte Antibiotikagaben und akute Infektionen des Magen-Darm-Trakts.

Häufig wird mir in diesem Zusammenhang von meinen Klienten die Frage gestellt, warum dann nicht alle Menschen mit schlechten Ernährungsgewohnheiten oder nach einer „Magen-Darm-Grippe" einen Reizdarm entwickeln. Dieses individuell ausgeprägte Risiko kann durch genetische *Prädispositionen* erklärt werden, also die Anfälligkeit für bestimmte Erkrankungen. Sowohl für den Reizdarm allgemein als auch für das sogenannte postinfektiöse Reizdarmsyndrom wurden inzwischen genetische Risikofaktoren etabliert, welche die Entstehung der Erkrankung durch Umwelteinflüsse ermöglichen[47,48].

Als weiteren Beleg für die Relevanz und Stimmigkeit der Dysbiose-Hypothese möchte ich noch die beeindruckenden Erfolge von Interventionsstudien ins Feld führen, die mittels verschiedener therapeutischer Verfahren die ungünstig veränderte Darmflora von RDS-Patienten korrigierten. Das Angleichen der Darmflora von Probanden mit RDS an jene eines gesunden Spenders mittels der endoskopischen Verpflanzung einer Stuhlprobe (Stuhltransplantation) führte beispielsweise in einer kontrollierten Studie zu maßgeblichen symptomatischen Verbesserungen der Darmbeschwerden und extraintestinalen Symptome[49]. Zahlreiche der Versuchspersonen berichteten gar eine klinische *Remission* ihrer Erkrankung.

Doch wie erzeugen die ungünstigen Veränderungen unseres gastrointestinalen Mikrobioms die für den Reizdarm typischen Bauchschmerzen, Blähungen und Stuhlunregelmäßigkeiten? Warum kommt es so häufig zu den die Erkrankung begleitenden Nahrungsmittelunverträglichkeiten und anderen Begleiterkrankungen? Dies lässt sich dadurch erklären, dass die zuvor beschriebene Dysbiose der Darmflora eine ganze Kaskade an pathologischen organischen und funktionellen Veränderungen provoziert. Auf die wichtigsten möchte ich im Folgenden etwas genauer eingehen.

Chronisch-entzündliche Darmerkrankung mit Beteiligung von Mastzellen

Nahezu alle Reizdarmbetroffenen leiden beispielsweise unter einer chronischen *Aktivierung des Immunsystems*, die maßgeblich durch Verschiebungen des Mikrobioms erzeugt wurde[50]. Diese Fehlregulation des Immunsystems zeigt sich vor allem in einer Vermehrung (Hyperplasie) und Überaktivierung spezifischer Immunzellen, namentlich der *gastrointestinalen Mastzellen und Eosinophilen*[51]. Eine höhere Dichte dieser Immunzellen in der Darmschleimhaut steht in Verbindung mit der für den Reizdarm typischen herabgesetzten Reiz- und Schmerzschwelle (viszerale Hypersensitivität)[52]. Dehnreize und Kontraktionen der Darmmuskulatur werden dadurch deutlich eher wahrgenommen als von gesunden Personen.

Inzwischen konnte eine Untersuchungsreihe belgischer Forscher belegen, dass es während einer akuten gastrointestinalen Infektion häufig zu einem Bruch der Toleranz gegenüber zuvor gut verträglichen Lebensmittelbestandteilen kommt[53,54]. Das Immunsystem markiert während der Infektion aufgrund einer durch diese nicht mehr vollständig funktionsfähigen Darmbarriere verzehrte Lebensmittelproteine als feindliche Invasoren und antwortet auf deren wiederholte Präsenz mit der vermehrten Produktion antigen-spezifischer Antikörper. Hauptvermittler dieser Reaktion sind aber die hier besprochenen Mastzellen.

Das besonders Hinterhältige an diesem Krankheitsprozess ist, dass die Betroffenen erst einmal wenig bis gar nichts von der Sensibilisierung gegenüber manchen Lebensmitteln merken. Dadurch verzehren sie täglich Lebensmittelallergene, die mit jedem Happen weiter ihre Mastzellen triggern, die Darmbarriere schädigen und zu lokalen Entzündungen und Bauchschmerzen beitragen.

Die revolutionäre Studienreihe erklärt nicht nur den engen Zusammenhang von Infektionen, Mastzellaktivierung und Lebensmittelallergien beim Reizdarmsyndrom, sondern gibt auch Aufschluss darüber, warum gerade Hauptlebensmittelgruppen wie Getreide und Milchprodukte zu den häufigsten Lebensmittelallergien bei RDS gehören: Sie werden zumeist auch während einer Infektion verzehrt und sind dadurch perfekte Kandidaten für eine auf diesem Wege erlernte chronische Überreaktion des Immunsystems.

Weiterhin setzen vor allem die Mastzellen als Antwort auf physiologische und psychologische Triggerfaktoren entzündliche Botenstoffe frei. Der wohl bekannteste unter diesen ist das *Histamin.* In Kombination mit dem proentzündlich veränderten Milieu der Darmflora entstehen nun erst einmal auf den Darm begrenzte *Mikroentzündungen*[55].

Über Jahrzehnte galt die Abwesenheit entzündlicher Prozesse beim RDS als schlagendes Argument für die Hypothese der überwiegend psychogenen bzw. funktionellen Erkrankung. Oft wurde es ins Feld geführt, um den Unterschied zu Morbus Crohn und Colitis ulcerosa zu verdeutlichen. Erst technisch ausgefeiltere Untersuchungsmethoden führten letztlich dazu, dass der Reizdarm heute von einigen Forschergruppen als *„chronisch-entzündliche Darmerkrankung mit Beteiligung von Mastzellen“* beschrieben wird[56]. Auch gibt es Bestrebungen, das RDS und die chronisch-entzündlichen Darmerkrankungen als individuelle Ausprägungen eines einzigen Krankheitsspektrums zu interpretieren, da diese pathophysiologisch mehr eint als trennt[57].

Wenn der Verteidigungswall bricht

Leider endet die Abwärtsspirale Ihres Krankheitsprozesses damit nicht. Durch die aufflammenden Mikroentzündungen kommt es zu weiteren Problemen. Das mit Abstand gravierendste ist die gestörte Integrität der *Darmbarriere*. Sie schützt im Normalzustand auf gleich mehreren Wegen den menschlichen Organismus wie eine Burgmauer vor einer Überforderung durch den übermäßigen Kontakt mit der natürlichen Darmflora und deren Stoffwechselprodukten, pathogenen Erregern sowie Nahrungsproteinen und -antigenen[58].

Das Konzept einer zu durchlässigen Darmbarriere (gastrointestinale Hyperpermeabilität) wurde in den vergangenen Jahren auch unter dem Namen *Leaky-Gut-Syndrom* und vor allem im Zusammenhang mit der Entstehung von Autoimmunerkrankungen einer breiten Öffentlichkeit bekannt. Während die Schulmedizin die Existenz eines solchen Phänomens jahrelang vehement verneinte, ist die gastrointestinale Hyperpermeabilität beim Reizdarmsyndrom unzweifelhaft belegt[59]. Besonders gut dokumentiert ist sie jedoch bei einem RDS vom Durchfalltyp oder einer postinfektiösen Diagnose. Der Verlust der Barrierefunktion ist dabei mit der Häufigkeit und Schwere der Darmbeschwerden assoziiert.

Das teilweise Wegbrechen dieser für Ihre Gesundheit unerlässlichen Schutzvorrichtung befeuert außerdem die Immunaktivierung weiter und begünstigt die Entstehung von systemischen Entzündungen und *Endotoxämien*[60]. Endotoxine sind Bestandteile der äußeren Zellmembran gram-negativer (Darm-)Bakterien. Strukturell handelt es sich um Lipopolysaccharide (LPS). Beim Kontakt mit Schleimhäuten und vor allem nach dem Übertritt ins Blut aktivieren sie über mehrere Signalwege das Immunsystem und führen zu Entzündungsreaktionen oder dem programmierten Zelltod.

Möglicherweise ist die überdurchlässige Darmbarriere auch für die häufig beim Reizdarm beobachteten Nahrungsmittelallergien und -sensitivitäten verantwortlich[61].

Serotonin spielt nicht nur im Gehirn eine entscheidende Rolle

Ein weiterer gut untersuchter Krankheitsmechanismus beim Reizdarm ist die atypische Veränderung des *gastrointestinalen Serotoninsystems*. Ihnen ist der Begriff Serotonin gewiss schon einmal im Zusammenhang mit dem psychischen Wohlbefinden begegnet. Die allermeisten Menschen wissen jedoch nicht, dass sich zirka 95 % des Gewebshormons und Neurotransmitters im Gastrointestinaltrakt finden und dort zahlreiche Aufgaben übernehmen.

Wie auch die Mastzellen beeinflusst das Serotonin auf diesem Wege sowohl die gastrointestinale Reizwahrnehmung als auch die Darmbewegungen und ist somit maßgeblich an der Entstehung der Hauptsymptome beteiligt[62]. Untersuchungen berichten für RDS-Betroffene eine bis zu zehnfach höhere lokale Serotoninfreisetzung als für gesunde Kontrollpersonen, und zwar über alle Subtypen hinweg[63]. Je höher die gemessene Serotoninkonzentration im Darm war, desto stärker waren auch die Bauchschmerzen der Versuchspersonen ausgeprägt.

> 95 % des Neurotransmitters Serotonin finden sich im Magen-Darm Trakt und beeinflussen dort Reizwahrnehmung und Motilität. Eine Störung dieses Systems ist ein zentraler Krankheitsmechanismus beim RDS.

Interessanterweise besteht außerdem ein enger Zusammenhang zwischen den vermehrten Mastzellen und der Aktivität des Neurotransmitters, was auf einen immunologischen Ursprung in der Darmschleimhaut schließen lässt. Passend zu dieser Hypothese belegten Studien wiederholt, dass sich nach einer akuten Infektion des Magen-Darm-Trakts die serotoninproduzierenden Zellen mitunter dramatisch vermehren. Die Modulation (Beeinflussung) des gastrointestinalen Serotoninsystems durch den Einsatz verschiedener Medikamente gehört heute zu den effektivsten Behandlungsmöglichkeiten des Reizdarmsyndroms[64].

Gestörte Kommunikation zwischen Gehirn und Darm

Eine grundlegende Zusammenschau der Ursachen und Krankheitsmechanismen des RDSs kann nicht abgeschlossen werden, ohne wenigstens knapp auf den gestörten Austausch von Informationen auf der *Darm-Hirn-Achse* einzugehen.

Das menschliche Gehirn steht in einem ständigen engen Kontakt zum Verdauungssystem. Diese Kommunikation erfolgt weitestgehend über den vermittelnden Faktor der Darmflora und verläuft in beide Richtungen[65]. Kognitive Bewertungen und Emotionen üben mitunter starke Einflüsse auf unsere Darmfunktionen aus. Auch Sie kennen mit Sicherheit das Bauchgrummeln oder den berüchtigten Toilettengang vor einer wichtigen Prüfung oder einem anderen wichtigen Termin. Dieser Zusammenhang ist so offensichtlich, dass er sich sogar in vielerlei Form in unserer Sprache manifestierte (z. B. „sich vor Angst in die Hosen machen“).

Doch auch der Darm, oder besser seine mikrobiellen Bewohner, können unser Erleben und Verhalten beeinflussen[66]. Die notwendige Orchestrierung dieses Kommunikationsweges erfolgt besonders in den ersten drei Lebensjahren und auch pränatal, kann jedoch auch später noch durch Faktoren wie Stress, Ernährung oder Antibiotikagaben negativ beeinflusst werden. Beim Reizdarmsyndrom ist die Rolle der gestörten Darm-Hirn-Achse inzwischen gut erforscht und sogar imstande zu erklären, warum es bei den Betroffenen vermehrt zu psychiatrischen Begleitdiagnosen kommt[67].

Die Behebung dieser „Fehlschaltung“ kann auf mehreren Wegen erreicht werden. Sowohl die Modulation der Darmflora durch spezifische Ernährungsansätze oder den Einsatz von Nahrungsergänzungsmitteln als auch psychotherapeutische Maßnahmen wie die Bauchhypnose haben sich für diesen Zweck bewährt.

Viele meiner Klienten haben erhebliche Schwierigkeiten zu begreifen, dass etwa Entspannungsverfahren nachweislich ein von ihnen als ganz und gar körperliches Krankheitszeichen wie Durchfall lindern können. Auf der anderen Seite führten nachhaltige Modulationen der

Darmflora durch Ernährungsinterventionen oder Stuhltransplantationen in zahlreichen Studien zu einer Verbesserung von Ängsten und Depressionen. Erst durch die Einbeziehung der Darm-Hirn-Achse in die Erklärung werden diese Phänomen besser erfassbar.

Ich möchte an dieser Stelle noch einmal betonen, wie revolutionär einige der hier dargestellten Phänomene für das Verständnis unserer Erkrankung sind. Zum einen erfährt das RDS durch die Etablierung organischer Ursachen eine Emanzipation. Tragen Wissenschaftler und Betroffene diese Erkenntnisse offensiv in die Öffentlichkeit, vermindert dies die vorhandenen Stigmatisierungsprozesse und gewährt den Betroffenen dadurch einen neuen Krankheitswert.

Andererseits ermöglicht die Erforschung der Schlüsselmechanismen neue Behandlungsmethoden mit einer nie zuvor denkbaren Effizienz und Sicherheit. Wie Sie bei der weiteren Lektüre noch feststellen werden, setzen die durchschlagendsten Therapieverfahren genau an den zuvor geschilderten biologischen Ursachen an.

Die richtige Diagnosestellung durch den Arzt

Trotz der geschilderten Ursachen ist das Reizdarmsyndrom immer noch eine sogenannte *Ausschlussdiagnose.* Denn obwohl derzeit verschiedene Laborparameter (Biomarker) zur erleichterten Diagnosestellung diskutiert werden, ist keiner von diesen bisher umfassend anerkannt[68]. Dies wird sich aber voraussichtlich in naher Zukunft ändern. Dann wird es beispielsweise möglich sein, einen Reizdarm eindeutig anhand einer einfachen Stuhlprobe von einer CED zu unterscheiden[69]. Dies wird den aktuell noch hohen Arbeitsaufwand der Ärzte reduzieren, die enormen Kosten senken helfen und auch die Sicherheit für die Patienten verbessern.

Doch noch muss Ihr Arzt die Diagnose anhand theoretischer Diagnosekriterien stellen. Dazu wird er Sie ausgiebig nach Ihren Beschwerden und Ihrer Krankheitsgeschichte befragen (Anamnese). Weiterhin sollten eine körperliche Untersuchung vorgenommen und einige *Basistests* veranlasst werden. Dazu gehören neben einem Blutbild mit Bestimmung des *C-reaktiven Proteins* CRP und der *Schilddrüsen- und Leberwerte auch die Erhebung der Zöliakie-Antikörper.* Ferner sollten Stuhltests auf *Parasiten* vorgenommen werden. Letztere, vor allem die Gattung *Blastocystis hominis,* stecken nämlich nicht selten hinter den Reizdarmbeschwerden[70].

Hinweise auf bedrohliche Erkrankungen unbedingt ernst nehmen

Besonders aufmerken sollten Sie, wenn bei Ihrer Symptomatik sogenannte *Red Flags* auftreten. Dazu gehören Blut im Stuhl, Fieber, gastrointestinale Beschwerden in der Nacht oder während des Schlafes, Gewichtsverlust und Krebserkrankungen oder CED in der Familienanamnese. Liegen solche Warnsignale vor oder ergeben die Basistests Auffälligkeiten, wird Ihr Arzt eine weiterführende *Differentialdiagnostik* veranlassen, etwa eine Bestimmung des *fäkalen Calprotectins* oder auch eine *Endoskopie* zum Ausschluss einer chronisch-entzündlichen Darmerkrankung[71].

Konflikte zwischen Patient und Arzt im diagnostischen Prozess

In den allermeisten Fällen endet der diagnostische Prozess beim Arzt aber bereits an dieser Stelle und die Diagnose gilt als gesichert. Meist wird den Betroffenen dann mitgeteilt, dass die Blut- und Stuhluntersuchungen keine Auffälligkeiten zeigten. Viele Menschen fühlen sich durch diese Aussage vor den Kopf gestoßen. Sie können sich einfach nicht vorstellen, dass die mitunter starken Beschwerden durch eine Erkrankung „ohne objektivierbaren Befund" erzeugt werden sollen. Als Konsequenz stellen sie nicht selten die Kompetenz ihres Arztes infrage. Der daraus resultierende Konflikt ist ein typischer Grund für das häufig erhobene schlechte Verhältnis zwischen Ärzten und Reizdarmbetroffenen[72].

Ich kann Ihnen diesbezüglich nur empfehlen, aktiv an der Verbesserung der Beziehung zu Ihrem betreuenden Arzt zu arbeiten. Sie werden diesen an späteren Stationen auf Ihrem Genesungsweg eventuell für die Beauftragung spezifischer weiterführender Untersuchungen oder auch die Verordnung zielgerichteter Medikamente benötigen. Außerdem zeigen Analysen, dass ein vertrauensvolles Verhältnis zu Ihrem Arzt die Lebensqualität mit RDS erheblich verbessern kann[73]. Eine solche Beziehung wird dabei immer von beiden Seiten beeinflusst. Reflektieren Sie also auch unbedingt Ihr eigenes Verhalten und Ihre Anspruchshaltung dem Mediziner gegenüber kritisch. Tiefeninterviews mit Allgemeinmedizinern und Gastroenterologen verdeutlichen, dass diese uns Reizdarmbetroffene als deutlich anstrengender und fordernder erleben als andere Patienten. Und da Ärzte auch nur Menschen sind, verändert ein allzu rebellisches Auftreten seitens der Patienten nicht selten die Offenheit und Hilfsbereitschaft der Mediziner[74].

Apparative Untersuchungen haben kaum Mehrwert

Wenn es um Streitfragen im diagnostischen Prozess geht, sollten Sie immer im Hinterkopf behalten, dass Ihrem betreuenden Arzt kaum andere Möglichkeiten bleiben, als sparsam und überlegt mit weiterführenden Untersuchungen umzugehen. Dies fordern die Fachgesellschaften einerseits aufgrund explodierender ökonomischer Kosten durch unsere Erkrankung.

Ein Großteil dieser erheblichen finanziellen Aufwendungen fließt in die medizinische Diagnostik[75]. Aber auch ein erweiterter Nutzen der oft invasiven Testmethoden mit potenziellen Gefahren ist kaum gegeben. Die Durchführung einer zusätzlich angeordneten Darmspiegelung (Koloskopie) änderte beispielsweise bei über 98 % der Probanden nichts an der zuvor gestellten RDS-Diag-

Kostspielige und risikoreiche apparative Untersuchungen sind bei sorfältiger Diagnosestellung durch den Arzt in den allermeisten Fällen weder nötig noch sinnvoll.

nose[76]. Die Betroffenen wiesen sogar seltener strukturelle Veränderungen (z. B. Divertikulosen) auf als gesunde Kontrollpersonen. Trotz dieser mehr als bescheidenen Befunde wird die Koloskopie immer noch sehr häufig in der Differentialdiagnostik eingesetzt und verursacht dabei allein 50–75 % der Gesamtkosten[77].

Aufgrund der Datenlage kann ich Ihnen also nur empfehlen, Ihrem Arzt in diesem Punkt zu vertrauen. Die Diagnosestellung auf der Grundlage validierter Diagnosekriterien und einiger Basisuntersuchungen ist verlässlich und sicher. Sie sparen sich durch die Vermeidung apparativer Untersuchungen nicht nur Zeit und Nerven, sondern auch mögliche Nebenwirkungen. Die Grundlage dafür ist allerdings eine ausführliche Anamnese mit der Befragung nach Red-Flag-Symptomen und die Erhebung einiger unerlässlicher Laborparameter zum annähernden Ausschluss der Zöliakie, der chronisch-entzündlichen Darmerkrankungen oder von Parasitosen, also Erkrankungen, die durch Parasiten hervorgerufen werden.

Wie Sie später noch lernen werden, gibt es allerdings noch viele weitere hilfreiche Testverfahren beim Reizdarmsyndrom, die besonders dazu geeignet sind, mögliche Alternativerkrankungen abzuklären. Nur wenige Ärzte lassen diese progressiven Untersuchungen in ihre grundlegende Diagnostik einfließen. In erster Linie geht es ihnen um den Ausschluss potenziell bedrohlicher Erkrankungen, die ebenfalls für Ihre Darmsymptome verantwortlich sein könnten. Sollte Ihr Gastroenterologe dennoch bereits einen Atemgastest bezüglich einer Dünndarmfehlbesiedlung, eine Untersuchung auf Nahrungsmittelallergien oder eine Bestimmung der *Pankreas-Elastase* angeordnet haben – umso besser! Dann sparen Sie sich vielleicht einen zusätzlichen Schritt in diesem Ratgeber.

Symptomatische vs. ursächliche Therapie

Die allermeisten der heute in Deutschland gegen die Beschwerden des Reizdarms eingesetzten Medikamente und Nahrungsergänzungsmittel wirken nicht krankheitsspezifisch. Sie lindern also aufgrund ihrer pharmakologischen Eigenschaften zwar einzelne Beschwerden, ändern dabei aber nichts an den oben geschilderten Ursachen der Erkrankung.

Dies hat entscheidende Nachteile. Zum einen verfügen diese Therapeutika aufgrund ihrer unspezifischen Wirkmechanismen nicht über eine ausreichende Effizienz. Zum anderen lindern sie zumeist nur ein einzelnes Symptom aus dem gesamten Beschwerdekomplex. Als Resultat bekommen viele Betroffene ihre Beschwerden mit diesen Maßnahmen einfach nicht ausreichend in den Griff. Da diese zudem nicht korrigierend in die Pathophysiologie des RDS eingreifen, müssen sie theoretisch dauerhaft eingesetzt werden, um anhaltende Linderung zu verschaffen. Es ist sogar so, dass einige dieser ausschließlich symptomatisch wirkenden Medikamente die Krankheitsmechanismen weiter befeuern können. Ich möchte diese Möglichkeit kurz an einem Beispiel erläutern.

Bewährte Reizdarmmedikamente könnten die Erkrankung verschlimmern

Der Wirkstoff *Loperamid* gehört zu den am häufigsten verkauften Arzneimitteln gegen Durchfall. Obwohl er eigentlich nur kurzfristig eingesetzt werden sollte und zur Behandlung des Reizdarms nicht zugelassen ist, wird er auch bei unserer Erkrankung gern und oft angewendet. Einige Studien weisen auch tatsächlich lindernde Effekte für den Reizdarm mit Durchfallbeschwerden nach[78].

Die Wirkung des Opioids Loperamid beruht auf seiner Rolle als Agonist der μ-Opioid-Rezeptoren im Magen-Darm-Trakt. Auf diesem Weg reduziert es die Kontraktionen der Darmmuskulatur. Der Transport des Darminhalts verlangsamt sich und dem Körper steht mehr

Zeit zur Verfügung, dem Darminhalt Flüssigkeit und Elektrolyte zu entziehen. Der Stuhl wird geformter und die Häufigkeit der Toilettengänge sinkt.

Ich selbst habe über viele Jahre Loperamid eingenommen und kenne viele Betroffene, die das heute noch tun. Der Wirkstoff ist für manche Reizdarmpatienten der letzte Strohhalm, der ihnen ein wenigstens halbwegs normales Arbeits- und Privatleben ermöglicht. Doch wie die meisten symptomatischen Behandlungsmethoden hat er auch Schattenseiten.

Die Substanz geht etwa mit zahlreichen potenziellen Nebenwirkungen einher. Dazu gehören Bauchschmerzen, Blähungen, Völlegefühl, Übelkeit und Erbrechen[79]. In einer frühen Vergleichsstudie, welche die Wirksamkeit bei idiopathischen, also nicht auf organische Ursachen zurückführbaren chronischen Durchfällen prüfen sollte, erzeugte die Behandlung mit Loperamid mehr Bauch- und Kopfschmerzen als jene mit den Opiaten Codein und Diphenoxylat[80].

Damit enden die problematischen Eigenschaften jedoch nicht. Erinnern Sie sich noch an die Dünndarmfehlbesiedlung aus dem ersten Kapitel? Sie gehört zu den am häufigsten zu beobachtenden Ursachen für die Darmsymptome des RDS. Die dauerhafte Einnahme von Loperamid erhöht durch den verlangsamten Transport des Darminhalts im Dünndarm das Risiko für die DDFB[81]. Auch die Fähigkeit verschiedener Opioide, die Mastzellen zur Freisetzung ihrer entzündlichen Botenstoffe anzuregen (Degranulation), birgt in diesem Zusammenhang immer wieder Stoff für Diskussionen[82]. Eine Behandlungsoption, die von vielen Betroffenen und Ärzten tausendfach eingesetzt wird, um die Beschwerden des Reizdarms zu lindern, könnte also tatsächlich zu dessen langfristiger Verschlechterung beitragen.

Neben dem Loperamid gehören auch krampflösende Medikamente (Spasmolytika) wie Mebeverin, osmotisch wirksame Abführmittel (Laxanzien), Probiotika, Ballaststoffpräparate und auch Antidepressiva zu den symptomatisch wirkenden Behandlungsstrategien[83]. Allerdings beruht die Wirkung der beiden letztgenannten Therapien beim Reizdarmsyndrom zu einem geringen Teil auch auf deren mastzellstabilisierenden Eigenschaften. Generell würde ich Ihnen jedoch empfehlen, so weit wie möglich auf den Einsatz dieser veralteten Therapieoptionen zu verzichten. Ich verspreche Ihnen, es gibt inzwischen bessere Alternativen!

Neue Medikamente ermöglichen ursächliche Behandlung

Was den pharmakologischen Pfad angeht, sind die Ärzte im englischsprachigen Raum und auch in Asien bereits einige Schritte weiter. Gerade in den USA und in Japan sind gleich mehrere effektive Behandlungsmethoden zur Linderung des Reizdarms zugelassen, die sich spezifisch der Behebung der Dysbiose widmen oder in das gastrointestinale Serotoninsystem eingreifen[84,85]. Einige dieser Wirkstoffe sind auch in Deutschland verfügbar, müssen mangels Zulassung für den Reizdarm aber „*off-label*" verordnet werden. Auch die Behandlung der zugrunde liegenden Dysbiose mittels endoskopischer Stuhltransplantation erfreut sich immer größerer Beliebtheit und weist eine vielversprechende Datenlage beim RDS auf[86].

Vielleicht geht es Ihnen nach der Lektüre des letzten Abschnitts wie einigen meiner Klienten. Diese äußern öfter einmal ihre Frustration darüber, dass gerade in Deutschland die Uhren etwas langsamer zu ticken scheinen, wenn es um unsere Erkrankung geht. Und dies, obwohl die Verbreitung des Reizdarms nicht mehr weit von jener in den USA entfernt und der Leidensdruck der Betroffenen enorm ist.

Ich entgegne dann immer, dass dieses langsamere Vorgehen auch mit Sicherheitsbedenken zu erklären ist. Gerade in den USA herrscht diesbezüglich eine andere Mentalität, die mitunter auch zu tragischen Konsequenzen führt. So musste der vielversprechende 5-HT3-Rezeptor-Antagonist *Alosetron* zur Behandlung des Reizdarmsyndroms mit schweren Durchfällen bereits nach kurzer Zeit wieder vom Markt genommen werden, nachdem es aufgrund unzureichend regulierter Verschreibungen zu schweren Nebenwirkungen und auch Todesfällen gekommen war[87]. Heute ist das Medikament unter Einschränkungen bei der Verordnungsfähigkeit allerdings wieder verfügbar.

Veränderungen des Lebensstils schlagen Medikamente

Noch wichtiger ist mir aber zu unterstreichen, dass Sie im Normalfall weder die Medikamente der neuesten Generation noch eine hochspezialisierte Klinik zur Durchführung einer Stuhltransplantation benötigen. Viele Menschen der westlichen Welt haben fest in ihren Köpfen verankert, dass therapeutische Fortschritte im Zeitalter der Naturwissenschaft nur durch pharmakologische oder technologische Interventionen zu erreichen seien. Nichts ist ferner von der wissenschaftlichen Evidenz entfernt.

In unserem kurzen Exkurs zur Herkunft des RDS haben Sie erfahren, dass der Reizdarm eine Erkrankung der Moderne ist, die aus einem Missverhältnis zwischen dem westlichen Lebensstil und den evolutionär geformten Bedürfnissen unseres Körpers resultiert. Weiterhin wissen Sie bereits, dass Sie Ihren Lebensstil gezielt modifizieren sollten, um zu gesundheitsförderlichen Gewohnheiten zurückzukehren oder diese erstmals zu erlernen. Diese Behandlungsstrategien wie Ernährungstherapie, Fasten, Stressmanagement oder auch gezielte Bewegungsmaßnahmen sind sicher und kostenfrei zu haben. Sie benötigen für deren Anwendung oft nicht einmal einen Arzt.

Natürliche Maßnahmen wie die Umstellung der Ess-, Bewegungs- und Schlafgewohnheiten lindern die Beschwerden des Reizdarms nachhaltig und sind oft sogar medikamentösen und apparativen Ansätzen überlegen.

Das großartigste Argument habe ich mir jedoch für den Schluss aufgehoben. Gerade beim Reizdarmsyndrom zeigen alle Daten, dass gerade diese natürlichen Lebensstilinterventionen deutlich effektiver sind als die meisten pharmakologischen oder technischen Verfahren. Dies lässt sich dadurch erklären, dass genau diese Interventionen an alle geschilderten Ursachen des Reizdarms gehen. So beeinflusst beispielsweise eine spezifische Fastentherapie gleich vier der Hauptursachen und Krankheitsmechanismen Ihrer Erkrankung: Sie verbessert die Zusammensetzung und den Artenreichtum des Mikrobioms, lindert Entzündungen, stärkt die Darmbarriere und verbessert den immunologischen Zustand via Anregungen der Stammzellproduktion[88]. Bisher existiert kein Medikament, das auch nur über annähernd umfangreiche kausale Eigenschaften verfügt.

Sie sind immer noch nicht überzeugt? Dann schauen Sie sich bitte noch einmal die drei exemplarischen Studien im ersten Kapitel an, die eindrucksvoll belegen, dass Beschwerdefreiheit für viele Betroffene tatsächlich möglich ist. Fast alle Interventionsstudien mit einer solchen Durchschlagskraft und tatsächlichen Heilerfolgen beruhen auf Veränderungen des individuellen Lebensstils, etwa einer spezifischen Ernährungstherapie.

Als besonders aufmerksamer Leser werden Sie an dieser Stelle vielleicht einwenden, dass die Antibiose der Dünndarmfehlbesiedlung nicht unbedingt als Lebensstilintervention bezeichnet werden kann. Da haben Sie natürlich recht. Aber inzwischen verfügen wir über alternative natürliche Therapien, die sogar effektiver sind als die Antibiose[87, 88]. 2022 versuchte außerdem ein belgisches Forscherteam die Frage zu beantworten, ob eine ernährungstherapeutische oder aber medikamentöse Behandlung die bevorzugte Empfehlung für RDS-Patienten sein sollte. Die Antwort war überraschend eindeutig. Es sprachen deutlich mehr Probanden auf eine spezifische Ernährungsumstellung an und berichteten zugleich stärker gelinderte Symptome als bei einer medikamentösen Standardtherapie[91].

Sie sehen also, die künstlich geschaffene Kluft zwischen Naturheilverfahren und modernsten naturwissenschaftlichen Erkenntnissen ist in der Realität nicht haltbar. Aus den dargelegten Gründen folgt dieser Ratgeber auch einem etwas ungewöhnlichen Aufbau. Auf wirksame Medikamente und Nahrungsergänzungsmittel sowie apparative Interventionen der neuesten Generation gehe ich erst ganz am Ende des Praxisteils ein. Aufgrund meiner Recherchen und Erfahrungen als Therapeut bin ich nämlich sicher, dass Sie diese nach dem Umsetzen der in diesem Buch geschilderten Schritte überhaupt nicht erst benötigen werden.

Warum Sie unbedingt heute noch aktiv werden sollten

Wenn ich über diese Zusammenhänge schreibe, muss ich mir manchmal selbst verwundert die Augen reiben. Klingt das nicht tatsächlich zu schön, um wirklich wahr zu sein? Der Reizdarm ist also heilbar und dies auch noch mit völlig kostenfreien Methoden ohne Nebenwirkungen? Ganz so einfach ist es natürlich nicht, und deshalb muss ich Ihnen jetzt nach all den guten Nachrichten noch etwas Wasser in den Wein mischen.

Denn tatsächlich ist es so, dass alle in diesem Buch geschilderten Maßnahmen mit harter Arbeit, vielleicht Verzicht auf lieb gewonnene Lebensmittel oder Gewohnheiten und auch einem schmerzhaften Hinterfragen der eigenen Überzeugungen und Wertungen verbunden sind. Ich werde Ihnen also ein gehöriges Maß an Disziplin und auch den nötigen Biss abverlangen.

Ich hatte weiter oben geschrieben, dass auch ich mich jahrelang auf die lindernden Wirkungen symptomatisch wirksamer Medikamente verlassen habe. Wie die meisten anderen jungen Menschen kümmerte ich mich nicht sonderlich um meine Gesundheit und tat genau das, was junge Männer eben gerne tun. Ich wanderte durch die schottischen Highlands, nahm an meinen ersten Kraftsportwettkämpfen teil, besuchte Konzerte und verliebte mich.

Warum hätte ich auch irgendetwas anders machen sollen? Die tägliche Einnahme von Loperamid und zeitweise auch anderen Wirkstoffen ermöglichte mir schließlich für einige Jahre ein zumindest einigermaßen normales Leben. War ich nicht schon genug gestraft durch die täglichen Symptome, die Einschränkungen bei der Ernährung und die Sorgen um das Funktionieren in der Ausbildung und später im Studium? Sollte ich mich wirklich zusätzlich durch eine Abkehr vom überall etablierten *Western way of life* belasten? Um ehrlich zu sein, wünschte ich heute, ich hätte diesen Schritt schon damals vollzogen! Das hätte mir später sehr viel Zeit und Mühe gespart.

Doch hier liegt auch ein weiteres Problem der symptomatischen Behandlungsstrategien. Diese gaukeln Ihnen Normalität vor, wo eigentlich das Pathologische herrscht. So lange das Loperamid die Durchfälle reduziert oder das Mebeverin die Bauchkrämpfe lindert, sehen die allermeisten Menschen keine Veranlassung, zu handeln und etwas in ihrem Leben zu ändern. Das Suchen nach der komfortabelsten Lösung und dem Weg des geringsten Widerstandes ist tief in das menschliche Wesen einprogrammiert und wird noch zusätzlich durch den modernen Zeitgeist befördert.

Dabei funktionieren diese verminderten Symptome wie eine blinkende Signallampe auf dem Armaturenbrett Ihres Autos, über die Sie genervt ein Pflaster geklebt haben, damit Sie diese nicht mehr sehen müssen, während Sie mit 180 km/h über die Autobahn brettern. Der Schaden ist dennoch vorhanden und die Wahrscheinlichkeit hoch, dass er bei Nichtbeachtung weiter anwächst und zusätzliche negative Konsequenzen nach sich ziehen wird. Unter Umständen bringt Sie das dauerhafte Ignorieren der Warnleuchte sogar in große Gefahr! Das ist auch bei Ihrem Reizdarm so.

Wenn aus einem Reizdarm ein Chronisches Erschöpfungssyndrom wird

Inzwischen belegen wissenschaftliche Untersuchungen, was langjährig Betroffene bereits mutmaßten. Der Reizdarm ist keine statische Erkrankung, die über Jahrzehnte die immer gleichen Beschwerden mit sich bringt. Ganz im Gegenteil. Das RDS folgt im überwiegenden Teil der Fälle einem ungünstigen Fortschreiten der Erkrankung (Progression): Die Krankheitslast verstärkt sich mit der Erkrankungsdauer.

2020 veröffentlichte diesbezüglich ein norwegisches Forscherteam eine schockierende Datenanalyse[92]. Die skandinavischen Ärzte fassten darin die Krankheitsverläufe von 1100 ihrer langjährigen Reizdarmpatienten zusammen. Die durchschnittliche Krankheitsdauer betrug zum Zeitpunkt der Auswertung 26 Jahre.

Zu Beginn ihrer Patientenlaufbahn hatten 90 % der Betroffenen ausschließlich über Bauchschmerzen und Stuhlunregelmäßigkeiten geklagt. Ein Vierteljahrhundert später litten aber zusätzlich 81 % unter wiederkehrenden Muskelschmerzen, 82 % unter Gelenkschmerzen und 87 % unter chronischer Erschöpfung. 65 % der Betroffenen erfüllten nun auch die Kriterien zur Diagnostizierung des Chronischen Erschöpfungssyndroms (CFS) bzw. der Myalgischen Enzephalomyelitis (ME). Schließlich waren 58 % von ihnen aufgrund dieser Beschwerden erwerbsunfähig geworden.

Die Wissenschaftler entwickelten auf der Grundlage dieser erschreckenden Daten eine Hypothese, die sie in Anlehnung an den in der Medizin bereits etablierten „atopischen Marsch“, der die sequenzielle Abfolge allergischer Erkrankungen bezeichnet, auf den Namen *dysbiotischer Marsch* tauften. Untermauert wurde diese Idee einer fortschreitenden Dysbiose der Darmflora zugunsten potenziell pathogener Bakterien und Hefepilze durch weitere Angaben der untersuchten Probanden, die belegen, dass immerhin 86 % von ihnen negativen Einflüssen wie mehrfachen frühkindlichen Antibiosen ausgesetzt waren.

Auch die Auswertung einer von mir durchgeführten Befragung von über 300 Reizdarmbetroffenen aus dem deutschsprachigen Raum akzentuiert noch einmal das Bild eines fortschreitenden Krankheitsgeschehens[93]. So berichteten annähernd 60 % der Teilnehmer, dass sich ihre gastrointestinalen Beschwerden seit der Diagnosestellung weiter verschlimmert hätten. Vier von fünf der befragten Probanden mit RDS gaben weiterhin an, dass seitdem neue, auch systemische Symptome hinzugekommen seien. Bei über einem Drittel waren dies sogar mehr als drei.

Angst ist niemals ein guter Berater

Reizdarmbetroffene leiden ohnehin häufig unter quälenden Sorgen bezüglich ihrer Gesundheit. Nichts liegt mir ferner, als diese Unsicherheiten weiter zu befeuern. Dennoch liegt mir persönlich auch die Verbreitung dieser unschönen Erkenntnisse besonders am Herzen. Dabei sollten diese in ihrem spezifischen Kontext gelesen und interpretiert werden. Nicht jeder Betroffene mit einem Reizdarm wird später einmal unweigerlich an einer Fibromyalgie oder CFS/ME leiden. Besonders wenn sich bei Ihnen eine der Alternativerklärungen hinter den Beschwerden verbirgt, haben Sie gute Karten. Eine niederländische Nachbefragung von RDS-Patienten zeigte etwa, dass fünf Jahre nach der ersten Erhebung ein Drittel der Probanden nicht mehr die symptomatischen Kriterien für die Diagnose Reizdarm erfüllte[94].
Und es gibt noch mehr Licht im Schatten. 2024 unterstrichen Daten aus den USA ältere Befunde, die eine mitunter deutlich reduzierte Sterblichkeit von Reizdarmbetroffenen gegenüber der Allgemeinbevölkerung demonstriert hatten[95].

Doch das Risiko für die beschriebene Progression der Symptome und der *Pathophysiologie* steigt, sollten Sie zu jener Kategorie der Erkrankten mit dysbiotischen Veränderungen, Immunaktivierung und entzündlichen Prozessen gehören. Dann sollten Ihnen die hier vermittelten Informationen umso mehr eine Motivation bieten, um so schnell wie möglich Ihren Lebensstil zum Zweck einer Wiedererlangung Ihrer Gesundheit zu modifizieren. Denn Untersuchungen legen auch nahe, dass das Beheben der Dysbiose oder das Wiederherstellen der Integrität der Darmbarriere umso leichter erreichbar sind, je kürzer die Erkrankung bisher andauerte[96].

Verschieben Sie die notwendige Therapie also nicht auf die Zeit nach dem Urlaub oder der Feier eines runden Geburtstags. Sichern Sie sich lieber einen gehörigen Vorsprung. Beginnen Sie den Wettlauf am besten noch heute!

ABKÜRZUNGEN ZU EINEM BESSEREN BAUCHGEFÜHL

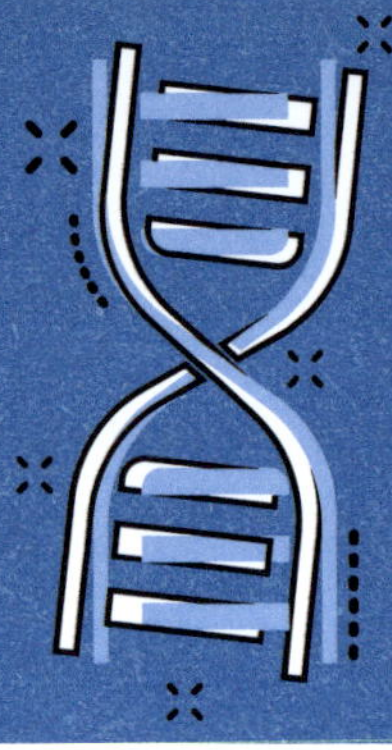

Bevor Sie mithilfe der detaillierten Informationen der folgenden Kapitel an der Verbesserung Ihres Lebensstils feilen, habe ich noch einige leichter bekömmliche Appetitanreger für Sie parat. Es handelt sich dabei um drei pathologische Veränderungen, die bei vielen RDS-Betroffenen eine bedeutende Rolle im Krankheitsprozess spielen. Zusätzlich ist über diese inzwischen auch bekannt, dass ihre Behandlung innerhalb kurzer Zeit zu starken symptomatischen Verbesserungen oder sogar Beschwerdefreiheit führen kann. Oder einfacher ausgedrückt: Sie erreichen mit diesen Maßnahmen eventuell maximale Erfolge mit vergleichbar geringem Aufwand.

Sie sollten also unbedingt prüfen, ob die hier geschilderten körperlichen Veränderungen auch bei Ihnen nachweisbar sind, bevor Sie sich den komplexeren Therapieansätzen zuwenden. Ansonsten verpassen Sie vielleicht eine bequeme Abkürzung zu einem besseren Wohlbefinden!

Vitamin D zur Verbesserung der Darmsymptome

Die Bedeutung der fettlöslichen Vitamingruppe *Vitamin D* für die menschliche Gesundheit wurde in den vergangenen Jahren auch in Deutschland öffentlichkeitswirksam diskutiert. Wie so oft in unserer schnelllebigen Zeit gerieten dabei jedoch nicht selten Fakten, Vermutungen und auch Falsches durcheinander. Der Hormonvorläufer Vitamin D wurde dabei einerseits als Allheilmittel angepriesen und in Reaktion darauf von anderen Experten als purer Hype entwertet.

Unstrittig ist jedoch, dass der Vitamin-D-Mangel neben der Entstehung von Rachitis bzw. Osteomalazie auch mit der Entwicklung zahlloser weiterer Erkrankungen assoziiert ist. Dazu gehören etwa Schuppenflechte, Diabetes Typ I, Multiple Sklerose, rheumatoide Arthritis und auch COVID-19[1]. Als primärer Wirkmechanismus werden vor allem die immunmodulatorischen Eigenschaften des Prohormons diskutiert. Aus diesem Grund empfehlen die allermeisten Arbeitsgruppen, den Vitamin-D-Spiegel besonders bei der Zugehörigkeit zu einer individuellen Risikogruppe zu Präventionszwecken regelmäßig erheben zu lassen.

Hierfür wird die Bestimmung der Konzentration des 25-OH-Vitamin D3, einer Speicherform des Vitamin D3, aus dem Blut genutzt. Der optimale Wert wird in der Forschung immer noch kontrovers diskutiert, wobei allerdings zumeist eine Spanne von 40–60 ng/ml als optimaler Bereich angesehen wird. Konzentrationen zwischen 15 und 29 ng/ml werden als nicht ausreichend erachtet, um einen optimalen Schutz zu gewährleisten. Werte unter 15 ng/ml gelten als manifester Vitamin-D-Mangel.

Da Vitamin D im menschlichen Körper neben der deutlich geringeren Aufnahme über die Nahrung hauptsächlich mithilfe der UV-B-Strahlen aus der Sonne gebildet wird, ist die *Prävalenz* (Rate der Betroffenen in Bezug auf die Gesamtzahl der Untersuchten in einem bestimmten Zeitraum) des Vitamin-D-Mangels besonders abhängig vom geografischen Standort. Der Anteil der UV-B-Strahlen wird nämlich vom Einfallswinkel des Sonnenlichts bestimmt. So kann im Winter nördlich des 51. Breitengrades, der in Deutschland beispielsweise Köln und Dresden kreuzt, selbst zur Mittagszeit kein Vitamin D mehr gebildet werden. Konsequenterweise finden sich in der deutschen Gesamtbevölkerung hohe Raten unzureichender Vitamin-D-Konzentrationen[2]. Ein manifester Vitamin-D-Mangel lässt sich bei einem Drittel der Bevölkerung diagnostizieren.

Niederländische Berechnungen zeigen, dass die Erhöhung des Vitamin-D-Spiegels auf 40 ng/ml in der Gesamtbevölkerung individuelle Krankheitsrisiken um 10–50 % und die allgemeine Sterblichkeit um ein Fünftel reduzieren könnte, ohne dabei gleichzeitig die Wahrscheinlichkeit einer Hyperkalzämie (ein erhöhter Kalziumspiegel im Blut) als möglicher Nebenwirkung signifikant zu erhöhen[3].

Menschen mit RDS gehören zur Risikogruppe für einen Vitamin-D Mangel. Die Behebung führte in Experimenten zu einer deutlichen Verbesserung der Darmbeschwerden.

Falls Sie also nicht gerade an einem besonders sonnenverwöhnten Ort dieser Erde leben, lohnt sich das regelmäßige Testen für Ihre Gesundheit ohnehin. Nur wenige RDS-Betroffenen wissen aber, dass der Vitamin-D-Mangel weiterhin direkt mit den Beschwerden und der Intensität des Reizdarms korreliert und Vitamin-D-Gaben in diesem Fall zu starken symptomatischen Verbesserungen führen.

Mehrere Erhebungen zeigen inzwischen, dass bis zu 80 % der Patienten unter einem Vitamin-D-Mangel leiden und damit signifikant häufiger betroffen sind als gesunde Kontrollpersonen[4]. Ganz ähnliche Befunde finden sich für die chronisch-entzündlichen Darmerkrankungen. Als Erklärung können sowohl krankheitstypische Verhaltensweisen, etwa weniger Aktivitäten außerhalb geschützter Räumlichkeiten und veränderte Essgewohnheiten, als auch pathophysiologische Veränderungen wie Entzündungen des Dünndarms herangezogen werden[5]. Dass ein unzureichender Vitamin-D-Status zu ungünstigen Veränderungen der Darmflora führen und zusätzlich schützende immunologische Funktionen hemmen kann, könnte außerdem erklären, warum Personen mit einer optimalen Versorgung deutlich seltener chronische Darmerkrankungen entwickeln[6,7].

Der Ausgleich eines solchen Mangels zeigt hingegen viele Vorteile für die Gesundheit des Gastrointestinaltrakts. So stärkt er etwa die Integrität der Darmbarriere und verbessert den Zustand der Darmflora[8].

Inzwischen bestätigen gleich mehrere kontrollierte Interventionsstudien die heilsamen Wirkungen des Ausgleichs eines Vitamin-D-Mangels beim Reizdarmsyndrom. In einer solchen Studie erhöhte sich der Vitamin-D-Status durch die wöchentliche Gabe von 50000 I.E. Vitamin D von 21 auf 36 ng/ml. Innerhalb von lediglich sechs

Wochen verbesserten sich der Schweregrad-Score, die Gesamtlast der Beschwerden und auch die Lebensqualität signifikant[9]. Die Interventionsgruppe war dabei der Placebogruppe deutlich überlegen. Diese erhebliche Linderung der allgemeinen RDS-Beschwerden um fast ein Drittel innerhalb von nur sechs Wochen könnten Sie bei Verwendung eines handelsüblichen Präparates für lediglich ca. 2,75 € erreichen. Kein Vergleich also zu den oft wenig wirksamen, aber überteuerten Marketingfallen, die wir alle aus dem Fernsehen oder aus Zeitschriften kennen. 2023 wiesen chinesische Forscher auf der Grundlage einer Mendelschen Randomisierung nach, dass ein Vitamin-D-Mangel ursächlich mit dem Reizdarm assoziiert ist. Mit jeder Erhöhung des Vitamin-D-Spiegels um eine Standardabweichung sank das Reizdarm-Risiko um 17 %[10].

Um das Risiko eventuell auftretender Nebenwirkungen der Vitamin-D-Gaben möglichst gering zu halten, sollten Sie die Supplementation großer Dosen lediglich für einige Wochen in Erwägung ziehen. Eine anschließende Erhaltungsdosis ist immer von individuellen Faktoren wie der Sonnenexposition und der Absorptionsrate abhängig und sollte deshalb in Abstimmung mit dem Arzt definiert werden.

Sollte es Ihnen trotz der oralen Gabe von Vitamin-D nicht gelingen, Ihren Vitamin-D-Spiegel in die optimale Region zu schrauben, dann sollten Sie sich unbedingt mit unserem nächsten Shortcut auseinandersetzen, der häufig hinter diesem Phänomen steckt.

Dünndarmfehlbesiedlung behandeln – Reizdarm stabilisieren

Über die Störung Dünndarmfehlbesiedlung wissen Sie bereits, dass es sich dabei um eine Eroberung des ansonsten nur spärlich besiedelten Dünndarms durch Bakterien und andere Mikroorganismen aus dem Dickdarm, dem Hauptsitz des gastrointestinalen Mikrobioms, handelt. Ihr Körper ist bestrebt, diese feindliche Übernahme zu verhindern, da die Anwesenheit der Mikroben zahlreiche wichtige Prozesse im Dünndarm erschweren kann.

Zu diesem Zweck kann er gleich auf ein ganzes Arsenal von Abwehrmechanismen zurückgreifen. Dazu gehört etwa der *migrierende motorische Komplex* (MMC), ein zyklisch wiederkehrendes Aktivitätsmuster des Magens und des Dünndarms, das den Nahrungsbrei vorantreibt und dabei auch aufsteigende Mikroorganismen zurückdrängt. Weiterhin behüten immunologische Reaktionsmuster, die Sekretion von Magen- und Gallensäure und auch physische Barrieren wie die Ileozäkalklappe (der Verschluss zwischen Dünn- und Dickdarm) Ihren Dünndarm vor einer übermäßigen mikrobiellen Kolonisation[11].

Werden nun eine oder gleich mehrere dieser Schutzvorrichtungen durch Vorerkrankungen, Fehlernährung oder Medikamente negativ beeinflusst, erhöht sich das Risiko, an einer Dünndarmfehlbesiedlung zu erkranken. Entsprechend der soeben aufgezählten Schutzmechanismen finden sich als Hauptrisikofaktoren die dauerhafte Einnahme von Motilitätshemmern wie Loperamid oder von Magensäureblockern wie Protonenpumpenhemmern und H2-Antihistaminika. Alle drei Wirkstoffe werden übrigens sehr häufig von Reizdarmpatienten eingesetzt und sind bei dauerhafter Einnahme mit den typischen Darmbeschwerden assoziiert[12].

Weiterhin tragen auch angeborene, erworbene oder künstlich hergestellte Immunsuppressionen zur Entstehung der DDFB bei. Dazu gehören der sekretorische IgA-Mangel, die nicht oder nicht ausreichend eingestellte Schilddrüsenunterfunktion oder auch die medikamentöse Hemmung des Abwehrsystems im Rahmen von Autoimmunerkrankungen.

Den engen Zusammenhang zwischen Reizdarmsyndrom und DDFB vermittelt neben den genannten Medikamenten und der westlichen Überernährung vor allem auch die akute infektiöse Gastroenteritis. Sie ist durch das Erzeugen chronischer Mikroentzündungen dazu in der Lage, den für die Motilität notwendigen migrierenden motorischen Komplex negativ zu beeinflussen[13]. Und tatsächlich weicht das Aktivitätsmuster des MMC beim Reizdarm signifikant von jenem gesunder Kontrollpersonen ab[14]. Die Begünstigung der Dünndarmfehlbesiedlung via Modifikation des MMC könnte also sinnvoll erklären, warum eine akute Infektion des Verdauungstrakts so häufig zur Entwicklung eines RDS führt.

Aber wie entstehen durch die DDFB die für den Reizdarm typischen Beschwerden? Ist es einer gewissen Anzahl von Mikroorganismen erst einmal gelungen, in den Dünndarm vorzustoßen, finden diese dort eine nie für sie vorgesehene Nahrungsvielfalt vor. Schließlich wurden sie über eine viele Millionen Jahre andauernde Co-Evolution darauf trainiert, lediglich die Überreste der menschlichen Verdauung im Dickdarm zu verwerten. Der Dünndarm hingegen ist im Normalfall der menschlichen Nahrungsverwertung vorbehalten. Makronährstoffe werden dort in ihre Grundbausteine zerlegt und diese Aminosäuren, Lipide und Zucker gemeinsam mit den ebenfalls unerlässlichen Vitaminen und Mineralstoffen absorbiert.

Doch nun treten die invasiven Mikroben in Konkurrenz zur menschlichen Verdauung und ihrem Wirt[15]. Sie verstoffwechseln Kohlenhydrate und erzeugen dabei vermehrt Gase, was zu Bauchschmerzen und Blähungen führen kann. Die Anwesenheit dieser Gase und anderer Stoffwechselprodukte provoziert osmotische Effekte, die in Veränderungen der Motilität, zumeist Durchfällen, resultieren. Außerdem kommt es durch die zu frühe Strukturveränderung von Gallensäuren durch jetzt im Dünndarm ansässige Mikroorganismen oft zur Unverträglichkeit von Nahrungsfetten und zu sogenannten Fettstühlen.

Eine mikrobielle Überwucherung des Dünndarms führt nicht nur zu Blähungen, Bauchschmerzen und Stuhlunregelmäßigkeiten, sondern auch zu Konzentrationsstörungen, Erschöpfung und Vitaminmängeln.

Doch Bakterien, Hefepilze und andere Mikroorganismen geben sich nicht mit den von ihnen geliebten Kohlenhydraten zufrieden. Sie „rauben" ihrem menschlichen Wirt im Dünndarm auch wichtige Mikronährstoffe. So sind mit der DDFB Mängel der fettlöslichen Vitamine E, D, K und A sowie Defizite an Eisen und Vitamin B12 assoziiert. Zusammen führen die genannten Störungen schließlich zur Entstehung von Mikroentzündungen und einer Aufweichung der Darmbarriere. Letztere ist für das häufige Auftreten auch systemischer Beschwerden, besonders auch von kognitiven Störungen wie Beeinträchtigungen von Konzentration und Gedächtnis (Brain Fog), bei der Dünndarmfehlbesiedlung verantwortlich[16].

Die DDFB versteckt sich enorm häufig hinter den Beschwerden des Reizdarmsyndroms und bietet Ihnen dadurch erhebliches Heilungspotenzial. Die Verbreitung der Störung beim Reizdarm ist abhängig vom gewählten diagnostischen Verfahren. Bei der Verwendung des bisherigen Goldstandards, der Kultivierung eines Dünndarmaspirats mit anschließender Konzentrationsbestimmung, leidet immerhin fast ein Viertel der Reizdarmbetroffenen unter einer Dünndarmfehlbesiedlung, während dies nur für 1 % der Vergleichsgruppe zutrifft[17].

Dies wiederum bedeutet, dass fast jeder vierte Patient auf eine schnelle Genesung von seinen gastrointestinalen Beschwerden hoffen kann. In einer Interventionsstudie erreichten 87,5 % der aspiratpositiven Reizdarmpatienten durch die Einnahme von Antibiotika zur Elimination der DDFB Beschwerdefreiheit, während dies keiner Versuchsperson in der Placebogruppe gelang[18].

Als „gewöhnlicher Patient“ werden Sie allerdings kaum in den Genuss einer DDFB-Diagnostik via Dünndarmaspirat kommen. Sie werden sich deshalb auf die nächstbeste Methode, den Einsatz von *Atemgastests* verlassen müssen. Dabei trinken Sie nach einer Fastenzeit eine bestimmte Menge einer Zuckerlösung, die entweder Traubenzucker oder Laktulose enthält.

Traubenzucker ist ein Einfachzucker und wird, da er nicht erst gespalten werden muss, typischerweise bereits im ersten Drittel des Dünndarms absorbiert. Es dürfte also bei dessen Verdauung nicht zu einer bakteriellen Fermentation kommen. Lässt sich diese durch die Bestimmung von Wasserstoff oder Methan in der Abatemluft dennoch nachweisen, ist dies ein deutlicher Hinweis auf eine vorliegende Dünndarmfehlbesiedlung.

Etwas komplizierter verhält es sich bei der leider immer noch häufigen Verwendung des synthetischen Zweifachzuckers Laktulose. Dieser wird aufgrund seiner Unverdaulichkeit auch häufig als Abführmittel eingesetzt. Da Bakterien aber fähig sind, die Laktulose zu verstoffwechseln, kann auch nach dessen Konsum eine Erhöhung der Fermentationsgase festgestellt werden. Um eine DDFB eindeutig zu diagnostizieren, muss dann eine sogenannte *Doppelspitze*, ein zweifacher Konzentrationsanstieg der Fermentationsgase, dokumentiert werden, die eine erste Fermentation durch Mikroorganismen im Dünndarm und eine weitere im Dickdarm widerspiegelt.

Der Atemgastest mit Traubenzucker ist jenem mit Laktulose deutlich überlegen, sowohl was die Spezifität als auch die Sensitivität anbelangt[19]. Dies wird besonders deutlich, wenn wir die berichteten Prävalenzen der DDFB beim Reizdarm vergleichen. Letztere entspricht bei der Verwendung des Glukosetests beinahe jener mittels Dünndarmaspirat. Der Laktulosetest überschätzt hingegen deutlich die Verbreitung der Störung durch viele falsch-positive Ergebnisse. Daran sollten Sie bei der Auswahl eines entsprechenden Testsets für die Anwendung in den eigenen vier Wänden unbedingt denken. Sprechen Sie eventuell auch Ihren Gastroenterologen gezielt darauf an.

Die Behandlung einer so diagnostizierten Dünndarmfehlbesiedlung kann dann mittels lediglich lokal wirksamer Antibiotika wie *Rifaximin* erfolgen. Eine weitere Option wäre das Einhalten einer sogenannten Elementardiät, die den Mikroben über einen begrenzten Zeitraum die Nahrungsgrundlage entzieht. Schließlich hat sich auch die Verabreichung pflanzlicher antimikrobieller Substanzen klinisch bewährt[20].

Obwohl die Behandlung der DDFB in Interventionsstudien gerade beim Reizdarm erstaunliche Heilerfolge verbuchen kann, sollte unbedingt auf eine Schwäche dieses therapeutischen Konzepts hingewiesen werden. Die DDFB tendiert häufig dazu, nach mehreren Monaten zurückzukehren und erneut für Darmbeschwerden zu sorgen. Deshalb sollten Sie sich auch nach der erfolgreichen Therapie und der eventuellen Erlangung einer Beschwerdefreiheit unbedingt der Behebung der oben beschriebenen Risikofaktoren widmen, die in erster Linie zur Fehlbesiedlung geführt hatten.

Im weiteren Verlauf dieses Ratgebers werde ich deshalb immer wieder Strategien herausheben, die den MMC begünstigen oder die lokale Immunität fördern. Generell wird Ihnen das Befolgen meiner Empfehlungen helfen, die DDFB dauerhaft im Griff zu behalten. Dies gilt sowohl für das regelmäßige Fasten, die darmgesunde Mittelmeer-ernährung und auch die beschriebenen Bewegungsprotokolle.

L-Glutamin zur Regeneration der gestörten Darmbarriere

Zu den bewährtesten „Geheimwaffen“ im Kampf gegen chronische Darmleiden gehört zumindest für Heilpraktiker und naturheilkundlich arbeitende Ärzte schon seit Jahrzehnten die Aminosäure L-Glutamin. Auch diesem Behandlungsansatz begegnete die Schulmedizin mit Spott, und viele Ärzte haben auch heute noch nur ein müdes Lächeln für ihre Patienten parat, wenn diese sich nach den medizinischen Hintergründen der Glutamintherapie erkundigen.

L-Glutamin führte in Untersuchungen zu teilweise dramatischen Verbesserungen der Beschwerden und regenerierte eine zuvor geschädigte Darmbarriere.

Dabei stand schon frühzeitig fest, dass die Aminosäure zahlreiche positive Wirkungen für den Darm besitzt. Sie sorgt unter anderem für die Erhaltung der Integrität der Darmbarriere, beeinflusst bedeutsame Entzündungssignalwege und schützt vor Apoptose (programmiertem Zelltod) und Zellstress[21]. Die körpereigenen Glutaminspeicher werden dabei besonders beansprucht, wenn metabolische Stressoren wie Entzündungen vorliegen.

Für die chronischen Darmerkrankungen, aber auch die mit ihnen verwandten Begleiterkrankungen Fibromyalgie und CFS/ME, ist besonders die barrierestabilisierende Funktion des Glutamins herauszustellen. Die übermäßig durchlässige Darmbarriere bzw. das Leaky-Gut-Syndrom ist nämlich für große Subgruppen aller dieser Störungsbilder inzwischen gut belegt[22,23].

Im Falle des Reizdarmsyndroms findet sich die gestörte Darmbarriere in erster Linie im Rahmen des postinfektiösen Reizdarms (PI-RDS)[24]. Beim RDS leidet die Barrierefunktion vor allem durch die chronische Immunaktivierung und die damit verbundenen Entzündungsprozesse. Aber auch Alternativverklärungen hinter den Beschwerden können ein Leaky-Gut-Syndrom befördern. Zu diesen gehören unter anderem die soeben besprochene Dünndarmfehlbesiedlung und verschiedene Nahrungsmittelallergien.

Der Anteil des PI-RDS an der Gesamtzahl der Reizdarmdiagnosen ist bisher noch Gegenstand kontroverser Debatten. Während einige Forschergruppen von einem Anteil von bis zu knapp einem Drittel der Fälle ausgehen, verweisen andere darauf, dass nach Ausschluss der relevanten Alternativverkrankungen nahezu alle „tatsächlichen" Reizdarmdiagnosen eine postinfektiöse Genese hätten[25,26].

Eine bedeutende Rolle beim Leaky-Gut-Syndrom des Reizdarms kommt den sogenannten Torwächterproteinen, den *Tight Junctions*, zu. Diese sind schmale Bänder aus Membranproteinen, welche die *Epithelzellen* des Darms vollständig umfassen und mit ihren umliegenden Nachbarzellen verbinden. Durch diese „Schranke" kontrollieren die Tight Junctions den parazellulären Transport von Molekülen über das Epithel. Doch dafür sind sie auf das Vorhandensein von L-Glutamin angewiesen[27]. Das Bestehen einer solchen Hyperpermeabilität der Darmbarriere beim Reizdarmsyndrom ist sowohl mit intensiveren Symptomen als auch einer verminderten Schmerzschwelle assoziiert[28].

Erste qualitativ hochwertige Untersuchungen an Reizdarmpatienten legen eine ursächliche Rolle des Leaky Gut beim RDS nahe und geben den Pionieren aus der Naturheilkunde recht. So erhielten in einer randomisierten und placebokontrollierten Untersuchung Patienten mit einem PI-RDS dreimal täglich 5 g L-Glutamin. Innerhalb von zwei Monaten verbesserte sich die Funktion ihrer Darmbarriere, während sich die Schwere ihrer Symptome und die Anzahl der täglichen Toilettengänge annähernd halbierten und ihre Stuhlkonsistenz gänzlich normalisierte[29].

In der Placebogruppe blieb die Integrität der Darmbarriere wie zu erwarten unverändert. Der Placeboeffekt sorgte zwar ebenfalls für eine Verbesserung der Beschwerden, allerdings war der Unterschied zur Glutamingruppe hoch signifikant. Die lindernde Wirkung des L-Glutamins übertraf jene des Placebos um sage und schreibe den Faktor 14! Im Abschnitt „L-Glutamin verstärkt die Effektivität der FODMAP-Reduktion" werde ich Ihnen noch weitere ähnlich faszinierende Ergebnisse der Glutamingabe beim Reizdarm präsentieren.

Wie auch bei den beiden anderen Abkürzungen sind Sie nicht auf ein Vorgehen nach dem Prinzip „Versuch und Irrtum" angewiesen. Auch zur Untersuchung der Barrierefunktion stehen Ihnen inzwischen gut etablierte Testverfahren zur Verfügung. Neben der endoskopischen Diagnostik im klinischen Setting eignet sich hierfür besonders die Bestimmung der unkomplizierten Permeabilitätsmarker *Zonulin* und *I-FABP*[29]. Da erhöhte I-FABP-Werte eher für eine strukturelle Schädigung des Darmepithels sprechen, kann Ihnen auch das Verhältnis beider Konzentrationen zueinander wichtige Hinweise für Ihre individuelle Therapie liefern.

Wie bei der Behandlung der Dünndarmfehlbesiedlung sollten Sie es aber keinesfalls bei der Gabe von L-Glutamin belassen. Liegt tatsächlich eine handfeste Störung der Barrierefunktion vor, sollten Sie unbedingt weiterforschen, was primär zu dieser Schädigung geführt hat, um ein erneutes Auftreten zu verhindern. Auch zu diesem Zweck werden Sie im Praxisteil dieses Ratgebers noch zahlreiche Hinweise erhalten.

Jetzt sind Sie an der Reihe!

Sie haben die hier dargelegten Informationen und Zusammenhänge aufmerksam gelesen? Dann sind nun Sie am Zug! Bevor Sie sich mithilfe der folgenden Kapitel an das Erlernen eines darmgesunden Lebensstils machen, sollten Sie zuerst sorgfältig ergründen, ob eines der hier vorgestellten Störungsbilder auch bei Ihnen vorliegt. Damit kommen Sie unter Umständen kurzfristig in den Genuss deutlich reduzierter Beschwerden. Erreichen Sie durch die beschriebenen

Maßnahmen keine vollständige Beschwerdefreiheit, erhöhen Sie aber in jedem Fall die Effektivität der weiteren Behandlungsstrategien.

Abschließend möchte ich noch kurz auf eine mir häufig gestellte Frage eingehen. Wie sollen Sie sich verhalten, wenn die Testergebnisse nahelegen, dass Sie gleich unter zwei oder sogar allen drei Störungen leiden? Da die Daten eindeutig zeigen, dass eine Dünndarmfehlbesiedlung sowohl zu einem Leaky-Gut-Syndrom führen als auch einen Vitamin-D-Mangel begünstigen kann, aber nicht andersherum, würde ich mich in diesem besonderen Fall zuerst der Elimination der Fehlbesiedlung widmen. Spielt die Dünndarmfehlbesiedlung keine Rolle, können Glutamin und Vitamin D meines Erachtens parallel verwendet werden.

Ihre nächsten Schritte

1. Veranlassen Sie einen Atemgastest bzgl. einer Dünndarmfehlbesiedlung. Die Provokation sollte mittels *Glukose*lösung erfolgen. Sowohl die Wasserstoff- als auch Methankonzentrationen sollten bestimmt werden.
2. Lassen Sie unbedingt Ihren Vitamin-D-Status erheben.
3. Kontrollieren Sie die Funktionstüchtigkeit Ihrer Darmbarriere durch die Bestimmung von Zonulin und eventuell auch I-FABP.
4. Beheben Sie eventuell diagnostizierte Störungen, wie im jeweiligen Abschnitt beschrieben, bevor Sie sich dem nächsten Kapitel widmen.

Noch ein Hinweis zu den in diesem Ratgeber empfohlenen Untersuchungen: Die allermeisten davon können unproblematisch über Ihren Arzt angeordnet werden. Die Kosten werden häufig von den Krankenkassen übernommen. Sollte Ihr Arzt allerdings nicht bereit sein, eine erweiterte Diagnostik vorzunehmen, können fast alle Untersuchungen auch bequem von zu Hause, dann allerdings auf eigene Kosten, durchgeführt werden. Dieses Angebot vieler Labore reicht inzwischen von der DNA-Sequenzierung des Mikrobioms bis zum umfassenden Atemgastest zur Diagnostik der Dünndarmfehlbesiedlung.

DIE MEDITERRANE LOW-FODMAP-DIÄT: GRUNDLAGE FÜR DIE GENESUNG

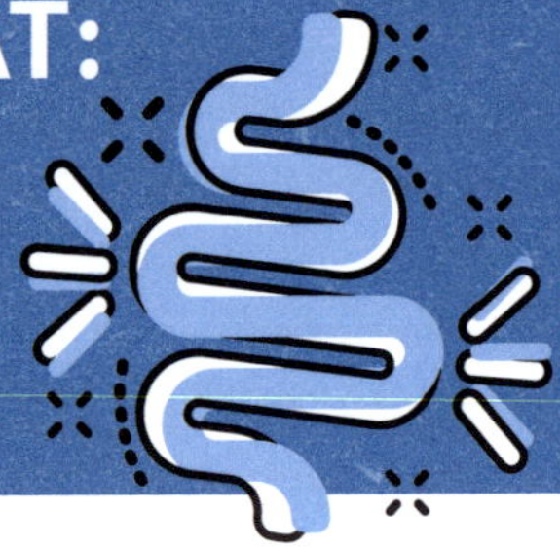

Die tägliche Ernährung ist, trotz immer noch kolportierter gegensätzlicher Statements, der absolute Dreh- und Angelpunkt bei der Entstehung, aber auch der Therapie chronischer Darmerkrankungen[1,2]. Dieser starke Zusammenhang zwischen den verzehrten Lebensmitteln, dem sie begleitenden Essverhalten und der Pathogenese des RDS lässt sich leicht erklären.

Ihre Ernährungsgewohnheiten beeinflussen maßgeblich die bereits erörterte Hauptursache des Reizdarms. Die Ernährung ist der wichtigste Faktor bei der Gestaltung des gastrointestinalen Mikrobioms und verändert dessen Zusammensetzung und Artenvielfalt praktisch in Echtzeit[3,4]. Mit der Modifikation Ihres Ernährungsstils verfügen Sie also über eine Art „biologischen Schalter“, der darüber entscheidet, ob Sie unter einer Dysbiose der Darmflora mit allen negativen Konsequenzen leiden oder aber von den zahllosen positiven Eigenschaften gesundheitsfördernder Mikroben profitieren können.

Inzwischen sind gleich mehrere diätetische Interventionen zur Beruhigung des gereizten Darms in ihrer Wirkung bestätigt worden[5]. Neben der bereits im ersten Kapitel vorgestellten glutenfreien Ernährung hat sich vor allem die *Low-FODMAP-Diät* dadurch hervorgetan, dass sie einem hohen Prozentsatz der Anwender symptomatische Erleichterungen bei vergleichbar geringen Einschränkungen des persönlichen Ernährungsstils verschaffen kann[6].

Sollten Sie zu den RDS-Betroffenen gehören, die sich schon etwas intensiver mit unserer Erkrankung befasst haben, werden Sie in diesem Augenblick vielleicht gerade etwas enttäuscht mit den Augen rollen. Für Sie ist die FODMAP-Reduktion natürlich nichts Neues mehr. Vielleicht haben Sie diese selbst auch schon einmal ausprobiert? Viele Gastroenterologen empfehlen inzwischen diese Ernährungsumstellung gegen die Reizdarmbeschwerden und kein Blog- oder Zeitschriftenartikel über unsere Erkrankung kommt mehr an ihr vorbei. Die Low-FODMAP-Diät ist buchstäblich in aller Munde.

Aus diesem Grund werde ich es auch bei einer kurzen Vorstellung des FODMAP-Konzepts und der Präsentation der unerlässlichen Lebensmittellisten belassen. Vielmehr möchte ich mich in den folgenden Abschnitten mit jenen Techniken und Modifikationen der inzwischen populärsten Reizdarmdiät auseinandersetzen, die sie noch effektiver und noch sicherer machen können. Ich bin mir recht sicher, dass ich auch die „alten Hasen" unter Ihnen mit einigen neuen Informationen überraschen kann!

Das FODMAP-Konzept

Erstmals 2005 in Grundzügen formuliert und danach systematisch weiterentwickelt wurde das Prinzip der FODMAPs von den australischen Wissenschaftlern Sue Shepherd und Peter Gibson. Vor allem ihr frühes Modell beruhte auf den Ideen und Erfahrungen mit der *Speziellen Kohlenhydrat-Diät* (SCD) bei der Behandlung von Menschen mit chronisch-entzündlichen Darmerkrankungen.

FODMAPs, Fruktose und Laktose

Der Begriff FODMAP bezeichnet als Akronym eine Gruppe spezifischer kurzkettiger und nur schwer verdaulicher Kohlenhydrate. Ausgeschrieben steht er für *Fermentable Oligosaccharides, Disaccharides, Monosaccharides And Polyols*. Über den Vorgang der *Fermentation* bzw.

der bakteriellen Verstoffwechselung von Kohlenhydraten haben Sie bereits einiges bei der Lektüre des Abschnitts zur Dünndarmfehlbesiedelung erfahren. Alle FODMAPs teilen jene besondere Neigung zur Fermentierung durch Mikroorganismen der Darmflora.

Zu den FODMAPs gehören Fruchtzucker (Monosaccharid), Milchzucker (Disaccharid), Zuckeralkohole (Polyole) sowie Galakto-Oligosaccharide, Fruktane, Inulin und Frukto-Oligosaccharide (Oligosaccharide). Aus dieser Aufzählung wird mühelos ersichtlich, dass das FODMAP-Konzept auch Querverbindungen zu den Erkrankungen der *Laktose- bzw. Fruktoseintoleranz* aufweist.

Als RDS-Betroffener sollten Sie in diesem Zusammenhang erfahren, dass Sie ein erhöhtes Risiko für diese Intoleranzen haben, auch wenn Sie nicht zu den genetischen Risikogruppen gehören[7]. Einige Erhebungen berichten beispielsweise eine Verbreitung der Laktoseintoleranz von fast 50 % unter den Reizdarmbetroffenen mit dem Hauptsymptom Durchfall. Dabei geht die Unverträglichkeit des Milchzuckers mit vermehrten Angstsymptomen, einer chronischen Immunaktivierung und einer Herabsetzung der viszeralen Schmerzschwelle einher.

Da Sie im Zuge der FODMAP-Intervention aber ohnehin zeitweise auf den Konsum von Laktose verzichten und auch den Verzehr von fruchtzuckerreichen Lebensmitteln stark einschränken werden, erspare ich Ihnen eine weitere Vertiefung. Sollten Sie allerdings wissen, dass Sie unter einer Laktose- oder Fruktoseunverträglichkeit leiden, möchte ich Ihnen gern Mut machen. Studien belegen konsistent, dass nicht die mangelnde Aufnahme (Malabsorption) des jeweiligen Kohlenhydrats selbst, sondern erst eine hinzutretende Dysbiose der Darmflora die Beschwerden dieser Intoleranzen erzeugt[8].

Um eine Unverträglichkeit von Milch- oder Fruchtzucker zu verursachen, muss sich zur Malabsorption noch eine gestörte Darmflora gesellen. Diese Erkenntnis eröffnet gänzlich neue Hoffnung auf Heilung.

Sollte es Ihnen also mithilfe der Empfehlungen in diesem Ratgeber gelingen, Ihre Dysbiose des gastrointestinalen Mikrobioms zu beheben und die RDS-spezifische viszerale Überempfindlichkeit loszuwerden, können Sie sich mit großer Wahrscheinlichkeit auch von den angesprochenen Unverträglichkeiten befreien. Obwohl die biologischen Faktoren für die Malabsorption, nämlich mangelnde Enzymaktivität und Transporterstörung, weiterhin bestehen, werden Sie nach dem Konsum von Milch oder Obst also keine Durchfälle oder Bauchschmerzen mehr haben. Dies belegen auch Untersuchungen an asiatischen Nomadenvölkern, die zwar eine sehr hohe Rate an Malabsorbern, aber kaum symptomatische Intoleranzen aufweisen.

Ein Festmahl für gasbildende Mikroorganismen

Vergleichbar mit Milch- und Fruchtzucker widersetzen sich auch die anderen FODMAPs durch verschiedene Mechanismen der Spaltung und Absorption im Dünndarm. Auf diesem Wege erreichen sie bald den oberen Abschnitt des Dickdarms, wo sie auf eine große Anzahl hungriger Mikroorganismen treffen, welche die kurzkettigen Kohlenhydrate in einem Fermentationsprozess verstoffwechseln[9]. Dies hat gleich mehrere ungünstige Konsequenzen.

In einem ersten Schritt entstehen durch die mikrobielle Verwertung der Kohlenhydrate größere Mengen an Gasen wie *Wasserstoff und Methan*. Aufgrund der durch die Dysbiose verminderten Reizschwelle werden diese Gasansammlungen als besonders unangenehm oder sogar schmerzhaft wahrgenommen und suchen sich schließlich als Blähungen (Flatulenzen) ihren Weg in die Freiheit. Übrigens wurde über Jahrzehnte gelehrt, dass Spaltprodukte von Aminosäuren für unangenehme Gerüche beim Blähungsabgang verantwortlich seien. Tatsächlich aber handelt es sich bei diesen Übeltätern um bakterielle Fermentationsgase wie Schwefelwasserstoff und Methanethiol[10]. Die Fermentation der problematischen Kohlenhydrate führt also nicht nur zu einer vermehrten Produktion von Blähungen, sondern auch zu deren für uns Menschen oft unangenehmen Duftnote.

Über osmotische Effekte erhöhen die FODMAPs weiterhin den Wassergehalt im Dünndarm, woraus oft Durchfälle resultieren[11]. Während einige der kurzkettigen Kohlenhydrate eher den Wassergehalt manipulieren können (Fruchtzucker), scheinen andere besonders stark an der Gasbildung beteiligt zu sein (Galakto-Oligosaccharide).

Gasproduktion vermindern – Bauchschmerzen reduzieren

Das therapeutische Wirkprinzip hinter der Low-FODMAP-Diät setzt vor allem an diesem frühen Punkt der Auswirkungen der FODMAP-Verwertung an. Entziehen Sie den Mikroorganismen in Ihrem Darm systematisch die problematischen Kohlenhydrate durch die Auswahl bestimmter FODMAP-armer Lebensmittel, kann es gar nicht erst zur Gasbildung und zu den osmotischen Effekten kommen. Tatsächlich zeigen aktuelle Metaanalysen kontrollierter Studien, dass bereits dieser einfache Schritt innerhalb weniger Wochen für einen hohen Prozentsatz der Reizdarmbetroffenen zu symptomatischen Verbesserungen führt[12].

Bei der Betrachtung der reduzierten Beschwerden finden sich besonders starke Effekte für die Linderung des Bauchschmerzes und der Blähungen. Wurden nur Patienten mit dem Hauptsymptom Durchfall als Versuchspersonen einbezogen, lassen sich aber auch Verbesserungen der Stuhlfrequenz und -konsistenz nachweisen[13].

FODMAP-Überschuss führt häufig zu Immunaktivierung

Neben den beschriebenen kurzfristigen Effekten der FODMAP-Fermentation sind aber auch einige Langzeitfolgen einer FODMAP-reichen Ernährung für den Reizdarm relevant. So konnte im Tiermodell belegt werden, dass eine dauerhaft FODMAP-reiche Ernährung zur Entwicklung einer Dysbiose beitragen kann, indem sie die Dominanz *gram-negativer Darmbakterien* begünstigt. Diese laben sich besonders gern an den kurzkettigen Kohlenhydraten.

Eine weitere Besonderheit dieser Darmbakterien sind die sogenannten *Lipopolysaccharide* (LPS), die sie in ihrer Zellmembran beherbergen und bei ihrem Absterben freisetzen. LPS provozieren über verschiedene Signalwege Entzündungsreaktionen. Die katastrophalen Folgen einer solchen durch ein FODMAP-Überangebot erzeugten Dysbiose sind dann gastrointestinale Entzündungen, Störungen der Darmbarriere, Immunaktivierung und eine Verminderung der lokalen Schmerzschwelle[14]. All diese Effekte konnten aber glücklicherweise in den Studien durch eine FODMAP-arme Ernährung rückgängig gemacht werden.

Besonders faszinierend in diesem Zusammenhang ist ein Experiment der Universität Michigan. Die Wissenschaftler transplantierten die Darmflora von RDS-Patienten mittels einer Verpflanzung von Stuhlproben in den Dickdarm von Laborratten. Die Tiere entwickelten innerhalb kurzer Zeit die für den Reizdarm typische viszerale Überempfindlichkeit. Hatten die Probanden mit einem Reizdarm zuvor jedoch für längere Zeit eine Low-FODMAP-Diät praktiziert, erlitten die Versuchstiere keinerlei negative Konsequenzen.

Im Tiermodell begünstigte eine FODMAP-reiche Ernährung die Entstehung einer Dysbiose der Darmflora, aktivierte das Immunsystem und machte die schützende Darmbarriere durchlässiger für Fremdstoffe.

Auch Analysen der Stoffwechselvorgänge des Darmtraktes und seiner mikrobiellen Bewohner legen nahe, dass eine FODMAP-Reduktion längerfristig die Immunaktivierung im Rahmen des Reizdarmsyndroms befrieden könnte. Eine Untersuchung aus Kanada konnte beispielsweise demonstrieren, dass die Low-FODMAP-Diät das entzündungsfördernde Histamin im Darm um den Faktor 8 reduzieren kann[15].

Soweit zur grauen Theorie der FODMAP-Ernährungsintervention. Als Nächstes werden Sie mehr über die praktische Umsetzung des Konzepts erfahren. Besonders wichtig ist dabei, dass die Low-FODMAP-Diät eigentlich aus zwei Phasen besteht.

Das Phasenmodell der Low-FODMAP-Diät

In der zirka sechs bis acht Wochen dauernden *Eliminationsphase* reduzieren Sie den FODMAP-Gehalt in Ihrer täglichen Ernährung erst einmal so stark wie möglich. So erfahren Sie einerseits, welchen maximalen Effekt Sie bei der Verringerung Ihrer Beschwerden erreichen können. Andererseits schaffen Sie dadurch die Grundlagen für eine personalisierte und vor allem gesunde Diät. Denn erst die auf den Eliminationsprozess folgende *Wiedereinführungsphase* führt zu einer langfristig darmgesunden Ernährung. In dieser testen Sie Ihre persönlichen Verträglichkeitsgrenzen für einzelne FODMAP-Kategorien und einzelne Lebensmittel systematisch aus. Im Gegensatz zum Bauchgefühl ist dieser zweite Schritt der Individualisierung unerlässlich für eine dauerhafte und sichere Durchführung der Ernährungstherapie. Sie sollten diesen also keinesfalls unterlassen oder in seiner Bedeutung unterschätzen!

2022 bewiesen erstmals britische Forscher, dass knapp 50 % der RDS-Patienten eine FODMAP-spezifische Dysbiose ihrer Darmflora zeigen[16]. Diese Personen profitieren nicht nur in etwa doppelt so stark von der Elimination der FODMAPs, sondern können die eigentliche Ursache der Kohlenhydratunverträglichkeit innerhalb von nur vier bis zwölf Wochen durch eine besonders FODMAP-arme Ernährung beheben. Letzteres erlaubt die schnelle Rückkehr zu einer darmgesunden, aber deutlich weniger einschneidenden Ernährungsweise. Die Probanden in den Studien konnten ihren FODMAP-Konsum auf das Maß vor der Diät oder sogar darüber hinaus steigern, ohne dass sich die Darmsymptome zurückmeldeten.

Doch auch wenn Sie nicht zu dieser Gruppe gehören sollten, kann die Vermeidung der fermentierbaren Kohlenhydrate Ihre Beschwerden lindern. Sie sollten aber dann besonders sorgfältig und behutsam bei der Wiedereinführungsphase vorgehen. Ich zeige Ihnen später, wie Sie das tun können.

Das Problem mit den FODMAP-Grenzwerten

Immer wieder sorgen abweichende Kategorisierungen von Lebensmitteln als FODMAP-arm oder FODMAP-reich in verschiedenen Publikationen für Unsicherheiten bei den Anwendern. Meine praktischen Erfahrungen aus der Betreuung vieler Klienten haben mir gezeigt, dass es deshalb besonders in der Eliminationsphase sinnvoll ist, sich auf eine begrenzte Anzahl besonders FODMAP-armer und damit gut verträglicher Lebensmittel zu beschränken.

Nahrungsmittel mit einem höheren Gehalt an fermentierbaren Kohlenhydraten, die abgewogen, aufaddiert und ohnehin nur in kleinen Mengen verzehrt werden dürften, verkomplizieren diese zeitlich überschaubare Phase unnötig und erhöhen nicht selten die Fehlerquote. Dies betrifft etwa die bei FODMAP-Anwendern äußerst beliebten *glutenfreien Teig- und Backwaren*. Zwar zeigen Laboranalysen, dass etwa glutenfreie Pasta prinzipiell als FODMAP-arm kategorisiert werden kann. Doch liegt deren tatsächlicher FODMAP-Gehalt so nah am Grenzwert, dass bereits einige Gramm zu viel davon die vermeintlich verträgliche Mahlzeit in eine FODMAP-reiche und damit symptomprovozierende Speise verwandeln können[17].

Leider hat die generelle Einstufung glutenfreier Brötchen, Nudeln und Müslis inzwischen dazu geführt, dass Anwender der Low-FODMAP-Diät diese Ersatzprodukte ohne Bedenken und oft in großen Mengen in ihren Alltag integrieren. Viele meiner Klienten sind dann auch erst einmal irritiert, wenn ich ihnen Daten wissenschaftlicher Erhebungen präsentiere, die zeigen, dass der FODMAP-Gehalt von glutenfreien Nudeln jenen von roten Linsen übersteigt. Wohl kaum ein Reizdarmpatient würde aber auf die Idee kommen, einen Teller Linsen zum Abendessen zu verputzen.

Sie können sich kaum vorstellen, wie oft ich schon mit Betroffenen konfrontiert wurde, die eine mangelnde Effektivität der FODMAP-Intervention beklagten. Beim Überfliegen ihrer Ernährungsprotokolle stieß ich oft auf ein ganzes Arsenal an Ersatzprodukten, zum Beispiel zwei glutenfreie Brötchen zum Frühstück, Maispasta zum Mittagessen und Quinoawaffeln als Snack zwischendurch. Nach einem entsprechenden Hinweis reduzierten sich die Symptome dann plötzlich innerhalb weniger Tage.

Sie sollten also gerade die Eliminationsphase so simpel wie möglich gestalten und sich auf einige besonders bewährte Basislebensmittel konzentrieren. Auf die umfangreichen Tabellenbände und kommerziellen Apps, welche die FODMAP-Konzentrationen zahlloser Nahrungsmittel und Zusatzstoffe angeben, können Sie getrost verzichten. Ihr erklärtes Ziel wird es ohnehin sein, so schnell wie möglich zu einer gesünderen Kost für Ihren Darm und Ihren ganzen Körper zurückzukehren. Denn die langfristige FODMAP-Reduktion hat auch ihre Tücken.

FODMAP-arm ist nicht gleich darmgesund!

Da die FODMAP-Intervention nachweislich gut bei der Linderung der Beschwerden des Reizdarms funktioniert, glauben viele Betroffene, diese müsse automatisch auch gesund für ihren Darm sein. Doch leider ist dem nicht so. An diesem Dilemma kranken meiner Einschätzung nach auch die allermeisten Ratgeber zum Thema, denn sie betrachten die Fragestellung nicht ganzheitlich, sondern teilen Lebensmittel mit komplexen Eigenschaften anhand *einer einzigen* Variable in ein Freund-Feind-Muster ein. Wird ein Lebensmittel als FODMAP-arm klassifiziert, glauben leider viele Anwender, es dürfe ohne negative Konsequenzen uneingeschränkt genossen werden. Diese Interpretation lässt sich aufgrund des theoretischen Hintergrunds durchaus ableiten, ist aber mit Verlaub nicht nur kurzsichtig, sondern auch potenziell gefährlich.

Lassen Sie mich diesen Punkt kurz an einem Beispiel illustrieren. Haushaltszucker und Rohrohrzucker sind FODMAP-arm und dürften deshalb theoretisch ohne Begrenzung verzehrt werden. Nun wird kaum jemand bestreiten wollen, dass ein vermehrter Zuckerkonsum zu den ungesündesten Verhaltensweisen der Moderne zählt und unzählige negative gesundheitliche Konsequenzen hat[18]. Letztere werden wir später spezifisch für den Darm etwas vertiefen.

Sie haben bereits erfahren, dass das westliche Ernährungsmuster zu den Hauptursachen der dysbiotisch veränderten Darmflora und damit vieler chronischer Darmerkrankungen gehört[19]. Doch genau diesen krank machenden Ernährungsstil können Sie auch im Rahmen der Low-FODMAP-Diät weiter umsetzen! Alle dafür notwendigen Zutaten finden Sie nämlich auch in den Aufzählungen der erlaubten Lebensmittel – von entzündungsfördernden Pflanzenölen über viele künstliche Zusatzstoffe bis hin zum gerade angesprochenen Zucker.

Auch im Rahmen einer Low-FODMAP-Diät kann eine zuckerreiche und nährstoffarme Ernährungsgestaltung der Darmgesundheit schaden.

Ein besonders strahlendes Beispiel für diese Verbindung mit dem westlichen Lebensgefühl ist die unheilige Allianz mit der Lebensmittelindustrie. Diese bewirbt inzwischen zahlreiche ihrer Zuckerbomben und angeblichen „Kinderlebensmittel“ mit dem Label „FODMAP-legal“.

Deshalb noch einmal in aller Deutlichkeit: Ihre darmgesunde Ernährungstherapie sollte Sie im besten Falle über viele Jahre begleiten. Sie sollte deshalb nicht nur kurzfristig Ihre Bauchbeschwerden lindern, sondern auch aktiv an der Heilung Ihrer Darmerkrankung mitwirken, sicher sein und am besten auch noch weitere positive Effekte für Psyche und Körper haben. Um dies zu erreichen, ist etwas mehr Denkarbeit vonnöten als lediglich Lebensmittel nach Ampelfarben zu sortieren.

Typische Low-FODMAP-Diät verschlechtert häufig die Ernährungsqualität

Vielleicht glauben Sie, dass es sich bei dem geschilderten Phänomen um ein eher theoretisches Problem handelt. Ich kann Ihnen aber aus meiner therapeutischen Erfahrung versichern, dass eine ungesund gestaltete FODMAP-Version eher die Regel als die Ausnahme ist. Wir Menschen sind schlicht und ergreifend Gewohnheitswesen, und wenn Sie bereits jahrzehntelang einen bestimmten Ernährungsstil gepflegt haben, dann liegt nichts näher, als die nährstoffarmen Weizenbrötchen am Morgen durch nährstoffarme glutenfreie Varianten zu ersetzen. Nicht umsonst gehören Blogbeiträge über „FODMAP-arme Süßigkeiten" im Supermarkt zu den meistgelesenen Artikeln zu dieser Diät.

Auch die inzwischen verfügbaren Daten sprechen eine eindeutige Sprache. Trotz Einführung und Begleitung der FODMAP-Intervention durch geschultes Fachpersonal kommt es immer wieder zur nicht ausreichenden Aufnahme von Schlüsselnährstoffen wie Kalzium, Eisen oder Vitamin D[20]. Ein Team von Londoner Wissenschaftlern berichtet weiterhin, dass viele Betroffene mit Reizdarm nicht die Empfehlungen für die tägliche Nährstoffzufuhr erreichen und dass auch eine vierwöchige, durch einen Spezialisten angeleitete FODMAP-Intervention nichts an diesem Umstand ändern konnte. Die Analyse hielt noch eine weitere Überraschung parat, denn die anhand eines komplexen Bewertungsmaßstabs errechnete Ernährungsqualität nahm mit der Low-FODMAP-Diät sogar weiter ab[21].

Die ungünstigen Effekte des FODMAP-armen Pendants zur westlichen Ernährung enden damit leider nicht. Zahlreiche Studien belegen inzwischen, dass diese Form der Ernährung die Konzentrationen wichtiger probiotischer Mikroorganismen im Darm dauerhaft vermindern kann[22]. Dazu gehören etwa verschiedene Arten der Gattung *Bifidobacterium*, aber auch das entzündungshemmend und proliferationsregulierend wirkende Bakterium *Faecalibacterium prausnitzii*[23].

Nahrungsmittel, die Sie unbedingt meiden sollten

Um die hier geschilderten unangenehmen Zusammenhänge gekonnt zu umschiffen, gilt es, einige kluge Entscheidungen bei der Gestaltung Ihrer Ernährungstherapie zu treffen. Um Sie dabei bestmöglich zu unterstützen, werde ich Ihnen in den folgenden Abschnitten einige konkrete Vorschläge unterbreiten, von welchen Nahrungsmitteln Sie eher die Finger lassen und welche Sie alternativ genießen dürfen und sollten. Beginnen möchte ich aber mit dem wohl für viele Leser unangenehmeren Teil dieser Diskussion.

Treibstoffe der modernen Gesellschaft: Zucker, Kaffee, Alkohol und Getreide

Brötchen, Kuchen, Nudeln und andere Teig- und Backwaren vermitteln Zufriedenheit und das Gefühl anhaltender Sättigung. Regelmäßige Zuckergaben heben zuverlässig die miese Stimmung und gleichen Talfahrten des Blutzuckerspiegels aus (für die sie natürlich selbst erst verantwortlich waren). Der von nahezu allen geliebte Kaffee liefert Energie für den stressigen Arbeitsalltag nach viel zu kurzen nächtlichen Ruhephasen, während das Feierabendbier oder das Glas Rotwein die Menschen wieder zur Ruhe kommen lässt.

Werfen diese Zeilen bei Ihnen auch die Frage auf, ob ein Lebensstil, der nur durch den regelmäßigen Konsum von natürlichen Aufputsch- und Beruhigungsmitteln aufrechterhalten werden kann, vielleicht nicht besonders gesund oder gar „artgerecht" ist? Egal wie Sie diese Frage für sich beantworten, Sie stehen jetzt vor einer großen Herausforderung. Möchten Sie in den Genuss einer größtmöglichen Linderung Ihrer Beschwerden kommen, werden Sie auf die genannten Dinge und die damit verbundenen, oft jahrzehntelang gepflegten Rituale zumindest zeitweise verzichten müssen. Warum dieser nicht immer ganz einfache Prozess notwendig ist, möchte ich Ihnen gern etwas ausführlicher darlegen.

Getreideprodukte: Nicht nur die enthaltenen FODMAPs ärgern Ihren Darm

Viele Getreidearten weisen neben einem hohen Fruktangehalt weitere für den Darm hoch problematische Bestandteile auf. Über die hohe Verbreitung der nicht mit einer Zöliakie zu verwechselnden Glutenunverträglichkeit (NZGS) haben Sie bereits im ersten Kapitel einiges erfahren. Die Häufigkeit dieser immunologisch vermittelten Unverträglichkeit liegt je nach Erhebungsmethode bei bis zu 40 % (Selbstbericht) bzw. 20 % (doppelblinde Glutenexposition) der Reizdarmbetroffenen[24].

Oft ist von Gastroenterologen das Argument zu hören, bei der NZGS handele es sich um eine Fehlinterpretation ihrer Kollegen bezüglich der wirklichen Ursachen hinter den Beschwerden. Die Patienten reagierten nicht etwa auf das Gluten, sondern auf das ebenfalls im Getreide in hohen Konzentrationen vorkommende FODMAP Fruktan. Sie könnten also ohne Weiteres Backwaren auf der Grundlage von Weizen oder Dinkel verzehren, solange sie die Portionsgrößen beachten, um die FODMAP-Grenzwerte nicht zu überschreiten. Allerdings zeigen solide doppelblinde Studien, dass Patienten, die positiv auf eine glutenfreie Version der Low-FODMAP-Diät reagierten, signifikant häufiger mit Beschwerden auf die Gabe isolierten Glutens reagierten als auf jene von Placebo, und dies, obwohl sie sich weiterhin FODMAP-arm ernährten[25].

Aufgrund der hohen Verbreitung der NZGS kann ich Ihnen nur ans Herz legen, die hier vorgeschlagene Diät zumindest für einige Monate vollständig glutenfrei durchzuführen, da in einigen Interventionen ein verzögerter Effekt beobachtet werden konnte. Die Symptomreduktion durch die glutenfreie Diät trat teilweise erst nach sechs Monaten auf. Die Chance auf vollständige Beschwerdefreiheit sollten Sie sich also keinesfalls verbauen, indem Sie zu früh zu den FODMAP-armen, aber eben glutenhaltigen Varianten greifen. Möchten Sie in der Individualisierungsphase gern Hafer in Ihre Ernährung einbeziehen, dann verwenden Sie am besten als glutenfrei zertifizierte Produkte, die es inzwischen in den meisten Supermärkten zu kaufen gibt.

Schließlich sorgen auch die sogenannten *Amylase-Trypsin-Inhibitoren* (ATI) in glutenhaltigen Getreidesorten für Bauchweh und Unwohlsein. ATI helfen dem Getreide bei der Abwehr von Parasiten und indem sie dessen Proteine vor dem Verfall schützen. Inzwischen ist gut belegt, dass die Abwehrproteine eine bedeutende Rolle nicht nur bei der Zöliakie, sondern auch der NZGS spielen, indem sie Entzündungen fördern und Immunreaktionen provozieren[26].

Getreide wie Weizen enthalten gleich mehrere für den Darm problematische Bestandteile.

Und auch in unsere Hypothese der Abweichung von den evolutionären Bedürfnissen passen die ATI hervorragend. Im modernen Hochleistungsgetreide finden sich nicht nur hundertfach höhere Konzentrationen der Proteine als in glutenfreien Varianten, auch der Unterschied zu den Urgetreiden ist enorm[27].

Kaffee erhöht die Wahrscheinlichkeit für die RDS-Diagnose

Kaffee ist für viele Betroffene von chronischen Darmerkrankungen ein zweischneidiges Schwert. Von den Frühstückstischen, aus den Büros und dem Straßenverkehr sind die dampfenden Tassen und Becher kaum wegzudenken. Dabei ist Deutschland in Europa die Kaffeenation Nummer eins. Laut statistischen Erhebungen konsumieren mindestens 86 % der erwachsenen Bevölkerung regelmäßig Kaffee, und ein durchschnittlicher Bürger bringt es auf immerhin 150 Liter des schwarzen Muntermachers pro Jahr.

Unser aller Liebe zum Kaffee ist also unbestreitbar, doch für viele Reizdarmpatienten ähnelt diese eher einer toxischen einseitigen Beziehung. Zum einen hat Kaffee stark abführende Eigenschaften. Er aktiviert innerhalb von nur vier Minuten nach seinem Konsum die Darmbewegungen vergleichbar stark wie eine enorme Mahlzeit mit 1.000 Kilokalorien. Es kommt zu Stuhldrang und bei entsprechender

Disposition zu Durchfällen[28]. Diese potente Steigerung der Motilität hält übrigens für mindestens 30 Minuten an, ist pharmakologischer Natur und kann nicht durch die Eigenschaften des enthaltenen Koffeins erklärt werden. Auch koffeinfreier Kaffee regt die Darmtätigkeit in vergleichbarem Maße an[29].

Neben seiner abführenden Wirkung hat Kaffeekonsum weitere negative Auswirkungen auf zentrale Verdauungsfunktionen. So kommt es unter anderem zu einer verstärkten Kontraktion der Gallenblase und auch der vermehrten Entstehung des Rückflusses von Mageninhalt in die Speiseröhre (gastroösophagealer Reflux, GERD)[30].

Möchten Sie eine persönliche Entscheidung für oder wider den regelmäßigen Kaffeekonsum treffen, ist es besonders wichtig zu verstehen, dass Kaffee Ihnen keine Energie liefert, sondern Ihren Körper unter *Stress* setzt und dadurch den *Kampf-oder-Flucht-Modus* aktiviert. In placebokontrollierten Interventionsstudien reichten bereits zwei Tassen Kaffee aus, um eine solche hormonelle Stressreaktion bei gesunden jungen Männern auszulösen, obwohl diese sich in lockerer, entspannter Atmosphäre aufhielten[31].

Nun ist es aber zusätzlich so, dass Betroffene von Reizdarmsyndrom und anderen chronischen Darmerkrankungen ohnehin unter teils massiven Veränderungen ihres Stresshormonprofils leiden und in diesem Zusammenhang auch von „stress-assoziierten Erkrankungen" gesprochen wird[32]. Kombinieren Sie nun die allmorgendliche künstlich erzeugte Stressreaktion mit einem ohnehin stark erhöhten morgendlichen Cortisolspiegel (ein Stresshormon, das sowohl entzündliche als auch antientzündliche Eigenschaften besitzt), kann dies nur in einem Desaster enden. Eine besonders typische Folge sind *Erschöpfungszustände am Nachmittag und frühen Abend*, wenn das Stresshormon dann in den Keller fällt.

Falls Sie immer noch nicht gänzlich überzeugt sein sollten, möchte ich Ihnen abschließend noch die Ergebnisse einer epidemiologischen Erhebung mit über 3.300 Probanden vorstellen[33]. In dieser Untersuchung erhöhte sich die Wahrscheinlichkeit einer Reizdarmdiagnose bereits signifikant, wenn die Teilnehmer mindestens einmal wöchentlich(!) Kaffee konsumierten. Diese Wahrscheinlichkeit stieg weiter stark an, wenn die Probanden zwei oder mehr Tassen täglich tranken.

Besonders bedeutsam war dieser Zusammenhang zwischen Kaffeekonsum und RDS übrigens für Frauen und Personen mit einem BMI über 25. Auf vergleichbare geschlechtsabhängige Effekte werde ich in diesem Buch immer wieder eingehen müssen.

Alkohol begünstigt Dünndarmfehlbesiedlung, Reizmagen und Reizdarm

Die unschönen Konsequenzen selbst moderaten Alkoholkonsums auf den Verdauungstrakt sind leider noch umfangreicher und dramatischer. Alkohol begünstigt etwa den Rückfluss von Mageninhalt in die Speiseröhre und kann Durchfälle und Malabsorptionsphänomene provozieren. Er ist potenziell krebserregend, behindert die Magenentleerung und vermindert die notwendigen physiologischen Darmkontraktionen[34]. Die letztgenannte Eigenschaft kann erklären, warum selbst der gelegentliche Genuss von Alkohol einer der bedeutendsten Risikofaktoren für die Entstehung einer Dünndarmfehlbesiedlung ist[35]. Zur Erinnerung: Diese mikrobielle Überwucherung des Dünndarms ist eine der Haupterklärungen hinter sämtlichen Beschwerden des Reizdarmsyndroms.

So ist es auch nicht verwunderlich, dass regelmäßiger Alkoholkonsum (mindestens sieben alkoholische Getränke pro Woche) mit einem deutlich erhöhten Risiko für wiederkehrende Bauchschmerzen, Reizmagen und Reizdarm assoziiert ist[36]. Besonders wenn Sie eine Frau sind, sollte Ihnen der Verzicht auf Alkohol nicht schwerfallen, denn wie auch beim Kaffee sind die Zusammenhänge zwischen Alkoholgenuss und RDS für das weibliche Geschlecht besonders stark ausgeprägt.

Zucker schädigt das Mikrobiom und erhöht das Risiko für RDS und CED

Den für den Darm schädlichsten der vier hier vorgestellten Kandidaten habe ich mir bewusst für den Schluss aufgehoben. Zucker prägt wie kaum ein anderes Genussmittel unser Lebensgefühl, ohne dass wir weiter davon Notiz nehmen. Selbst unsere Kinder setzen wir seinen Gefahren aus, obwohl eigentlich jeder heute weiß, dass zu viel von dem weißen Gift „irgendwie" ungesund ist. Doch was ist eigentlich „zu viel" und was genau macht Zucker mit unserem Körper bzw. spezifisch mit unserem Darm?

Eine Publikation mehrerer deutscher Fachgesellschaften zeigt eindrucksvoll die gewaltige Dimension des Problems[37]. Laut dieser Veröffentlichung betrug der Anteil von verzehrtem freien Zucker an der gesamten täglichen Kalorienzufuhr junger deutscher Frauen sage und schreibe 19 %. Fast ein Fünftel der zugeführten Energiemenge stammte also aus Zucker! Wie weit kann man sich eigentlich von unserem angestammten Erbe als Jäger und Sammler entfernen?

Um nicht den Rahmen dieses Abschnitts zu sprengen, verschone ich Sie hier mit den negativen Auswirkungen auf das Immunsystem, die Zahngesundheit oder auch die psychische Verfassung und fokussiere mich auf die Konsequenzen für den menschlichen Verdauungstrakt.

Zuerst einmal muss festgehalten werden, dass Zucker ein Haupttreiber hinter nahezu allen bekannten chronischen Darmerkrankungen ist. So lässt Zuckerverzehr das fein abgestimmte Gleichgewicht des Darmökosystems schnell kippen und begünstigt die Entstehung einer mikrobiellen Dysbiose mit allen bereits geschilderten Folgen. Dazu gehören die übermäßige Durchlässigkeit der Darmbarriere (Leaky Gut), Mikroentzündungen und systemische Endotoxämien[38]. In Tierversuchen führte die durch

Eine zuckerreiche Ernährung begünstigt nachweislich die Entstehung einer Dysbiose des Mikrobioms und eines proentzündlichen Milieus.

eine zuckerreiche Ernährung erzeugte Dysbiose dazu, dass die Labortiere signifikant eher eine Colitis entwickelten, die auch deutlich schwerer ausgeprägt war[39,40].

Auch unzählige epidemiologische Daten legen nahe, dass der Verzehr von Zucker vor der eigentlichen Entstehung einer chronischen Darmerkrankung oft erhöht war[41]. Bereits in den 1980er Jahren experimentierten Forscher deshalb bei chronisch-entzündlichen Darmerkrankungen mit dem Zuckerkonsum. In einer solchen Versuchsreihe verbesserte das Verbot von Zucker in der Ernährung die Krankheitsaktivität von Patienten mit Morbus Crohn, während ein Versuch mit zuckerreicher Ernährung in einem zweiten Studienarm aufgrund der Zunahme der klinischen Beschwerden und Verschlechterung der Krankheitsparameter abgebrochen werden musste[42]. Leider blieben diese und weitere Untersuchungen mit ähnlichen Ergebnissen relativ unbeachtet.

Naturbelassene Zutaten sind beim Reizdarm Trumpf

Neben dem Zucker gehören synthetische Geschmacks-, Farb- und Zusatzstoffe zu den problematischsten Komponenten der westlichen Ernährung. Viele Menschen haben sich inzwischen so sehr daran gewöhnt, dass ihr „Himbeerjoghurt" in unnatürlichen Farben erstrahlt und so intensiv und süß schmeckt, dass sie den vermeintlichen Inhalt in seiner natürlichen Form geschmacklich und sensorisch kaum noch als solchen erkennen würden. Besonders Kinder sind davon betroffen.

Dabei ist gut bekannt, dass verschiedene Emulgatoren, Farbstoffe und andere Zusatzstoffe in unseren Lebensmitteln das regulatorische Gleichgewicht im Darm stören, entzündliche Prozesse fördern und unsere Darmbarriere schwächen[43]. Diese Zusatzstoffe wurden von zahlreichen internationalen Forschergruppen als „versteckte Treiber" hinter vielen Reizdarmdiagnosen ausgemacht[44].

Auch in diesem Kontext kann ich Ihnen nur raten, sich am evolutionsmedizinischen Rahmen dieses Ratgebers zu orientieren. Versuchen Sie so nah an der Natur zu leben und zu essen, wie es Ihnen nur möglich ist. Kaufen Sie ausschließlich unverarbeitete Produkte aus regionaler Erzeugung und peppen Sie diese durch viele frische Kräuter und aromatische Gewürze auf. Hat ein Lebensmittel mehr als drei bis fünf Inhaltsstoffe, sodass Sie für die Lektüre der Zutatenliste ein Chemiestudium brauchen, lassen Sie es lieber im Regal, auch wenn es noch so FODMAP-arm ist.

Olivenöl sticht Sonnenblumenöl

Keine Sorge, Sie haben es fast geschafft! Wir müssen uns nur noch über die für uns problematischen Pflanzenöle unterhalten, wobei ich besonders Olivenöl, Kokosöl und Leinöl von dieser Kritik ausnehmen möchte. Andere Pflanzenöle, prominentestes Beispiel ist das Sonnenblumenöl, enthalten ein besonders ungünstiges Verhältnis von Omega-6-Fettsäuren zu Omega-3-Fettsäuren. Ein solches würden wir niemals in der Natur vorfinden können. Öle sind keine natürlichen Produkte, sondern müssen erst durch ein aufwendiges Verfahren gewonnen werden. Hierdurch enthalten sie hochkonzentrierte Inhaltsstoffe.

Das Problem mit den mehrfach ungesättigten Fettsäuren (PUFA), zu denen auch Omega-3- und Omega-6-Fettsäuren gehören, ist, dass deren Verhältnis die Entzündungsneigung des Körpers maßgeblich beeinflussen kann. Dabei steigt diese an, wenn der Verzehr der Omega-6-Fettsäuren jenen der Omega-3-Fettsäuren um ein Vielfaches übersteigt. Das ist bei der Verwendung der meisten Pflanzenöle der Fall. Richten wir unseren Fokus auf die Darmgesundheit, begünstigen Omega-6-reiche Ernährungsformen die Entstehung einer Dysbiose, vermehren gastrointestinale Entzündungen und erhöhen das Risiko für die Entstehung chronisch-entzündlicher Darmerkrankungen[45,46].

Verbannen Sie also am besten bis auf die oben genannten Ausnahmen alle Pflanzenöle aus Ihrer Küche und achten Sie auch beim Kauf verarbeiteter Produkte auf deren Abwesenheit!

Oft werde ich in diesem Zusammenhang von Klienten gefragt, ob ich die gleiche Empfehlung auch für Nüsse aussprechen würde, da diese ja ebenfalls signifikante Mengen Omega-6-Fettsäuren enthielten. Hier kann ich aber ruhigen Gewissens Entwarnung geben. Selbst eine ganze Handvoll Nüsse liefert geringere Mengen dieser Fette als ein Esslöffel Sonnenblumenöl. Noch wichtiger ist allerdings, dass diese in der Nuss immer in Kombination mit Omega-3-Fettsäuren und Ballaststoffen vorliegen. Deshalb konnte auch noch keine einzige Studie negative Einflüsse des Nusskonsums auf das Mikrobiom feststellen. Vielmehr ist das Gegenteil der Fall. Verschiedene Nusssorten zeigten in Interventionsstudien hervorragende präbiotische Eigenschaften, verbesserten eine bestehende Dysbiose und vermehrten die Konzentrationen probiotischer Mikroorganismen[47]. Nüsse gehören also im Gegensatz zu den Omega-6-reichen Pflanzenölen absolut in eine gesunde Low-FODMAP-Variante.

Nie wieder Kaffee und Kuchen?

Falls Sie nun versucht sein sollten, dieses Buch aus den Händen zu legen und nie wieder aus den Tiefen einer versteckten Schublade hervorzuholen, dann kann ich das verstehen. Ich bitte Sie allerdings inständig, mir noch eine Chance zu geben! Auch ich liebe den morgendlichen Duft von Espresso oder genieße gern ein Glas Rotwein mit meiner Frau. Mir geht es hier also keineswegs darum, Ihnen die genannten Dinge madig zu machen. Das wäre auch kontraproduktiv, denn Sie sollen Ihren neuen Lebensstil mögen und dauerhaft beibehalten.

Warum habe ich diesen vier Lebensmittelgruppen dann so viel Platz in diesem Kapitel eingeräumt? Weil mir zwei Aspekte besonders wichtig sind. Erstens können Sie nun einmal kein Feuer mit Benzin löschen. Natürlich bringt es Sie nicht gleich um, wenn Sie ab und an ein leckeres Stück Kuchen essen. Wie Sie aber gesehen haben, verstärken alle genannten „Lebensmittel" massiv Ihren Krankheitsprozess. Die Idee ist also, diese bekannten Brandbeschleuniger zumindest zeitweise so gut wie möglich zu vermeiden, auch wenn viele FODMAP-Listen das anders sehen mögen.

Bei der Low-FODMAP-Diät geht es den meisten Anwendern bisher in erster Linie um den ersten Schritt im Wirkprinzip – eine Symptomreduktion durch Vermeidung des Fermentationsprozesses. Getreu dem Titel dieses Ratgebers gehen wir aber einen gehörigen Schritt über diesen Anspruch hinaus. Sie möchten Ihre Erkrankung schließlich ein für allemal loswerden! Das ist allerdings nicht möglich, wenn Sie den Brand im Maschinenraum Ihres Systems regelmäßig weiter befeuern.

Nichts spricht allerdings dagegen, die hier besprochenen Nahrungsmittel zu einem späteren Zeitpunkt Ihrer Reise wieder zu genießen. Doch auch dann sollten Sie deren Konsum kritisch hinterfragen. Denken Sie immer daran, dass ein regelmäßiger (Über-)Konsum in vielen Studien erst der Grund für die Entstehung einer Darmerkrankung war.

Auch der dauerhafte Verzicht auf Zucker und Getreide muss im Übrigen keinesfalls fade sein. Glücklicherweise achten inzwischen immer mehr Hersteller auf gesunde Zutaten. Mit Sicherheit werden Sie mit der Zeit auch Freude daran finden, alternative Back- und Kochrezepte auszuprobieren. Meiner eigenen Erfahrung nach müssen sich Genuss und Gesundheit keinesfalls ausschließen.

Gehen Sie die Umstellung langsam an

Zum Abschluss dieses Themas muss ich noch einen oft vernachlässigten Punkt ansprechen. Es ist nämlich meistens erforderlich, dass Sie die Reduktion und schließlich Elimination der vier genannten problematischen Lebensmittel behutsam und am besten Stück für Stück vornehmen. Dass etwa Koffeinentzug an den ersten Tagen zu Kopfschmerzen und Erschöpfung führen kann, ist hinreichend bekannt[48]. Dass aber eine zuckerreiche Ernährung über die nachhaltige strukturelle Veränderung von Dopamin- und Opioidrezeptoren im Gehirn bei plötzlichem Verzicht auf die süße Droge ebenfalls zu Beschwerden führen kann, schon deutlich weniger[49,50]. Opioid-Effekte sind inzwischen auch für den Proteinkomplex Gluten gut belegt und könnten erklären, warum viele Anwender einer glutenfreien Ernährung in den ersten Wochen von einer Erstverschlimmerung berichten[51].

Um sich also nicht zu überfordern, sollten Sie, gerade wenn Sie aktuell noch eine zuckerreiche westliche Ernährung konsumieren, Ihre Verzehrmengen graduell über mehrere Wochen reduzieren. Ich verspreche Ihnen, dass es Ihnen dieses Vorgehen deutlich leichter machen wird. Sie könnten beispielsweise damit beginnen, jede Woche eine halbe Tasse Kaffee weniger am Tag zu trinken als noch in der Vorwoche. Ein ähnliches Vorgehen ist auch bei den Mahlzeiten denkbar. Konzentrieren Sie sich für jeweils zwei Wochen lediglich auf eine Mahlzeit. Fangen Sie doch einfach mal mit dem Frühstück an. Achten Sie darauf, dass Sie jeden Tag ein gesundes und naturbelassenes Low-FODMAP-Frühstück essen, während Sie sich den restlichen Tag an Ihren bisherigen Essgewohnheiten orientieren. Nach einiger Zeit nehmen Sie sich dann das Mittagessen vor usw.

Nach all den Verboten und Warnungen soll es jetzt aber endlich darum gehen, welche Lebensmittel Sie nach Herzenslust genießen sollen.

Mediterrane Ernährung für glänzende Darmgesundheit

Schon mehrfach habe ich erwähnt, dass das moderne westliche Ernährungsmuster ein absolutes Desaster für unsere Gesundheit und eine bedeutende Ursache für unzählige Zivilisationskrankheiten, darunter auch die recht „jungen" Darmerkrankungen Reizdarmsyndrom, Colitis ulcerosa und Morbus Crohn, ist. Doch was sind eigentlich die gesunden Alternativen dazu? Oder anders gefragt: Nach welchen Prinzipien sollten Sie Ihre Low-FODMAP-Diät gestalten, wenn Sie die bestmöglichen Ergebnisse bei der Heilung Ihrer Erkrankung und gleichzeitig beim Führen eines langen und gesunden Lebens erreichen möchten?

Gegenüberstellung der Vor- und Nachteile beider Diäten

	Klassische Low-FODMAP-Diät	Mediterrane Ernährung
Symptome des Reizdarms	*Moderate bis starke Linderung*	Moderate Linderung
FODMAP-Dysbiose	*Behebt FODMAP-Dysbiose*	Verstärkt FODMAP-Dysbiose
FODMAP-Toleranz	*Erhöht langfristig Toleranz*	Keine Auswirkungen
Darmflora allgemein	Verschlechtert Zustand	*Verbessert Zustand*
Entzündungen	Keine Auswirkungen	*Lindert Entzündungen*
Darmbarriere	*Verbessert Integrität*	*Verbessert Integrität*
Nährstoffmängel	Verstärkt oft Nährstoffmängel	*Behebt Nährstoffmängel*
Stammzellen	Keine bekannten Effekte	*Optimiert Stammzellfunktion*

Die *mediterrane Ernährung*, auch Mittelmeerdiät genannt, zeichnet sich besonders durch Naturbelassenheit, eine hohe Nährstoffdichte bei einer geringen *glykämischen Last* und einer hohen Ballaststoffzufuhr aus. Da wir später noch einmal vertiefend auf die Rolle der Blutzuckerregulation beim Reizdarmsyndrom eingehen werden, möchte ich bereits an dieser Stelle kurz die Konzepte des glykämischen Index und der glykämischen Last erläutern.

Die Mittelmeer-Kost ist nicht nur ideal zur Vorbeugung von Herz-Kreislauf-Erkrankungen oder Diabetes, sondern beeinflusst auch die Darmflora und das Immunsystem positiv.

Während der glykämische Index beschreibt, wie stark der Blutzucker nach dem Konsum von 50 g Kohlenhydraten aus einem bestimmten Lebensmittel ansteigt, bezieht die glykämische Last zusätzlich die Kohlenhydratdichte eines Lebensmittels in dessen Bewertung ein. Dadurch ist sie der für Ihre Ernährungspraxis aussagekräftigere Wert. So haben beispielsweise die Wassermelone und gekochte Kartoffeln einen vergleichbaren gkykämischen Index. Durch ihre höhere Kohlenhydratdichte reichen allerdings schon 300 g gekochte Kartoffeln, um den Blutzuckerspiegel wie vom glykämischen Index beschrieben steigen zu lassen, während Sie zu diesem Zweck immerhin 800 g Wassermelone verputzen dürften.

Durch ihre günstigen Eigenschaften ist die mediterrane Diät mit zahlreichen positiven Effekten für die allgemeine Gesundheit assoziiert. Sie vermindert beispielsweise das Risiko für Herz-Kreislauf-Erkrankungen, Diabetes Typ II und sogar verschiedene Krebserkrankungen[52]. Es scheint also nicht verwunderlich, dass gleich mehrere der Regionen, in denen besonders viele gesunde hochbetagte Menschen leben, in Gebieten zu finden sind, die besonders durch die mediterrane Ernährungsweise geprägt sind.

Doch auch für die Darmgesundheit demonstrierte die mediterrane Ernährung ganz hervorragende Eigenschaften. So wissen wir heute nicht nur, dass das Befolgen einer solchen Mittelmeerdiät mit einem geringeren Reizdarmrisiko in Verbindung steht[53,54]. Ich kann Ihnen sogar weitgehend erklären, warum das der Fall ist. Die Komponenten und Verhaltensweisen dieser Ernährungsform verändern die Darmflora günstig, lindern Entzündungen und stärken das Immunsystem[55,56]. Studien an Darmpatienten zeigen, dass die Mittelmeerdiät nicht nur deren typische Nährstoffmängel beheben, sondern auch ihre Krankheitsaktivität und Entzündungslast deutlich reduzieren kann[57].

2023 zeigte schließlich ein Team rund um RDS-Ernährungsexpertin Dr. Heidi Staudacher, dass eine solche mediterrane Diät beim Reizdarmsyndrom ähnlich starke Verbesserungen der Darmsymptome erzielen kann wie die Low-FODMAP-Diät und zusätzlich angstlösend und stimmungsaufhellend wirkt[58].

Das Beste aus beiden Welten: Die mediterrane Low-FODMAP-Diät

Nun ist es nicht ganz einfach, die darmgesunde mediterrane Ernährung mit der lindernden Low-FODMAP-Diät in Einklang zu bringen. Tatsächlich sind einige typische Komponenten der Mittelmeerdiät wahre FODMAP-Bomben, denken Sie etwa an Hülsenfrüchte, Knoblauch oder glutenhaltige Vollkornteigwaren. Meiner Erfahrung nach sollte es Ihr oberstes Ziel sein, sich über Monate oder sogar Jahre immer weiter der klassischen, also nicht mehr FODMAP-armen, Kostform anzunähern. Dies geschieht über die regelmäßig zu wiederholenden Tests der Wiedereinführungsphase, über die wir in Kürze noch sprechen werden.

Um bis dahin allerdings das Beste aus beiden Welten zu erhalten, sollten Sie einige besonders relevante Eckpfeiler der mediterranen Ernährung in Ihr Low-FODMAP-Konzept integrieren. Inzwischen empfehlen auch viele Wissenschaftler dieses Vorgehen[59].

Ich werde Ihnen diese Säulen und Ihre Bedeutung im Rahmen Ihrer persönlichen Ernährungstherapie jetzt erläutern, bevor wir all das Besprochene in ein Gesamtkonzept integrieren und anhand eines beispielhaften Ernährungsplans in die Praxis übersetzen.

Viel erlaubtes Gemüse und einige niederglykämische Früchte

Da Ihr Speiseplan durch die starke FODMAP-Reduktion der Eliminationsphase für die nächste Zeit ohnehin eingeschränkt sein wird, sollten Sie keinesfalls den Fehler machen, diesen durch alte Gewohnheiten noch weiter zu schmälern. Nutzen Sie stattdessen die volle Bandbreite der erlaubten Kräuter und Gemüsesorten. Seien Sie neugierig und probieren Sie auch Lebensmittel und Rezepte aus, die Sie bisher noch nicht kannten. Vor allem sollten Sie aber einfach mehr von all den guten erlaubten Dingen essen, um genügend Ballaststoffe, Vitamine, Mineralstoffe und sekundäre Pflanzenstoffe aufzunehmen. Vier bis fünf Portionen FODMAP-armes Gemüse sollten Sie dann täglich verzehren. Ergänzen Sie dieses durch moderate Mengen niederglykämischer, also nicht zu zuckerhaltiger Obstsorten.

Von renommierten FODMAP-Forschern wird immer wieder darauf hingewiesen, dass der Obstkonsum auch FODMAP-ärmerer Sorten auf zwei zeitlich voneinander getrennte Portionen pro Tag begrenzt werden sollte. Leider geht dies in vielen Online-Übersichten und auch

Kochbüchern unter. Genießen Sie also beispielsweise eine Portion Heidelbeeren im morgendlichen laktosefreien Joghurt, dann lassen Sie sich die Orange erst als Nachmittagssnack schmecken. Gut geeignete FODMAP-arme Alternativen mit einer geringeren glykämischen Last sind beispielsweise Orangen, Heidelbeeren, Grapefruit, Ananas, Mandarine, Drachenfrucht, Papayas und Kiwis.

Außerdem sollten Sie bei Obst und Gemüse darauf achten, dass Ihr Teller regelmäßig in den buntesten Farben erstrahlt. Dies macht die zubereiteten Salate oder andere Speisen nicht nur ansehnlicher und schmackhafter, sondern garantiert auch die Versorgung mit allen für die Heilung wichtigen Nährstoffen. Haben Sie Spaß beim Experimentieren! Kombinieren Sie zum Beispiel einmal dunkelgrünen Blattspinat mit orange-leuchtendem Kürbis, geraspeltem Rotkohl und Tomaten und garnieren Sie das Ganze mit einer Handvoll gerösteter Kürbiskerne.

Allgemein kann gesagt werden, dass gut zubereitete Gemüsesorten von Reizdarmbetroffenen oft besser vertragen werden als ihre rohen Artgenossen. Gerade wenn Sie zu den Menschen mit stärkeren Beschwerden zählen, sollten Sie Gemüse also eher gekocht, gedünstet oder leicht angebraten verzehren. Dennoch möchte ich Ihnen ans Herz legen, täglich wenigstens eine kleinere Portion frisch und roh, etwa als kleinen Salat, zu servieren. Verbessert sich im Laufe der Heilung der Zustand Ihres Verdauungssystems, können Sie den Anteil unzubereiteten Gemüses gern erweitern.

Mehr Protein, weniger Kohlenhydrate und viel Olivenöl

Die Mittelmeerdiät weicht in ihrer Makronährstoffverteilung von der westlichen Ernährung ab. Zu den Makronährstoffen zählen Proteine, Kohlenhydrate und Fette. Nach ihrer Aufspaltung im Dünndarm stellen diese die wichtigen Baustoffe und Energieträger unseres Körpers. Im Gegensatz zum westlichen Ernährungsmuster ist die mediterrane Diät durch einen geringeren Konsum von Kohlenhydraten bei einem gleichzeitig höheren Verzehr von gesunden Fetten geprägt. Bereits eine solche Reduktion von lediglich 5 % der Gesamtenergie aus Kohlenhydraten und ihre gleichzeitige Ersetzung durch gesunde Fette wie Nüsse oder Olivenöl geht mit vielen gesundheitlichen Vorteilen, besonders für Ihr Herz-Kreislauf-System, einher[60].

Eine moderate Verminderung der Kohlenhydratzufuhr aus Süßwaren, Obst, Getreide und Stärkequellen um 5 bis maximal 15 % macht aber auch im Rahmen chronischer Darmerkrankungen Sinn. Die Hauptkohlenhydratquellen der westlichen Welt sind nicht nur aufgrund eines oft hohen FODMAP- oder Zuckergehalts für Darmpatienten kritisch zu betrachten. Sie enthalten auch weitere problematische Komponenten wie den Proteinkomplex Gluten, die bereits kurz angesprochenen Amylase-Trypsin-Inhibitoren oder auch *stark fermentierbare Formen resistenter Stärke*. Eine moderat kohlenhydratreduzierte Ernährung zahlt sich beim RDS häufig mit verminderten Beschwerden aus[61].

Bedenken Sie aber bitte, dass Sie sich, um in den Genuss der beschriebenen Vorteile zu gelangen, keinesfalls einer strikten Low-Carb-Diät aussetzen müssen. Reduzieren Sie Ihre Kohlenhydrat-Zufuhr einfach auf moderate 35–40 % der täglichen Gesamtkalorien, was bei den meisten Menschen zirka 175–200 g Kohlenhydraten entspricht.

Protein, auch Eiweiß genannt, wird im Gegensatz zu den Kohlenhydraten von vielen Betroffenen gut vertragen. Immerhin knapp ein Fünftel des aufgenommenen Proteins entgeht den Prozessen der menschlichen Verdauung und wird im Dickdarm durch Mikroorganismen verstoffwechselt. Auch bei diesem Vorgang entstehen verschiedene Endprodukte[62]. Im Gegensatz zu den Kohlenhydraten können aber keinerlei negative Effekte auf die Schmerzschwelle oder die Motilität durch malabsorbiertes Protein festgestellt werden[63].

Um das gestörte Serotonin-System im Darm zu befrieden, sollte die tägliche Ernährung FODMAP-reduziert und proteinreich sein sowie ausschließlich gute Fette wie qualitativ hochwertiges Olivenöl enthalten.

Das ist eine besonders gute Nachricht für Sie, denn als RDS-Betroffener benötigen Sie mehr von diesem wichtigen Baustoff. Dadurch gewährleisten Sie das optimale Funktionieren des Immunsystems und beugen der Entleerung der Glutamin- und anderer Aminosäurespeicher vor[64]. Ihre Ernährung sollte sich bezüglich des gesteigerten Eiweißbedarfs am ehesten an jener eines ambitionierten Sportlers orientieren. Immunologen empfehlen eine Aufnahme von bis zu 1,5 g pro Kilogramm Körpergewicht. Dies erreichen Sie durch den regelmäßigen Konsum von Fisch, Tofu, ausgewählten laktosefreien Milchprodukten und auch qualitativ hochwertigem Fleisch.

Quasi eine Zwischenposition bei der Verträglichkeit der Makronährstoffe nimmt das Nahrungsfett ein, das im Kontext chronischer Darmerkrankungen durchaus als zweischneidiges Schwert zu bezeichnen ist. Die Verarbeitung der Fettsäuren im Dünndarm von Reizdarmpatienten weicht signifikant von jener gesunder Kontrollpersonen ab, sodass bereits geringere Mengen zu Blähungen und Völlegefühl führen[65]. Nahrungsfett vermindert außerdem bei RDS-Betroffenen mit Verstopfung die Toleranzgrenze gegenüber Dehn- und Schmerzreizen und provoziert imperativen Stuhldrang bei Patienten mit chronischen Durchfällen[66]. Schließlich wurde ein erhöhter Fettverzehr auch mit ungünstigen Auswirkungen sowohl auf die Zusammensetzung als auch den Artenreichtum des gastrointestinalen Mikrobioms in Verbindung gebracht[67].

Doch wie lassen sich diese Erkenntnisse nun mit der Mittelmeerkost in Einklang bringen, die ja durch ihren doch sehr reichen Fettkonsum charakterisiert ist? Die Antwort auf diese Frage liegt in der *Struktur der zugeführten Fettsäuren.* Studien belegen nämlich, dass einige Arten von Fettsäuren die strahlenden Ausnahmen von den oben geschilderten negativen Auswirkungen sind und tatsächlich sogar die Zusammensetzung der Darmflora verbessern können. Es handelt sich dabei um die *einfach und mehrfach ungesättigten Fettsäuren*[68]. Genau diese aber finden sich primär in den für die Mediterrane Ernährung typischen Fettquellen wie *Olivenöl, Nüssen und Fisch.*

Gerade Olivenöl ist auch aufgrund weiterer Eigenschaften ein wahres Heilmittel für den Reizdarm. Es konnte gezeigt werden, dass hochwertiges Olivenöl Mikroentzündungen reduzieren sowie die Vermehrung von Mastzellen und die veränderte Schmerzschwelle positiv beeinflussen kann[69].

In der weiter vorn zitierten Intervention von Dr. Staudacher und Kollegen reichte bereits das leichte Absenken der Kohlenhydrate zugunsten von etwas mehr Olivenöl, um die Reizdarmsymptome signifikant zu lindern.

Ballaststoffe: Triggerfaktoren oder Helfer beim RDS?

Eine besondere Kontroverse bei der Ernährungstherapie des RDS entspann sich in der Vergangenheit rund um den Verzehr von Ballaststoffen. Letztere sind der menschlichen Verdauung nicht direkt zugänglich und dicken deshalb als Überreste der gastrointestinalen Verwertungsprozesse den menschlichen Stuhl ein. „Ballast", also Material von geringem Wert, sind die wichtigen Faserstoffe keinesfalls.

Ein erhöhter Ballaststoffkonsum ist mit zahlreichen gesundheitlichen Vorteilen assoziiert. So kann dieser den Blutdruck senken, das Risiko für Herz-Kreislauf-Erkrankungen vermindern und die Funktionsfähigkeit des Immunsystems verbessern[70]. Außerdem gehören Ballaststoffe, ebenso wie FODMAPs, zu den unerlässlichen Nahrungsquellen für die Gesunderhaltung Ihrer Darmflora. Mikrobiomforscher nutzen gern die Bezeichnung *Microbiota Accessible Carbohydrates* (MAC) um die verschiedenen Gruppen präbiotischer Kohlenhydrate zusammenzufassen und deren Bedeutung für die menschliche Gesundheit zu betonen[71].

Als mir vor einigen Jahren die besondere Ehre zuteil wurde, das international hochangesehene Wissenschaftler-Ehepaar Erica und Justin Sonnenburg zu diesem Themenfeld zu interviewen, sprachen diese augenzwinkernd von der Wichtigkeit einer „Big-MAC-Ernährung", um die aktuell schwelende Gesundheitskrise der westlichen

Welt in den Griff zu bekommen. Natürlich wollten sie damit keineswegs Werbung für eine große Fast-Food-Kette machen, sondern für eine gesunde, ballaststoffreiche Ernährungsform, die unser Mikrobiom fit und kompetitiv erhält.

Bis noch vor wenigen Jahren glaubten viele Ärzte, dass ein Großteil der Reizdarmbeschwerden aus einer mangelnden Versorgung mit Ballaststoffen resultiere[72]. Diese Einschätzung stützte sich maßgeblich auf Erhebungen, die zeigten, dass RDS-Betroffene deutlich weniger Ballaststoffe konsumierten als gesunde Vergleichspersonen. Die undifferenzierte Empfehlung, einfach mehr Ballaststoffe zu essen, wurde leider schnell zur Lehrmeinung und gängigen Praxis.

Und wieder einmal waren es die Betroffenen selbst, die an einem „Heiligen Gral" rüttelten. Zahlreiche Patienten erlebten mit der Bevorzugung ballaststoffreicher Lebensmittel keine Linderung, sondern sogar eine Verschlimmerung ihrer Darmsymptomatik. Wurden diese Berichte anfangs noch belächelt und oft dem angeblich empfindsamen, zur Selbstbeobachtung neigenden Charakter der RDS-Betroffenen zugeschrieben, bestätigte viele Jahrzehnte später auch die Wissenschaft diesen Zusammenhang. Für großen Wirbel sorgte beispielsweise eine im Jahr 2008 publizierte Metaanalyse unter der Leitung von Professor Alexander Ford. Sie fasste die Daten von mehreren placebokontrollierten Interventionen mit Ballaststoffen zusammen und kam zu dem Ergebnis, dass elf Patienten mit Ballaststoffgaben behandelt werden müssen, um die Symptomatik eines Betroffenen zu verbessern[73]. Wurden nur die qualitativ hochwertigen Studien in die Analyse einbezogen, verschwand der signifikante Behandlungserfolg sogar gänzlich.

Die Wirksamkeit und Verträglichkeit von Ballaststoffen hängt von deren Struktur ab. Während unlösliche Ballaststoffe die Beschwerden verstärken können, sind ihre löslichen Verwandten oft hilfreich.

Heute wissen wir, dass die Wirksamkeit und Verträglichkeit von Ballaststoffen beim RDS vor allem von deren Struktur abhängig ist. Zur ersten groben Orientierung kann festgehalten werden, dass *unlösliche Ballaststoffe* beim Reizdarm häufiger Beschwerden verstärken, während *lösliche Ballaststoffe* die Symptome tatsächlich vermindern können[74]. Zu den unlöslichen Ballaststoffen zählen etwa Cellulose, Hemicellulose, Lignin und auch resistente Stärke. Unlösliche Ballaststoffe binden kaum Wasser, erhöhen aber das Stuhlvolumen und sorgen dadurch für mechanische Reizungen des Darminneren, die besonders von Menschen mit viszeraler Hypersensitivität als äußerst unangenehm empfunden werden.

Typische Lebensmittelquellen sind vor allem Vollkorngetreide und Hülsenfrüchte. Mit der FODMAP-Intervention sind Sie also schon einen bedeutsamen Schritt in die richtige Richtung gegangen. Vorsicht ist aber etwa noch bei stärkereichen Lebensmitteln wie Reis oder Kartoffeln geboten, die erhitzt und danach im Kühlschrank aufbewahrt wurden. Sie enthalten dann nämlich hohe Mengen resistenter Stärke und können sich dadurch in wahre Symptomtrigger verwandeln!

Bei RDS zu bevorzugen sind hingegen lösliche Ballaststoffe. Zu diesen zählen *Pektin, Beta-Glucan, Guar und Psyllium*. Je nach Typ binden sie mäßig bis viel Flüssigkeit und werden deshalb auch als *Quellstoffe* bezeichnet. Innerhalb des Gastrointestinaltrakts können sie eine schützende *Gelschicht* bilden. Aufgrund dieser Eigenschaften können, wie wir noch sehen werden, einige lösliche Ballaststoffe gezielt als Nahrungsergänzungsmittel gegen die Beschwerden des Reizdarms eingesetzt werden. Im Rahmen Ihrer mediterranen Low-FODMAP-Diät sollten Sie aber ebenfalls darauf achten, Lebensmittel mit einem günstigen Anteil löslicher Ballaststoffe zu betonen. Hierzu gehören vor allem Reis, Kartoffeln, glutenfreier Hafer, Polenta, Quinoa, Karotten, Kürbis, Orangen, Heidelbeeren und Tofu.

Bevor wir das Kapitel zu den Ballaststoffen beschließen, liegt mir noch eine Botschaft bzw. Warnung besonders am Herzen. Mit Besorgnis beobachte ich, wie Betroffene mit Reizdarm ihre Ballaststoffzufuhr dramatisch reduzieren, um keine symptomatischen Verschlimmerungen zu provozieren. Dies begünstigt aber nicht nur die Entstehung von Herz-Kreislauf-Erkrankungen oder Übergewicht, sondern sabotiert langfristig auch ihre Bemühungen bei der Heilung ihres Darmleidens. Deshalb noch einmal in aller Deutlichkeit: Eine ausreichende Ballaststoffversorgung ist essenziell bei der Regulierung Ihrer Immunreaktion, der Gesunderhaltung oder Rehabilitation Ihrer Darmflora und der Balancierung des neuroendokrinen Systems Ihres Gastrointestinaltrakts[75].

Um Nutzen und individuelle Verträglichkeit in Einklang zu bringen, kann es notwendig sein, mit den einzelnen Ballaststoffkategorien und -arten zu experimentieren. Orientieren Sie sich langfristig an den von den meisten Ernährungsgesellschaften empfohlenen 30–35 g für Männer und 25–32 g für Frauen pro Tag. Bedenken Sie dabei aber, dass diese Zahlen weder in Stein gemeißelt sind noch von heute auf morgen erreicht werden müssen. Wie bei den FODMAPs steigt die Toleranz gegenüber den langkettigeren Kohlenhydraten oft erst mit den Therapiefortschritten!

Wie enorm wichtig ein solch individuelles Vorgehen ist, verdeutlicht eine aktuelle bahnbrechende Studie der Universität Stanford, an der auch Erica und Justin Sonnenburg beteiligt waren. In dieser Analyse zeigte sich, dass eine Erhöhung der täglichen Ballaststoffzufuhr den allermeisten Probanden gesundheitliche Vorteile brachte. Doch zur großen Überraschung der Wissenschaftler ließen sich für einen erheblich kleineren Teil der Versuchspersonen auch negative Effekte, etwa eine Aktivierung des Immunsystems mit erhöhten Konzentrationen proentzündlicher Signalstoffe, dokumentieren[76].

Hauptrisikofaktor für diese ungünstige Konsequenz des vermehrten Ballaststoffverzehrs war ein verminderter Artenreichtum der Darmflora, so wie er auch bei den schwereren Verläufen des Reizdarmsyndroms und den chronisch-entzündlichen Darmerkrankungen zu finden ist. Obwohl also auch die allermeisten RDS-Betroffenen von der Einbeziehung gerade löslicher Ballaststoffe profitieren werden, besteht zumindest für einen Bruchteil von ihnen die Notwendigkeit, deren Zufuhr zeitweise einzuschränken, bis sich die Dysbiose und vor allem der mikrobielle Artenreichtum durch die Ernährungsumstellung und weitere in diesem Ratgeber vorgestellte Therapieverfahren wieder erholt haben.

Möchten Sie sich in diesem Punkt nicht gänzlich auf Ihr Körpergefühl allein verlassen, kann eine mittels Stuhltest vorgenommene DNA-Sequenzierung Ihres Mikrobioms Aufschluss über den derzeitigen Zustand und die Biodiversität Ihrer Darmflora geben, um Sie bei Ihrer Entscheidung zu unterstützen.

Fermentierte Lebensmittel – Superprobiotika für Ihren Darm

Ebenfalls nicht aus der mediterranen Ernährung wegzudenken sind fermentierte Lebensmittel wie Joghurt, Kefir, fermentierte Oliven oder saure Bohnen[77]. Als Fermentation wird die mikrobielle und enzymatische Umwandlung organischer Stoffe in Säuren, Alkohol oder Gase bezeichnet. Ursprünglich wurde dieses Prinzip der Vergärung vor allem zur Haltbarmachung verderblicher Lebensmittel eingesetzt. Die Belege dafür reichen mitunter bis in die Jungsteinzeit zurück. Neben der Konservierung gehen aber auch noch andere organische und funktionelle Veränderungen mit dem Fermentationsprozess einher. Dieser verbessert etwa den Geschmack der Lebensmittel und erhöht deren Verträglichkeit durch den Abbau von problematischen Bestandteilen wie Gerbstoffen, Gluten und auch FODMAPs[78,79]. Darüber hinaus liefern Ihnen die charakteristischen Nahrungsmittel mit jedem Bissen eine so hohe Konzentration und Bandbreite an probiotischen Mikroorganismen, dass sie die oft überteuerten Kapseln aus der Fernsehwerbung vor Neid erblassen lassen. Kein Wunder also, dass der regelmäßige Verzehr fermentierter Lebensmittel mit zahlreichen positiven Auswirkungen auf die allgemeine Gesundheit assoziiert ist. Was das Darmsystem betrifft, ist inzwischen gut belegt, dass fermentierte Lebensmittel eine bestehende Dysbiose rückgängig machen können, die Biodiversität der Darmflora erhöhen, gastrointestinale Entzündungen lindern, die Darmbarriere stärken und die Kommunikation via der Hirn-Darm-Achse optimieren können[80,81].

Trotz dieser gerade für Darmpatienten wünschenswerten Eigenschaften schrecken viele Betroffene immer noch vor dem Einsatz fermentierter Lebensmittel zurück. Dies hat vor allem damit zu tun, dass deren typische Vertreter wie Sauerkraut oder Kefir nicht ganz zu Unrecht als blähend oder abführend gelten. Tatsächlich kann es, vor allem bei einer zu ambitionierten Einführung dieser Lebensmittel, zu diesen unangenehmen Nebenwirkungen kommen. Andererseits muss aber festgehalten werden, dass ihr regelmäßiger Konsum nicht nur die Toleranzschwelle der Betroffenen erhöht, sondern bei chronischen Darmerkrankungen sogar starke therapeutische Effekte zeigt[82]. Selbst das bei vielen Patienten als „rotes Tuch" geltende Sauerkraut verminderte in einer doppelblinden Interventionsstudie signifikant die Beschwerden von RDS-Betroffenen und verbesserte innerhalb weniger Wochen deren Darmflora[83].

Ich kann Ihnen nur raten, sich diese Vorteile für den Darm nicht entgehen zu lassen. Fermentierte Lebensmittel sind bei chronischen Darmerkrankungen sicher, kostengünstig und hocheffektiv. Bei der Eingewöhnung sollten Sie jedoch mit der nötigen Umsicht vorgehen. Setzen Sie gerade am Anfang Ihrer Ernährungstherapie auf die am besten verträglichen Vertreter, welche zusätzlich nur wenig präbiotisches Material enthalten. Essen Sie anfangs etwa regelmäßig selbstgemachten Joghurt, welcher 24 Stunden reifen durfte. Dieser ist nicht nur laktosefrei und damit FODMAP-arm, sondern auch eine wahre Probiotikabombe. Oder wie wäre es mal mit fermentierten Karottensticks? Zu einem späteren Zeitpunkt dürfen Sie dann auch gern mit Kombucha, Kefir und natürlich Sauerkraut experimentieren. Die Frequenz und Menge des Konsums erhöhen Sie dabei bitte nach und nach, angepasst an Ihre derzeitige individuelle Toleranzgrenze. Sollten nach dem Konsum fermentierter Lebensmittel wider Erwarten Symptome wie Brain Fog, Schwindel oder Hitzewallungen auftreten liegt dies meist an einer bestehenden Dünndarmfehlbesiedlung oder Histaminintoleranz. Die Einführung von Sauerkraut und Co. sollten Sie dann erst einmal auf Eis legen. Später aber können Ihnen die fermentierten Produkte sogar helfen, Histamin zu reduzieren und Ihre Mastzellen weiter zu stabilisieren[84].

Das Fermentieren von Lebensmitteln, vom Reis-Sauerteigbrot bis zu rotem Sauerkraut, kann enormen Spaß bereiten und Ihren Speiseplan für die kommenden Monate gehörig aufpeppen! Für mich ist die Betonung fermentierter Produkte in der täglichen Ernährung, neben dem regelmäßigen Scheinfasten, einer der wichtigsten Faktoren bei der Zurückeroberung Ihres Wohlbefindens.

Die drei wichtigsten Schritte bei der Ernährungstherapie

Die bis hierhin beschriebenen Charakteristika der mediterranen Low-FODMAP-Diät entsprechen auch den empfohlenen Ernährungsmodifikationen der Reizdarmexperten Tarek Mazzawi und Magdy El-Salhy von der Universität Bergen. Im Fokus der beiden Forscher stehen unter anderem die Auswirkungen verschiedener diätetischer Interventionen auf die gastrointestinalen endokrinen Zellen von Reizdarmpatienten.

In einem 2017 publizierten Review kommen sie zu dem Schluss, dass besonders eine Reduktion von FODMAPs, eine Betonung löslicher Ballaststoffquellen und eine Manipulation der Makronährstoffe Protein, Fett und Kohlenhydrate das Potenzial haben, die Symptome der Erkrankung signifikant zu vermindern oder sogar zum Erliegen zu bringen. Diese Reduktion der Beschwerden sei am ehesten durch eine Normalisierung der Zelldichte neuroendokriner Zellen im Darm vermittelt[85]. Weiterhin sprechen sich die Wissenschaftler dafür aus, diese Strategie zur ersten Wahl bei der Behandlung des RDS zu machen.

Darmgesunde Ernährung: Mehr, als was Sie in den Mund stecken

Die rasant gestiegene Reichweite des FODMAP-Konzepts hat wohl so vielen RDS-Betroffenen eine Linderung ihrer Beschwerden ermöglicht wie kaum ein diätetischer Ansatz zuvor. Dennoch gingen nicht nur positive Signale von der Popularisierung der Diät aus. Eine unschöne Konsequenz ist beispielsweise, dass sich die Betroffenen fast ausschließlich darauf konzentrieren, welche Lebensmittel verboten oder erlaubt sind. Es mangelt beispielsweise an evidenzbasierten Empfehlungen zum Ess*verhalten*. Letzteres hat aber erhebliche Auswirkungen auf die RDS-Beschwerden. Das Umsetzen der entsprechenden Maßnahmen war der FODMAP-Reduktion in Vergleichsstudien durchaus ebenbürtig. Möchten Sie die Heilwirkung Ihrer mediterranen Low-FODMAP-Diät also weiter verstärken, sollten Sie auch diese keineswegs verstaubten Ernährungsratschläge mit einbeziehen!

Zahlreiche Studien belegen inzwischen, dass hierbei drei Komponenten besonders entscheidend sind. Es handelt sich um die *Regelmäßigkeit* Ihrer täglichen Mahlzeiten, die *Geschwindigkeit*, mit der Sie Ihre Speisen verzehren, und Ihre *Flüssigkeitsaufnahme*[86].

Mahlzeiten weglassen – keine gute Idee

Die Regelmäßigkeit der Mahlzeiten beschreibt einen möglichst gleichbleibenden zeitlichen Rhythmus der Nahrungsaufnahme über viele Tage hinweg. Sie sollten also versuchen, Ihre Hauptmahlzeiten an jedem Tag der Woche in etwa um die gleiche Zeit einzunehmen. Allein das häufigere Abweichen von der uns allen einprogrammierten inneren Uhr steigerte in Untersuchungen das Risiko für den Reizdarm um bis zu 30 %.

Unregelmäßig eingenommene Mahlzeiten stehen in einem engen Zusammenhang mit stärkeren Reizdarmbeschwerden. Besonders ein ausgewogenes Frühstück wirkt stabilisierend und lindernd.

Ein zweiter Faktor ist das beim Reizdarm häufig zu beobachtende Auslassen von ganzen Mahlzeiten. Dieses kann natürlich akut vorliegenden Symptomen geschuldet sein. Noch häufiger ist es heute aber ideologisch motiviert und wird dann freiwillig praktiziert. Besonders der Trend des Intervallfastens hat zu dieser zumindest für Reizdarmpatienten nicht sinnvollen Praxis beigetragen. Nun bin ich selbst ein großer Freund des regelmäßigen Fastens, die Wissenschaft spricht allerdings eine eindeutige Sprache.

Die tägliche Nahrungsaufnahme in einem zeitlich begrenzten Fenster ist nicht ausreichend, um wünschenswerte Veränderungen des gastrointestinalen Mikrobioms und seines Artenreichtums zu forcieren[87]. Was das Auslassen beispielsweise des Frühstücks aber verlässlich erreicht, ist eine starke Aktivierung der Stressreaktion mit veränderten Cortisolkonzentrationen im Tagesprofil[88]. Ähnlich wie der frühmorgendliche Kaffeekonsum potenziert der Verzicht auf eine nährstoffreiche Mahlzeit die negativen Auswirkungen einer beim RDS ohnehin dysfunktionalen Stressachse. Kein Wunder also, dass ein häufigerer Verzicht auf das Frühstück die Wahrscheinlichkeit einer Reizdarmdiagnose erhöht[89]. Wie Sie in Kürze sehen werden, gibt es einen besseren Weg, das Fasten für die Heilung des Reizdarms fruchtbar zu machen.

Reizdarm, Diabetes und niedriger Blutzucker

Es gibt noch einen Grund, warum Sie auf die regelmäßige Einnahme Ihrer Mahlzeiten achten sollten. Die metabolische Leistungsfähigkeit vieler RDS-Betroffener ist stark eingeschränkt, ohne dass diese überhaupt davon wissen. In einer türkischen Studie litten fast 50 % und damit signifikant mehr Probanden mit einem Reizdarm an einem Prädiabetes, der Vorstufe von Diabetes Typ II, als Kontrollpersonen. Auch nach der Bereinigung um Risikofaktoren wie Alter und Übergewicht blieb dieser Zusammenhang bestehen[90]. Diese Assoziation ist keineswegs einseitig, denn 97 % der Menschen mit Prädiabetes berichten über gastrointestinale Beschwerden[91].

Auch hier können Sie also wieder zwei Fliegen mit einer Klappe schlagen. Mit einem gesunden Essverhalten vermindern Sie die hohe Wahrscheinlichkeit, dass aus einem Prädiabetes die manifeste und gefürchtete Zuckerkrankheit wird, und können gleichzeitig Ihre Darmbeschwerden minimieren. Neben der rhythmischen Einnahme der Mahlzeiten sind auch weitere bereits angesprochene Ernährungsstrategien für dieses Ziel relevant. Dazu gehören der ausreichende Verzehr *löslicher Ballaststoffe*, eine durchdachte *Makronährstoffvertei-*

lung, der weitestgehende Verzicht auf Zucker und Süßwaren und die Bevorzugung von Lebensmitteln mit einer *niedrigen glykämischen Last*.

Unzureichende metabolische Fähigkeiten im Sinne eines prädiabetischen Zustands steigern auch die Neigung des Körpers zur mangelhaften Regulation des Blutzuckerspiegels. Eine *Hypoglykämie*, also ein physiologisch zu niedriger Blutzucker, ist entgegen der weitverbreiteten Meinung auch ohne Insulingaben möglich und kann allein durch eine Kombination aus einem bereits gestörten Stoffwechsel und einer ungünstigen Ernährung mit vielen Kohlenhydraten und unregelmäßigen Mahlzeiten resultieren[92]. Hypoglykämische Zustände zeigen sich häufig durch Symptome wie Angsterleben oder Panik, Erschöpfung, aber auch verschiedene gastrointestinale Beschwerden.

Aus all diesen Gründen kann ich Ihnen nur ans Herz legen, Ihre Gesamtkalorien relativ gleichmäßig auf *vier tägliche Mahlzeiten* zu verteilen. Beginnen Sie Ihren Tag immer mit einem reichhaltigen Frühstück und versuchen Sie, Ihre Mahlzeiten über die Woche zeitlich annähernd gleich zu takten. Nehmen Sie Ihr Abendbrot nicht zu spät ein und achten Sie darauf, dass Sie Ihrem Verdauungssystem während der Nacht eine mindestens zwölf Stunden andauernde Ruhepause gönnen, um nicht in notwendige Reparaturprozesse einzugreifen.

Bewusstes Essen und sorgfältiges Kauen verhüten Darmbeschwerden

Sicherlich wurden auch Sie in Ihrer Kindheit einmal von Ihren Eltern oder Großeltern ermahnt, dass Sie Ihr Essen nicht „hinunterschlingen" sollen. Dieser Hinweis hat neben guten Manieren auch einen wissenschaftlichen Hintergrund. Denn sorgfältiges Kauen verbessert die Verdaubarkeit von Lebensmitteln. Dies wird nicht nur durch die mechanische Zerkleinerung gewährleistet, sondern auch durch enzymatische Vorgänge, welche die Kohlenhydrat- und Fettverdauung einleiten[93].

Nehmen Sie sich also genug Zeit für Ihre Mahlzeiten und vermeiden Sie stressbehaftete Esssituationen. Kauen Sie jeden Bissen bewusst und richten Sie Ihre Aufmerksamkeit sowohl auf den Geschmack als auch die Textur der Speisen. Viele meiner Klienten können erst einmal kaum glauben, dass so simpel anmutende Modifikationen des Ernährungsverhaltens einen positiven Einfluss auf ihre Symptome haben könnten.

Zur Untermauerung dieser Empfehlung möchte ich deshalb noch eine Studie anführen, die Versuchspersonen anhand der gemessenen Geschwindigkeit der Nahrungsaufnahme bei den Hauptmahlzeiten drei verschiedenen Gruppen zuordnete. Das imposante Ergebnis: Die Zugehörigkeit zu der Gruppe, die ihre Mahlzeiten im Durchschnitt am zügigsten verputzte, erhöhte das Risiko für eine Reizdarmdiagnose um sage und schreibe 70 %!

Wasser ist gesund, aber nicht zu jedem Zeitpunkt

Eine ebenfalls im Volkswissen verankerte Ernährungsregel besagt, während der Mahlzeiten nicht zu viel Flüssigkeit zu sich zu nehmen. Auch diese Richtlinie hat vor allem für Menschen mit einer empfindlicheren Verdauung absolute Berechtigung. Denn während sich die über den Tag zugeführte Flüssigkeitsmenge in wissenschaftlichen Erhebungen nicht auf die Wahrscheinlichkeit von chronischen Darmbeschwerden auswirkte, stieg das Risiko für den Reizdarm vergleichsweise stark an, wenn die befragten Probanden angaben, regelmäßig bei oder in kurzen Abständen zur Einnahme der Mahlzeiten zu trinken[94,95].

Wie Sie bereits gesehen haben, sind viele Getränke beim Reizdarm problematisch. Dies gilt insbesondere für Softdrinks, Kaffee und andere koffeinhaltige Getränke, FODMAP-reiche Fruchtsäfte und auch Alkohol. Decken Sie Ihren Flüssigkeitsbedarf also am besten mit mineralstoffreichem Wasser, FODMAP-armen Kräutertees und erlaubten Frucht- und Gemüsesäften. Gerade in der westlichen Welt ist die Trinkmenge ohne Kaffee und alkoholische Getränke sehr gering, obwohl ihre Erhöhung mit vielen gesundheitlichen Vorteilen assoziiert wäre[96].

Spezifisch für das Reizdarmsyndrom ist bekannt, dass eine vermehrte Flüssigkeitsaufnahme Verstopfung abmildern und Dehydration nach Durchfällen verhindern kann. Nehmen Sie also mindestens zwei Liter der oben empfohlenen Getränke täglich zu sich. Achten Sie dabei besonders auf einen ausreichenden zeitlichen Abstand zu den Hauptmahlzeiten. Schließlich sollten Sie auch von gekühlten Getränken Abstand nehmen. In Experimenten mit RDS-Betroffenen führte der Genuss solcher Erfrischungsgetränke zu noch einmal deutlich tiefer abgesenkten Reizschwellen und starken Symptomen[97].

Ihre mediterrane Low-FODMAP-Diät in der Praxis

Nun haben Sie bereits viel über den Einfluss von FODMAPs, Ballaststoffen und Makronährstoffverteilungen auf Ihre Darmgesundheit gelernt. Vielleicht schwirrt Ihnen an diesem Punkt der Lektüre schon ein bisschen der Kopf von den vielen Fakten? Doch ich kann Sie beruhigen. Die komplexen wissenschaftlichen Hintergründe lassen sich recht simpel in eine im Alltag praktisch umsetzbare und vor allem auch schmackhafte Mittelmeerkost übersetzen. Zu Ihrer besseren Orientierung möchte ich Ihnen als erstes eine Lebensmittelliste präsentieren, die alle bisher in diesem Kapitel ausgesprochenen Empfehlungen berücksichtigt. Sie werden sehen, dass sich die vielen Details mühelos in ein stimmiges Gesamtkonzept integrieren lassen.

Besonders wichtig ist mir, dass vor Ihrem geistigen Auge dadurch ein farbiges Bild Ihrer Ernährungstherapie entsteht. Wissen müssen Sie noch unbedingt, dass es sich nicht um eine klassische Übersicht zur Low-FODMAP-Diät handelt. Unsere Aufzählung enthält stattdessen ausschließlich Lebensmittel, die auch in normalen oder größeren Portionen gut verträglich sind und außerdem den in diesem Kapitel aufgestellten Ansprüchen genügen.

Die mediterrane Low-FODMAP-Diät

Gemüse

- mind. 5 Portionen pro Tag
- mind. 1 Portion Rohkost
- alle Farben des Regenbogens nutzen

Aubergine
Bambussprossen
Blattkohl
Blattsalat
Bohnensprossen
Brokkoli
Frühlingszwiebel (grüner Teil)
Grüne Bohnen
Grünkohl
Gurke
Karotte
Kohlrabi
Kürbis
Luzerne
Mais
Mangold
Olive
Pak Choi
Pastinake
Radieschen
Rotkohl
Seetang/Nori
Sellerie
Spinat
Steckrübe
Tomate
Weißkohl
Zucchini

Obst

- niederglykämisch
- 2 Portionen pro Tag, jeweils zu unterschiedlichen Mahlzeiten
- möglichst als Nachtisch/Beilage

Ananas
Clementine
Drachenfrucht
Erdbeere
Grapefruit
Heidelbeere
Kiwi
Limette
Mandarine
Orange
Papaya
Sternfrucht
Zitrone

Nüsse & Samen

- 30 g pro Tag
- bei schlechter Verträglichkeit in Salzwasser einweichen lassen und anschließend dehydrieren

Erdnuss
Erdnussbutter (ohne Zuckerzusatz)
Kokosnuss
Macadamia
Paranuss
Mohn
Walnuss

Öle, Fette & Geschmack

- Hauptquelle hochwertiges Olivenöl (ca. 60 ml pro Tag)
- Olivenöl auch zum Braten verwenden
- auf zwei bis drei Mahlzeiten verteilt

Butter/Ghee, grasgefüttert
Essig (Apfel-, rot, weiß)
Hanföl (O6 : O3 = 3 : 1)
Kokosöl
Leinöl (O6 : O3 = 1 : 4)
Mayonnaise, bevorzugt Olivenbasis
Olivenöl
Reissirup (kleine Mengen)
Tamari-Sauce

Kräuter & Gewürze

- liberal in jede Mahlzeit einbauen
- „quer durch das Gemüsebeet"

Basilikum
Bockshornklee
Estragon
Koriander
Lorbeer
Majoran
Minze
Oregano
Petersilie
Rosmarin
Salbei
Thymian
Zitronengras
Anis
Chili
Curry/Kurkuma
Fenchelsamen
Kardamom
Kümmel
Muskatnuss
Nelke
Paprika
Pfeffer
Safran
Senfkorn
Zimt

Fermentierte Lebensmittel

- zu Beginn der Diät mindestens 3 Portionen pro Woche
- Menge und Frequenz über einen längeren Zeitraum ausbauen

Joghurt, selbst fermentiert
Karottensticks, fermentiert
Kombucha
Mixed Pickles, aus erlaubtem Gemüse
Saure grüne Bohnen
Sauerkraut, rot
Wasserkefir

Stärkequellen

- 2 Portionen pro Tag (1 Portion entspricht 75 g Getreide (roh) bzw. 300 g Kartoffeln)
- bei gebesserter Verträglichkeit Vollkorn bevorzugen

Hafer (glutenfrei)
Hirse
Kartoffel
Kartoffelstärke
Mai/Polenta
Maisstärke
Mehl, aus den genannten
Quinoa
Reis

Milchprodukte & Eier

- fermentierte Produkte bevorzugen
- Unverträglichkeiten abklären
- 1 bis 2 Portionen täglich

Eier
Joghurt, Kokosnussbasis
Joghurt, laktosefrei bzw. selbst fermentiert
Käse, v. a. Hartkäse & Halbhartkäse, bspw.
- Cheddar
- Edamer
- Emmentaler
- Gouda
- Mozzarella
- Parmesan

Milch, laktosefrei
Milchersatz, Mandelmilch
Milchersatz, Reismilch

Fleisch & Fisch

- Insgesamt 2 Portionen pro Tag
- 3 Portionen Fisch/Meeresfrüchte pro Woche
- bei Fleisch Weidehaltung bevorzugen

Geflügel (selten)
Gelatine (regelmäßig)
Innereien, bspw.
  Herz
  Leber
  Mark
  Niere
Lamm
Rind
Tofu
Wild
Ziege

Fisch, frisch bspw.
- Forelle
- Hering
- Karpfen
- Lachs
- Sardine
- Scholle

Meeresfrüchte, bspw.
- Austern
- Krabben
- Shrimps

Getränke

- mindestens 2 Liter nicht alkoholische Getränke pro Tag
- Abstand zu Mahlzeiten einhalten
- optional: 3–4 kleine Gläser Rotwein pro Woche

Saft, aus erlaubten Zutaten und ohne Zusätze (gelegentlich)
Mandelmilch
Mineralwasser
Reismilch
Tee, grün
Tee, Kräuter (außer Kamille, Fenchel)
Wasser

Mit meinen Klienten habe ich die Erfahrung gemacht, dass es sinnvoll ist, mit einem kalorienreichen und stabilisierenden Frühstück in den Tag zu starten. Dies führt zwar zu einem größeren morgendlichen Aufwand in der Küche, erleichtert aber das darmgesunde Leben im oft unflexiblen Arbeitsalltag. Der Großteil des Kochens und Vorbereitens verlagert sich dadurch nämlich auf die Morgen- und Abendstunden. Arbeiten Sie vielleicht im Schichtdienst oder fühlen sich morgens noch nicht bereit für eine größere Mahlzeit, können Sie einfach einen der vorgeschlagenen Snacks als Frühstückersatz nutzen oder auf den bewährten Hirse- und später glutenfreien Haferporridge zurückgreifen.

Mir ist durchaus bewusst, dass besonders die Umgestaltung des Frühstücks zu einer großen Hürde werden kann, haben sich doch die allermeisten von uns über Jahrzehnte an Brötchen, Croissants und andere Backwaren auf dem Frühstückstisch gewöhnt. Ich bin mir allerdings auch sicher, dass gerade diese Angewohnheit erheblich dazu beigetragen hat, dass wir heute die Rangliste der Zivilisationskrankheiten mit anführen müssen.

Schauen Sie einfach einmal mit offenen Augen in die Welt und lernen Sie, wie das besonders langlebige und gesunde Kulturen handhaben. Ein reichhaltiges und herzhaftes Frühstück bildet die Lebensgrundlage in vielen dieser Regionen. So verzehrt man auf Ikaria morgens Ziegenmilch, Käse und etwas Obst, während die Bewohner Okinawas mit Tofu, Süßkartoffeln und einer lokalen Paprikavariante in den Tag starten. Sich von den alten Gewohnheiten zu lösen bedarf also lediglich etwas kognitiver Flexibilität. Und ich verspreche Ihnen: Es wird sich für Sie durch mehr Energie im Alltag und verminderte Symptome auszahlen!

Der Blick auf andere Kulturkreise und ihre Essgewohnheiten hält viele Inspirationen für eine schmackhafte und abwechslungsreiche Küche bereit.

Ausgelegt ist dieser Ernährungsplan für einen durchschnittlichen Energiebedarf von 2000 Kilokalorien. Sind Sie eine eher zierliche Frau oder ein besonders kräftiger Mann, sollten Sie die angegebenen Mengen entsprechend etwas anpassen.

Wie ist es Ihnen beim ersten Überfliegen meiner Aufstellung ergangen? Sind Ihnen vielleicht schon erste Ideen für leckere Mahlzeiten oder Snacks für die Arbeit durch den Kopf gegangen? Falls nicht, ist das auch kein Problem. Auf den nächsten Seiten werde ich Ihnen anhand eines exemplarischen Menüplans zeigen, wie die mediterrane Low-FODMAP-Ernährung im Alltag aussehen und gut funktionieren kann. Sie sollten aber unbedingt daran denken, dass dies lediglich ein Beispiel zur besseren Veranschaulichung ist. Sie müssen diesen Ernährungsplan also keinesfalls 1:1 übernehmen. Schließlich kenne ich weder Ihre kulinarischen Vorlieben, noch Ihre privaten und beruflichen Rahmenbedingungen. Für unseren fiktiven Esser nehmen wir aber an, dass dieser einen typischen Bürojob hat. Für diese Patienten ist es sinnvoll, morgens etwas mehr Aufwand zu betreiben. Einem nährstoffreichen, warmen Frühstück folgt die Vorbereitung eines unkomplizierten Mittagessens zum Mitnehmen. Auf diese Weise ist die Versorgung mit verträglichen und darmgesunden Mahlzeiten bereits für die Hälfte des Tages gesichert! Sind Sie Schichtarbeiter oder müssen sehr früh raus, können Sie die vorgeschlagenen Mahlzeiten einfach nach Ihren eigenen Bedürfnissen austauschen und natürlich auch modifizieren.

Weiterhin kann es notwendig sein, die Mengen der verwendeten Lebensmittel anzupassen. Diese sind für eine sogenannte „Standard-Person“ berechnet, die im echten Leben gar nicht so häufig existiert. Dennoch eignen sich die angegebenen Kalorienmengen und Nährstoffverteilungen als guter Startpunkt für Ihren persönlichen Ernährungsplan. Sind Sie aber eine besonders zierliche Frau oder ein ambitionierter Sportler, müssen Sie die Kalorienzufuhr entsprechend vermindern oder nach oben korrigieren.

In meinem beispielhaften Ernährungsplan finden Sie viel Abwechslung auf dem Teller. Das hat hauptsächlich den Grund, dass ich Ihnen möglichst viele Anregungen geben möchte. Für die Wirksamkeit Ihrer Therapie ist das aber nicht sonderlich bedeutsam. Fällt es Ihnen also leichter, Ihrem Plan treu zu bleiben, wenn es jeden Morgen Porridge mit Heidelbeeren und Orangensaft gibt, dann machen Sie das bitte so. Sie liegen damit auf einer Linie mit den besonders langlebigen Kulturen dieser Erde. Eine angenehme Gesellschaft, wie ich finde.

Die pflanzenbasierte mediterrane Low-FODMAP-Diät

Eine Frage, die mich in den letzten Jahren besonders häufig erreichte, war jene nach einer vegetarischen oder gar veganen Variante meiner Ernährungstherapie. Als ehemaliger Vegetarier kann ich sehr gut nachvollziehen, dass die Menge an Fleisch, Eiern und Milchprodukten im vorigen Menüplan abschreckend auf viele Menschen wirken kann. Aus diesem Grund komme ich dem Wunsch nach einer zumindest pflanzenbasierten Version gern nach, möchte Sie aber gleichzeitig auf einige damit verbundene Stolpersteine hinweisen.

Erst einmal sollten Sie wissen, dass eine langfristige vegetarische Ernährung nicht selten mit den Beschwerden des Reizdarms assoziiert ist[98,99]. Das bedeutet keinesfalls, dass eine pflanzenbasierte Kost per se schädlich für Ihren Darm wäre. Es ist aber so, dass gerade das vegetarische und vegane Ernährungsmuster von Lebensmittelbestandteilen charakterisiert wird, welche wir in diesem Kapitel als potenziell problematisch kategorisiert haben. FODMAPs, ATI, Gluten und viele andere finden sich nun einmal hauptsächlich in pflanzlichen Lebensmitteln. Meiden Sie aber die genannten Komponenten, müssen Sie auf einige der wichtigsten Nährstofflieferanten der pflanzlichen Ernährung wie Hülsenfrüchte, Vollkorngetreide und auch zahlreiche Obst- und Gemüsesorten verzichten, ohne dass Ihnen gleichzeitig tierische Nährstoffbomben wie Eier, rotes Fleisch oder auch Milchprodukte einen Ausgleich liefern könnten. In diesem Zusammenhang gilt als gut belegt, dass viele Vegetarier und Veganer ohnehin zu geringe Mengen an beispielsweise Vitamin B12, Zink, Kalzium oder Selen aufnehmen[100]. Sicherlich können Sie sich gut vorstellen was passieren kann, wenn Sie diesen Zustand mit der FODMAP-Intervention kombinieren, die ebenfalls dafür bekannt ist, Mikronährstoffmängel zu begünstigen.

Möchten Sie das Beste aus Ihrer Ernährungstherapie herausholen, kann ich Ihnen deshalb nur raten, die beschriebene mediterrane Mischkost zu befolgen. Vielleicht könnte es für Sie ein möglicher Kompromiss sein, ausschließlich tierische Lebensmittel aus ökologischer und regenerativer Landwirtschaft zu konsumieren und dafür das Angebot der BIO-Bauernhöfe Ihrer Region zu erkunden. Sie könnten es aber auch auf einen zeitlich begrenzten Versuch ankommen lassen. Bereits im nächsten Abschnitt werden Sie sehen, dass die Verträglichkeit gegenüber Hülsenfrüchten, Obst und Gemüse bald wieder steigen wird. Das wird Ihnen viel neue Fußfreiheit bei der Gestaltung Ihres individuellen Ernährungsplans verschaffen, so dass Sie innerhalb weniger Monate zu einer pflanzenbetonteren Ernährungsweise zurückkehren können.

Sollte dies keine Option für Sie sein, möchte ich Ihnen zumindest eine skizzenhafte Vorstellung davon geben, wie eine pflanzenbasierte Low-FODMAP-Diät aussehen könnte. Ich orientiere mich dabei insbesondere an den Forschungsergebnissen des Gastroenterologen Dr. Mitsuro Chiba, der seit Jahrzehnten die Auswirkungen einer semi-vegetarischen Ernährung auf chronische Darmerkrankungen erforscht[101]. Beherzigen sollten Sie jedoch unbedingt, dass auch dieser und sein Team westliche Ernährungsgewohnheiten als Ursache der verschiedenen Darmleiden betrachten. Ihre überwiegend pflanzliche Ernährung sollte also kein Spiegel des „western way of life" sein, sondern unbedingt besonders nährstoffdichte und naturbelassene Lebensmittel beinhalten. Der folgende Menüplan integriert deshalb auch die grundlegenden Säulen der mediterranen Ernährung, musste aufgrund einiger Einschränkungen allerdings etwas modifiziert werden. So enthält er schon zu diesem Zeitpunkt auch bereits Lebensmittel mit moderaten FODMAP-Konzentrationen, um die Qualität der Ernährungstherapie sicherzustellen. Wie auch das Protokoll von Dr. Chiba beinhaltet er weiterhin täglich kleine Mengen Ei und probiotischen Joghurt sowie ein bis zwei Portionen Fisch pro Woche.

Die klassische mediterrane Low-FODMAP-Diät

	Montag	Dienstag	Mittwoch
Frühstück	Scheiben aus 2 Tomaten mit Thymian und 50 g Mozzarella 1 Spiegelei und 2 Scheiben Schinken in 1 EL Olivenöl 1 Glas frisch gepresster Orangensaft	Spinatmuffins aus 2 Eiern, 75 g gehacktem Spinat, 30 g gewürfelten Oliven, 50 g Feta und 1 EL Olivenöl 1 Glas Mandelmilch 1 Kiwi	Mediterraner Reisporridge aus 50 g Reis und der drei- bis vierfachen Menge Wasser, Lorbeerblatt, Zitronensaft, Basilikum, 1 EL Olivenöl, gewürfelter Tomate, 60 g Feta 1 Grapefruit
Mittag	2 Scheiben getoastetes (Sauerteig-)Reisbrot, 2 EL Oliven-Mayo, Gurkenscheiben, Basilikum 2 Scheiben Hartkäse oder 3 Scheiben Geflügel-aufschnitt	Hackbällchen aus 200 g Lamm- oder Rinderhack (am Vortag zubereiten) 150 g Karotten- und Selleriesticks, Radieschen 2 EL Oliven-Mayo und Senf	Großer Salat aus 80 g Blattsalat, 30 g Rucola, 80 g Gurke, 1 Tomate, 1 Karotte, Radieschen, 100 g Mais, 100 g Tofu 2 EL Olivenöl, Zitronensaft, Senf, etwas Reissirup
Snack	150 g selbst fermentierter Joghurt mit 100 g Heidelbeeren und 25 g Macadamia-Nüssen	1 Orange 3 Reiswaffeln mit 30 Erdnussbutter und Zitronen-Gelatine	Smoothie aus 150 g selbst fermentiertem Joghurt, 100 ml Mandelmilch, 100 g Ananas
Abendessen	125 g Scampi in 2 EL Olivenöl mit 80 g Kohl, 80 g Mangold, Zitronensaft und Kräutern nach Wahl 75 g Jasminreis	100 g Tofu, 100 g gewürfelter Kürbis, Frühlingszwiebel (grüner Teil), Kräuter nach Wahl in 2 EL Olivenöl 80 g Quinoa	150 g Wildlachs 200 g Ofenkartoffeln, 2 EL Olivenöl, 2–3 TL Mohn, Kräuter nach Wahl, 80 g Brokkoli 1 EL Oliven-Mayo
Tages-statistik	2260 kcal, 100 g Protein, 175 g Kohlenhydrate, 135 g Fett, 26 g Ballaststoffe	2350 kcal, 115 g Protein, 135 g Kohlenhydrate, 150 g Fett, 30 g Ballaststoffe	2100 kcal, 95 g Protein, 175 g Kohlenhydrate, 120 g Fett, 28 g Ballaststoffe

	Donnerstag	Freitag	Samstag	Sonntag
	Käseröstis aus 200 g Kartoffeln vom Vortag, 2 EL Olivenöl, 60 g Emmentaler oder Parmesan, Kräutern nach Wahl 1 Glas 4frisch gepresster Orangensaft	Mangoldpfanne aus 150 g Mangold, gewürfelter Tomate, 2 EL Olivenöl, Thymian, Oregano, 2 Eiern, 60 g Mozzarella 100 g Papaya	Hirsecreme aus 50 g Hirseflocken, 200 ml laktosefreier Milch, 150 ml Wasser, 50 g Heidelbeeren, 50 g Erdbeeren, 1 EL Butter, 30 g gerösteten Walnüssen, Vanillepulver	Sonntagspfannkuchen aus 2 Eiern, 60 g laktosefreiem Frischkäse, 1 EL Olivenöl oder Butter, 30 g Erdnussbutter, Zitronen-Gelatine, 100 g Heidelbeeren 1 Glas Mandelmilch
	3 Bio-Würstchen aus Geflügel oder Rind, etwas Senf 2 mittelgroße Tomaten, Basilikum, 30 g Oliven, 80 g Kohlrabi 1 Portion Mixed Pickles	100 g Sardinen in Olivenöl 2 Scheiben getoastetes (Sauerteig-) Reisbrot 2 EL Oliven-Mayo, Gurkenscheiben, Salatblätter, Basilikum	150 g Forelle, 1 EL Olivenöl Kartoffelbrei aus 200 g Kartoffeln, 1 EL Olivenöl, Thymian, Oregano 80 g Pak Choi, 80 g Steckrübe, 1 kleine Karotte	70 g Reisnudeln Vegetarische Bolognese aus 100 g Tofu, 2 Tomaten, Frühlingszwiebeln (grüner Teil), 2 EL Olivenöl, 1 geriebener Karotte, 30 g Oliven, 50 g Parmesan, Kräutern
	200 g laktosefreier Quark (20 %), 30 g Paranüsse, 80 g Honigmelone	Spieße aus 60 g Hartkäsewürfeln, 30 g Oliven und Mandarine	80 g Gurke und 80 g Sellerie, 1 Kiwi 150 g selbst fermentierter Joghurt mit Kräutern und Limette	30 g Macadamia-Nüsse, 30 g Bitterschokolade 85 %, 1 Glas Orangensaft
	125 g Rosmarin-Schweinefilet Polenta aus 60 g Maisgrieß, 1 EL Olivenöl, 2 EL Parmesan, Frühlingszwiebel (grüner Teil), 80 g Steckrübe, Grünkohl	Quinoasalat aus 60 g Quinoa, 125 g gewürfelter Hähnchenbrust, 80 g Rotkohl, 80 g Grünkohl, Tomate, 100 g Mais, 2 EL Olivenöl, Ingwer nach Geschmack	125 g gebackene grüne Bohnen, 2 Tomaten, 2 EL Olivenöl, je 80 g gewürfelter Kohlrabi und Kürbis, 60 g Feta oder Parmesan optional: 1 kleines Glas Rotwein	Garnelensalat aus 125 g Garnelen, 80 g Blattsalat, 30 g Rucola, 100 g Mais, 1 Tomate, Radieschen, 1 EL Olivenöl, Zitronensaft, 30 g rotem Sauerkraut
	2150 kcal, 115 g Protein, 165 g Kohlenhydrate, 120 g Fett, 25 g Ballaststoffe	2180 kcal, 115 g Protein, 130 g Kohlenhydrate, 135 g Fett, 27 g Ballaststoffe	2150 kcal, 90 g Protein, 170 g Kohlenhydrate, 125 g Fett, 30 g Ballaststoffe	2200 kcal, 90 g Protein, 155 g Kohlenhydrate, 140 g Fett, 30 g Ballaststoffe

Die pflanzenbasierte bzw. tryptophanarme Diät

	Montag	Dienstag	Mittwoch
Frühstück	Porridge aus 60 g glutenfreien Haferflocken, 120 ml Mandelmilch, 60 g Erdbeeren, 2 EL Erdnussbutter, 1 EL selbst fermentiertem Joghurt, Zimt 1 Glas frisch gepresster Orangensaft	Quinoaschüssel aus 75 g Quinoa, 150 g Mandelmilch, 1 EL Kokosöl, 50 g Heidelbeeren, 50 g Erdbeeren, 30 g Bitterschokolade 85 %, 2 EL Kürbiskernen	Mediterrane Pfannkuchen aus 50 g Hirsemehl, 50 ml Mandelmilch, 1 Ei, 1 Prise Backpulver, 80 g Mangold, 1 gewürfelten Tomate, 1 EL Olivenöl 100 g Papaya
Mittag	Spinatmuffins aus 75g Spinat, 30 g gewürfelten Oliven, 1 Ei, 30 g Reismehl, 1 EL Olivenöl, Schnittlauch, Frühlingszwiebel (grüner Teil)	3 Maistortillas, 150 g selbst fermentierter Joghurt, 1 EL Olivenöl, Rucola, gewürfelten Tomaten, 30 g Oliven, 1 Ei	Linsensuppe aus 100 g Linsen aus dem Glas, 100 g Tofu, 150 g Kartoffeln, 1 EL Olivenöl, Frühlingszwiebel (grüner Teil), gewürfelter Tomate, Oregano, Petersilie, Essig, etwas Reissirup
Snack	150 g selbst fermentierter Joghurt, 30 g geröstete Walnüsse, 100 g Heidelbeeren	2 Scheiben (Sauerteig-) Reisbrot, 2 EL Erdnussbutter 1 Grapefruit	100g Honigmelone, 30 g Macadamia-Nüsse
Abendessen	Großer Salat aus 70 g Blattsalat, 30 g Rucola, 2 Tomaten, 1 Karotte, 100 g Mais, 100 g Linsen aus dem Glas, 2 EL Olivenöl, Zitronensaft, Kräutern nach Wahl 2 Scheiben (Sauerteig-) Reisbrot mit Karotten-Kreuzkümmel-Aufstrich	125 g Scampi, je 100 g gewürfelte Kartoffeln, Karotten und Kohlrabi, 1 EL Olivenöl, Zitronensaft, Kräuter nach Wahl 1 Portion Mixed Pickles	75 g Reispasta 150 g Grünkohl, 20 g Kürbiskerne, 2 EL Olivenöl, Zitronensaft, Basilikum
Tagesstatistik	2130 kcal, 65 g Protein, 220 g Kohlenhydrate, 110 g Fett, 32 g Ballaststoffe	2130 kcal, 75 g Protein, 210 g Kohlenhydrate, 110 g Fett, 30 g Ballaststoffe	2150 kcal, 70 g Protein, 220 g Kohlenhydrate, 110 g Fett, 32 g Ballaststoffe

	Donnerstag	Freitag	Samstag	Sonntag
	300 g gewürfelte Kartoffeln, 1 grüne Paprika, Frühlingszwiebel (grüner Teil), 2 EL Olivenöl, Oregano, Pfeffer 1 Glas Mandelmilch 100g Ananas	Muffins aus 75 g Reismehl, 1 Ei, 100 g Heidelbeeren, 50 ml Mandelmilch, Zitronenschale, Vanillepulver, etwas Backpulver 1 Glas frisch gepresster Orangensaft	Haferfladenbrot aus 75 g glutenfreien Haferflocken, 1 Ei, 1 EL Olivenöl, etwas Reissirup, 1 halbem TL Backpulver, 1 EL Wasser 80 g Mangold, Cherrytomaten, Zitronensaft 1 Glas Mandelmilch	Bananenbrot aus 1 Banane, 60 g Reismehl, 1,5 EL Kokosöl, 50 ml Mandelmilch, 1 Ei, 20 g gehackten Walnüssen
	80 g Polenta, 240 ml Wasser, 1 EL Olivenöl, Pfeffer, Basilikum, Oregano 1 Aubergine, Frühlingszwiebel (grüner Teil), 30 g schwarze Oliven, 1 EL Olivenöl	Risotto aus 80 g Reis, 60 g Spinat, 100 g Kürbis, 1 Karotte, 1 Stange Sellerie, 20 g Chiasamen, 2 EL Olivenöl, Kräutern nach Wahl	Kokos-Linsensuppe aus 150 g Karotten, 75 g Süßkartoffeln, 100 g Linsen aus dem Glas, 60 ml Kokosmilch, 2 EL Olivenöl, Ingwer, Kreuzkümmel, Kurkuma, Limettensaft	Ofengemüse aus 200 g Kartoffeln, 2 Karotten, 100 g Kohlrabi, 100 g Kürbis, 100 g Tofu, 2 EL Olivenöl, Basilikum, Salbei, Zitronensaft 150 g selbst fermentierter Joghurt mit Kräutern
	1 Portion rotes Sauerkraut, 1 Kiwi, 30 g Erdnüsse	Grüner Smoothie aus 50 g Grünkohl, 100 g Ananas, Zitronensaft, 150 g selbst fermentiertem Joghurt, Mandelmilch, etwas Reissirup	150 g selbst fermentierter Joghurt, 75 g Erdbeeren, 30 g Paranüsse	100 g Honigmelone, 30 g Bitterschokolade 85 %
	150 g Wildlachs, 1 EL Olivenöl, Zitronensaft, Kräuter nach Wahl 80 g Spinat, 100 g Pastinake und 100 g grüne Bohnen	Brokkolicreme aus 150 g Brokkoli, 200 g Kartoffeln, 100 g gewürfeltem Tofu, Frühlingszwiebel (grüner Teil), 1 EL Olivenöl, 20 g geröstete Walnusshälften 2 Scheiben (Sauerteig-) Reisbrot	Quinoasalat aus 75 g Quinoa, 100 g Gurke, 1 Radicchio, 1 EL Olivenöl, 30 g Erdnussmus, Dill, Minze 1 Mandarine	Polentapommes aus 80 g Polenta, 80 ml Wasser, 1 EL Olivenöl, Thymian, Salbei Salatbett aus 80 g Spinatblättern, 50 g Erdbeeren, 1 EL Olivenöl, Balsamico-Essig optional: 1 kleines Glas Rotwein
	2020 kcal, 70 g Protein, 220 g Kohlenhydrate, 95 g Fett, 34 g Ballaststoffe	2050 kcal, 60 g Protein, 230 g Kohlenhydrate, 95 g Fett, 32 g Ballaststoffe	2150 kcal, 60 g Protein, 195 g Kohlenhydrate, 125 g Fett, 32 g Ballaststoffe	2300 kcal, 60 g Protein, 240 g Kohlenhydrate, 125 g Fett, 28 g Ballaststoffe

Unverzichtbar: Die Wiedereinführung FODMAP-reicher Lebensmittel

Nach sechs bis acht Wochen der FODMAP-Eliminationsphase sollten zumindest die dargestellten kurzfristigen Mechanismen der Low-FODMAP-Ernährung ihre Wirkung entfaltet haben. Vor allem die Häufigkeit und Intensität Ihrer Blähungen und Bauchschmerzen sollten also zu diesem Zeitpunkt merklich abgenommen haben. Vielleicht zeigen sich aber auch schon erste positive Effekte auf vorhandene Stuhlunregelmäßigkeiten. Sollten Sie zu jenen Glückspilzen gehören, die moderat bis stark von einer Low-FODMAP-Intervention profitieren, etwa aufgrund einer vor der Diät bestehenden FODMAP-Dysbiose, dann folgt für Sie nun ein besonders kritischer Schritt.

Die FODMAP-Wiedereinführung ist nämlich, entgegen dem intuitiven Verständnis vieler Betroffener, die weitaus bedeutendere Phase der Low-FODMAP-Diät[102]. Doch vielen Anwendern der Diät ist dieser Fakt nur mit Mühe nahezubringen, und als ehemals selbst Betroffener habe ich auch größtes Verständnis für diese Abwehrhaltung. Einem großen Prozentsatz der Menschen mit RDS geht es nach der mehrwöchigen Eliminationsphase nach Jahren quälender Beschwerden endlich einmal wieder besser. Und ausgerechnet jetzt, nach einem so lang ersehnten Erfolg, sollen Sie erneut anfangen, mit den Triggern der Symptome zu experimentieren? Meine nüchterne Antwort auf diese oft emotional vorgetragene Frage lautet „Ja, unbedingt", und natürlich möchte ich Sie auch wissenschaftlich und aus meiner eigenen Erfahrung heraus begründen.

Zum einen hatte ich Ihnen bereits dargelegt, dass eine so stark eingeschränkte FODMAP-Intervention langfristig unweigerlich unschöne Konsequenzen mit sich bringt. Dazu gehören eine mangelhafte Mikronährstoffversorgung, eine weiter verarmende Darmflora und leider oft auch manifeste Essstörungen[103]. Es ist also durchaus naheliegend, dass Sie sich Ihre verminderten Symptome dadurch erkaufen, dass Sie langfristige Verschlechterungen Ihrer gastrointestinalen und allgemeinen Gesundheit zumindest unbewusst akzeptieren.

Wie die oben präsentierten Menüpläne zeigen, können Sie sich natürlich auch weiterhin die Mühe machen, alle Risikofaktoren so weit als möglich zu minimieren. So könnten Sie die Menge der täglich aufgenommenen Mikronährstoffe über verschiedene Softwarelösungen dokumentieren und bei Bedarf Anpassungen vornehmen. Doch ich will ganz ehrlich mit Ihnen sein: Meiner Erfahrung nach gelingt es nur den allerwenigsten Betroffenen, in ihrem meist stressigen Alltag alles perfekt zu machen. Eine weitreichende Liberalisierung Ihrer persönlichen Low-FODMAP-Ernährung verbessert also nicht nur Ihre Lebensqualität durch den Genuss vielleicht schmerzlich vermisster Lebensmittel, sondern sichert auch langfristig Ihre Gesundheit.

Leider ist es in Betroffenenkreisen dazu gekommen, dass die kurzkettigen Kohlenhydrate ausschließlich als Reizdarmtrigger und damit Bösewichter angesehen werden. Dies entspricht aber keinesfalls der wissenschaftlichen Datenlage. Viel zu oft musste ich mich bereits mit Betroffenen unterhalten, welche die FODMAP-Reduktion oder andere Eliminationsdiäten zu weit getrieben hatten. Interessanterweise scheint unter diesem Vorgehen die persönliche Toleranz der Lebensmittel immer weiter *abzunehmen*. Dies kann unter anderem durch die weitere Verschlechterung des Zustands der Darmflora durch fehlende Ballaststoffe, Mikronährstoffe usw. oder aber wie bei der Fruktosemalabsorption durch eine weitere Herabregulation des Fruktosetransporters bedingt sein[104]. Nicht selten berichten RDS-Betroffene nach vielen Jahren strenger Eliminationsdiäten, nur noch weißen Reis, Hähnchen und etwas Gemüse zu vertragen.

Bitte hören Sie deshalb auf meinen Appell: Auch wenn Sie sich gerade zum ersten Mal seit Ewigkeiten wieder pudelwohl fühlen sollten, begeben Sie sich nicht in die geschilderte Teufelsmühle. Stellen Sie sich stattdessen der Individualisierungsphase. Entscheiden Sie sich für langfristige Gesundheit und Heilung statt für kurzfristige symptomatische Linderung!

Beim Austesten der persönlichen Toleranz gegenüber FODMAPs hat sich ein Vorgehen besonders bewährt. Dieses rückt ganze FODMAP-*Kategorien* ins Zentrum der Aufmerksamkeit[105].

Milchzucker	Fruchtzucker I	Fruchtzucker II (plus Polyole)
• Kondensmilch • Vollmilch • Halbfettmilch • Ziegenmilch • Milchshake und Speiseeis (z. B. Vanille, Erdbeer) • Joghurt, klassisch • Joghurt, griechisch • Hüttenkäse • Kefir	• Agavendicksaft • Honig • erlaubte Früchte, getrocknet (z. B. Rosinen, Cranberrys) • erlaubte Früchte, größere Portionen • erlaubte Früchte als Fruchtsaftkonzentrat • Mango • Spargel	• Fruchtsaftkonzentrat (Apfel, Birne) • Fruchtleder (Birne, Apfel, Pfirsich) • Birne und -saft • Wassermelone • Apfel und -saft • Apfelmus

Häufig ist es nämlich so, dass Betroffene beispielsweise empfindlich auf gewisse Mengen Fruktan, Fruktose und Zuckeralkohole reagieren, aber kaum Schwierigkeiten mit der Verdauung von Laktose und Galakto-Oligosacchariden haben. In diesem Kontext zeigte eine 2024 publizierte placebo-kontrollierte Intervention, dass nicht alle FODMAP-Gruppen über das gleiche Triggerpotenzial verfügen. Die Mehrheit der Probanden mit RDS reagierte mit verstärkten Beschwerden auf die Wiedereinführung von Fruktan und bestimmter Polyole, insbesondere Mannitol, während auf Laktose und Fruktose nur ähnlich viele Patienten negativ reagierten wie auf das Placebo[106]. Diese Herangehensweise kann Ihnen viel mühevolle Kleinarbeit ersparen, da Sie nicht alle Lebensmittel einzeln austesten müssen,

Durch das Austesten ganzer FODMAP-Kategorien in der Wiedeeinführungsphase kann die darmgesunde Ernährung um viele schmackhafte Nahrungsmittel erweitert werden.

Fruktan	Zuckeralkohole	Galakto-Oligo-Saccharide
• Zichorienkaffee • Weizenkleie • Roggen • Gerste • Couscous • Gnocchi • Zwiebel und -pulver • Blumenkohl • Rote Beete • Frühlingszwiebel (weißer Teil) • Knoblauch und -pulver • glutenfreie Brötchen und Brote	• Süßwaren, zuckerfrei • Pflaumen und -saft • Feigen, getrocknet • Johannisbeeren • Speisepilze • Blumenkohl • Datteln • Süßkirschen • Kaugummi, zuckerfrei • Nektarinen • Aprikosen • Avocados • Zuckermais, größere Mengen • Süßkartoffeln, größere Mengen	• Spalterbsen • Bohnen • Linsen • Butterbohnen • Pistazien • Kichererbsen • Sojabohnen • Sojamilch • Kerne, größere Portionen • Mandeln • Linsen aus dem Glas, größere Portionen

sondern vielleicht ganze Lebensmittelgruppen in nunmehr „legale“ Nahrungsmittel umwandeln können. Fällt beispielsweise Ihr Experiment mit Milchzucker symptomfrei aus, dann haben Sie nun die Wahl. Von der Sahne bis zum Quark stehen Ihnen nun wieder alle Möglichkeiten offen. Klingt doch vielversprechend, oder?

In der Praxis könnte das Austesten der individuellen Verträglichkeit so ablaufen, dass Sie jeweils eine Woche den einzelnen FODMAP-Kategorien widmen. Sie könnten sich etwa in der ersten Woche nach der Eliminationsphase der Laktose zuwenden. Starten Sie an einem ersten Wochentag mit wenigen Lebensmitteln, die geringe bis moderate Mengen an Milchzucker enthalten. Verstärken sich Ihre Beschwerden in den Stunden und Tagen nach diesem Versuch nicht, sollten Sie an einem nicht direkt darauffolgenden Tag Speisen mit einem deutlich höheren Laktosegehalt zubereiten. Eventuell können Sie durch solche Experimente Laktose als Trigger für sich ausschließen.

Für Ihre Orientierung dürfte auch noch ein weiteres Ergebnis der zuletzt zitierten Studie interessant sein. Während Zuckeralkohole die Symptome unmittelbar provozierten, zeigten sich die Effekte von Fruktan bzw. Galakto-Oligosacchariden erst am folgenden Tag und jene von Laktose sogar erst am dritten Tag nach dem eigentlichen Konsum.

Bei der beschriebenen Versuchsanordnung kann Sie die folgende Tabelle unterstützen. Die jeweiligen FODMAP-Konzentrationen der Lebensmittel sinken innerhalb ihrer Kategorie von oben nach unten.

Beachten Sie bitte, dass die auszutestenden Lebensmittel keine Inhaltsstoffe weiterer FODMAP-Kategorien enthalten. So wäre es beispielsweise äußerst unklug, die Verträglichkeit von Laktose anhand eines Milchshakes zu beurteilen, der neben laktosehaltiger Milch noch fruktosereiche Früchte wie Birnen oder Pfirsiche enthält, da so eventuell entstehende Symptome auch letzteren Inhaltsstoffen geschuldet sein könnten.

Qualität geht vor – auch in der Individualisierungsphase

Auch in der Wiedereinführungsphase der Low-FODMAP-Diät sollten Sie Ihr Augenmerk besonders auf jene Lebensmittel richten, die nachweislich Ihre Darmgesundheit fördern können. Diese enthalten entweder eine hohe Mikronährstoffdichte, präbiotische Ballaststoffe oder aber bioaktive Komponenten. Exzellente Vertreter dieser gesundheitsförderlichen Lebensmittel sind Hülsenfrüchte, Hafer, Honig und die Kreuzblütengewächse Brokkoli und Blumenkohl[107,108]. Interessanterweise finden sich genau diese Lebensmittel auch überproportional auf den Tellern besonders gesunder und langlebiger Kulturen unserer Erde[109].

Sollte es Ihnen nicht gelingen, relevante FODMAP-Kategorien in Gänze auszuschließen, dann lohnt sich dennoch das Herantasten an Ihre individuelle Toleranzgrenze. So gelten beispielhaft 100 g Linsen im Glas (Abtropfgewicht) als relativ FODMAP-arm, da sich die enthaltenen Galakto-Oligosaccharide im Wasser lösen. Lassen Sie diese wichtigen Details nicht ungenutzt. Sie werden die Qualität Ihrer täglichen Ernährung enorm aufwerten. Versuchen Sie einfach, die verträglichen Mengen über die Zeit zu erhöhen oder neue Kombinationen auszutesten.

Weiterhin sollten Sie sich in diesem Kontext daran erinnern, dass die zu sich genommenen FODMAPs ihre Wirkung sozusagen aufpotenzieren. Sollte Ihre persönliche Verträglichkeit gegenüber den meisten FODMAP-Gruppen also bisher nur mäßig sein, dann reservieren Sie diese bitte für besonders wertvolle Lebensmittel, die Ihren Speiseplan sinnvoll ergänzen helfen.

100 g Linsen im Glas, 50 g Hafer im morgendlichen Porridge und 20 g qualitativ hochwertiger Honig im probiotischen Joghurt sind in jedem Fall nährstoffarmen Roggenbroten, Trockenfrüchten und zuckerfreien Light-Getränken vorzuziehen! Verzichten Sie auf die FODMAPs in letztgenannten leeren Kalorien, können Sie zumeist mehr von den wertvollen FODMAP-Lieferanten verzehren, ohne Symptome zu provozieren.

Auch wenn Sie Ihren Speiseplan nun deutlich erweitern sollten, kann ich Ihnen auch für die Wiedereinführungsphase nur ans Herz legen, Ihre Kalorienbilanz sowie die Zufuhr von Makro- und Mikronährstoffen zumindest für die ersten Monate mithilfe einer dafür geeigneten App zu überprüfen. Gerade Personen, die sich in ihrem bisherigen Leben eher nur marginal mit Ernährung beschäftigt haben, passiert es leicht, dass sie ihren Kalorienbedarf deutlich unterschätzen oder aber die empfohlene Tageszufuhr für essenzielle Vitamine und Mineralstoffe deutlich unterschreiten.

Die Toleranzschwelle verbessert sich mit der Zeit

Das komplette Weglassen der Wiedereinführungsphase ist die wohl größte Sünde im Rahmen der Low-FODMAP-Diät. Doch es gibt noch einen weiteren groben Fehler, den ich sehr häufig beobachten muss. Er besteht darin, das Austesten der Lebensmittel nach einem einzigen Versuch abzuhaken und die gegebenen Verträglichkeiten als in Stein gemeißelt zu akzeptieren. Letzteres ist aber keineswegs der Fall! Es ist nämlich mehr die Regel als die Ausnahme, dass die Toleranzschwelle gegenüber den FODMAPs mit fortschreitender Heilung des Gastrointestinaltrakts und einer Optimierung der Darmflora weiter deutlich ansteigt.

Bleiben Sie also der hier beschriebenen Ernährung langfristig treu. Bevorzugen Sie unverarbeitete und nährstoffreiche Lebensmittel. Meiden Sie den Darm krank machende Zutaten wie Zucker oder künstliche Zusatzstoffe. Führen Sie außerdem allgemein einen darmgesunden Lebensstil (dazu mehr in den folgenden Kapiteln). Dann werden Sie in Zukunft auch wieder mehr FODMAP-reiche Nahrungsmittel konsumieren können. Versprochen!

Geben Sie Ihrem Darm dafür aber etwas Zeit. Meiner Einschätzung nach sollte ein erneutes Austesten der individuellen Toleranzschwellen regelmäßig alle sechs Monate erfolgen.

Ihr Erfolg ist bereits vor Beginn der Diät abschätzbar

Inzwischen gibt es verlässliche Prädiktoren, also Untersuchungsergebnisse bewährter Testverfahren, die Ihnen bereits *vor* Beginn Ihrer FODMAP-Reduktion Auskunft darüber geben können, ob Ihre Bemühungen von Erfolg gekrönt sein werden. Alles, was Sie dafür tun müssen, ist eine Stuhlprobe an ein entsprechend ausgestattetes Labor zu senden (und diese Leistung selbst zu bezahlen). Dort kann man anhand einer DNA-Sequenzierung des gastrointestinalen Mikrobioms abschätzen, ob Ihre Darmflora spezifische Charakteristika aufweist, die in einem engen Zusammenhang zur FODMAP-Unverträglichkeit stehen (die bereits angesprochene FODMAP-Dysbiose)[110].

In vielen Untersuchungen konnte nämlich demonstriert werden, dass sich die ursprüngliche Darmflora erfolgreicher Diätanwender maßgeblich von jener der Betroffenen unterschied, die ihre Beschwerden durch die FODMAP-Reduktion nicht verbessern konnten. Vor allem die Vermehrung spezifischer, auf die Verwertung von Zucker spezialisierter Darmbakterien deutet auf eine hohe Effektivität der Low-FODMAP-Diät hin, während eine bereits stark ausgeprägte Dysbiose mit verminderter Biodiversität deren Erfolg eher zu vermindern scheint.

Auf der Grundlage dieser Erkenntnisse wurden inzwischen mehrere FODMAP-Indizes zur Abschätzung des Therapieerfolgs entwickelt. In einer Studie lag die Wahrscheinlichkeit einer starken Linderung der Beschwerden durch die Diät fünfmal so hoch, wenn dieser Index einen kritischen Schwellenwert überschritt[111]. Neben der höheren Erfolgswahrscheinlichkeit weist ein erhöhter FODMAP-Index darauf hin, dass die Eliminationsphase ursächlich wirken wird. Typischerweise können Sie dann schon nach wenigen Wochen zu einer FODMAP-reicheren Ernährung zurückkehren und sich das regelmäßige praktische Austesten sparen. Auch mehrere Anbieter in Deutschland leisten die Erstellung eines solchen FODMAP-Indexes und eine Abschätzung der Dysbiose anhand einer DNA-Sequenzierung.

Ich habe diesen Abschnitt bewusst an das Ende dieses Kapitels gesetzt. Zum einen sollten Sie sich darüber im Klaren sein, dass es sich bei diesem Prädiktor lediglich um eine Abschätzung von Wahrscheinlichkeiten handelt. Außerdem glaube ich, dass Sie durch das konkrete Umsetzen der Ernährungsratschläge in diesem Kapitel viel über sich, Ihren Darm und Ihren gesamten Körper lernen können. Diese hinzugewonnen Informationen könnten nachhaltig Ihren Therapieerfolg beflügeln.

Dennoch habe ich größtes Verständnis, sollten Sie sich in einer kritischen Lage befinden und gewillt sein, jede vorhandene Abkürzung zu nutzen. Hängt vielleicht Ihre Partnerschaft oder Ihr Job aufgrund Ihrer Erkrankung am seidenen Faden, möchte ich Sie natürlich nicht erst dazu nötigen, weitere zwei Monate mit einem Ernährungsexperiment zu verbringen.

L-Glutamin verstärkt die Effektivität der FODMAP-Reduktion

Heute stehen RDS-Betroffenen ungeahnte Möglichkeiten bei der Linderung ihrer Beschwerden offen. Hierzu gehören verschiedene Ernährungsprotokolle, Nahrungsergänzungsmittel, psychotherapeutische Verfahren usw. Nun ist es nicht immer ganz einfach abzuschätzen, welche Interventionen sich sinnvoll untereinander kombinieren lassen. Es ist nämlich so, dass die Kombination zweier erwiesenermaßen beim RDS wirksamer Verfahren nicht immer auch zu einer gesteigerten Effektivität führt.

Die Low-FODMAP-Diät und die darmbezogene Hypnotherapie gehören zu den hilfreichsten Behandlungsstrategien beim Reizdarmsyndrom. Etwa drei von vier RDS-Patienten können sich von jedem dieser beiden Ansätze signifikante Linderungen ihrer Beschwerden erhoffen. Da die beiden Therapieverfahren auf unterschiedlichen Wirkmechanismen beruhen (Fermentation vs. Darm-Hirn-Achse), liegt es nahe anzunehmen, dass die Kombination beider Strategien zu noch stärkeren positiven Wirkungen führen müsse. Laut ersten Vergleichsstudien ist dies aber nicht der Fall[11].

Analog konnte gezeigt werden, dass die zusätzliche Einnahme von Probiotika zwar die negativen Auswirkungen der FODMAP-Reduktion auf die Darmflora abmildern, nicht aber deren therapeutische Erfolge maximieren kann[113,114]. Solche Vergleichsstudien sind enorm wertvoll, da sie helfen, sich bei der Planung der Behandlung auf das Wesentliche zu konzentrieren.

Die Kombination einer Low-FODMAP-Diät mit der regelmäßigen Einnahme von L-Glutamin führte zu noch einmal deutlich verbesserten Therapieerfolgen und einer höheren Zufriedenheit.

Gibt es also überhaupt eine Option, welche die Wirksamkeit Ihrer mediterranen Low-FODMAP-Diät noch einmal signifikant verbessern kann? Ja, diese gibt es tatsächlich, und Sie haben sie auch bereits kennengelernt. Eine 2021 publizierte Studie untersuchte die Auswirkung von zusätzlichen Gaben der Aminosäure L-Glutamin (3x 5 g/Tag) auf den Erfolg einer Low-FODMAP-Diät[115]. Sowohl die RDS-Patienten in der Kombinationsgruppe als auch die, die lediglich die FODMAP-Intervention befolgten, erzielten eine beachtliche Linderung ihrer Symptome. Die Glutamineinnahme führte allerdings zu einer signifikant stärkeren Verbesserung der allgemeinen Reizdarmbeschwerden um fast zwei Drittel. Auch bei der neu ermittelten Zufriedenheit mit den Stuhlgewohnheiten und deren Einschnitt in das Alltagsleben war die Kombinationsgruppe deutlich überlegen.

Ihre nächsten Schritte

1. Eventuell: Lassen Sie einen FODMAP-Index zur Abschätzung des Erfolgs einer FODMAP-Intervention errechnen (DNA-Sequenzierung der Darmflora).
2. Praktizieren Sie für sechs bis acht Wochen eine stark FODMAP-reduzierte Mittelmeerdiät wie in diesem Kapitel beschrieben.
3. Vermindern sich Ihre Beschwerden ausreichend bis deutlich, widmen Sie sich der Austestung einzelner Lebensmittel oder ganzer FODMAP-Kategorien. Ihr langfristiges Ziel ist dabei das Erreichen einer traditionellen mediterranen Ernährung.
4. Versuchen Sie den Therapieerfolg Ihrer Ernährungstherapie durch die Gabe von 3 x 5 g Glutamin pro Tag noch weiter zu erhöhen.
5. Sollten sich Ihre Symptome wider Erwarten nicht verbessern oder der FODMAP-Index zuvor auf eine geringe Effektivität hinweisen, gehen Sie bitte direkt zum Kapitel „Wenn die mediterrane Low-FODMAP-Ernährung nicht funktioniert“ über.

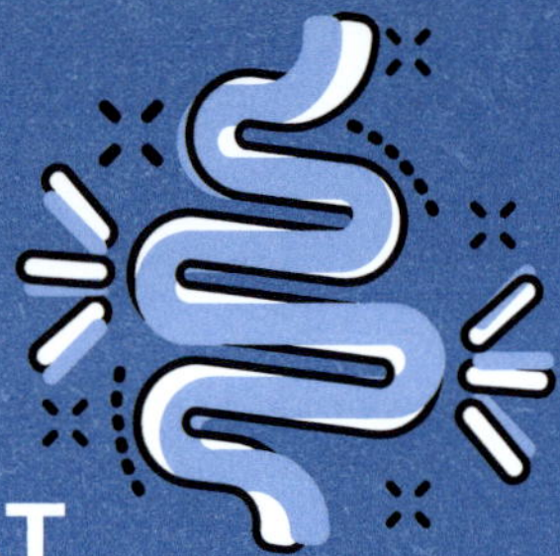

WENN DIE MEDITERRANE LOW-FODMAP-DIÄT NICHT FUNKTIONIERT

Obwohl ich gerade die Mittelmeervariante der FODMAP-Reduktion für sehr effektiv bei der Linderung der Beschwerden und nachhaltigen Verbesserung des Darmmilieus halte, kann es mitunter geschehen, dass Sie nach einem mehrwöchigen Versuch mit dieser Ernährung vor verschiedenen Problemen stehen.

Neuere systematische Reviews und Metaanalysen berichten einen zufriedenstellenden Erfolg der Diät bei 50–80 % der Reizdarmerkrankten[1]. Knapp jeder vierte Patient kann mit der FODMAP-Reduktion also keine nennenswerten Erfolge erzielen. Gehören Sie ausgerechnet zu diesen Betroffen, dann ist die Wahrscheinlichkeit hoch, dass sich eine andere mit der Ernährung assoziierte Funktionsstörung hinter Ihren Beschwerden versteckt. Ein besonders starker Hinweis auf das Vorliegen einer solchen Erkrankung wäre auch eine zwar eher seltene, aber auch keinesfalls ausgeschlossene *Verschlimmerung* der Beschwerden durch die zuvor beschriebene Ernährungsintervention. Diese könnte etwa dadurch begründet sein, dass eine typische, im Normalfall meist sogar besonders darmgesunde Komponente der Diät aufgrund einer vorliegenden individuellen Unverträglichkeit Symptome verursacht. Dies ist prinzipiell für fast alle erdenklichen Lebensmittel möglich. Abgesehen von beim Reizdarm nicht selten vorkommenden *Nahrungsmittelallergien* gegenüber Milchproteinen, Eiern und Hefe, können im Rahmen einer *Salizylatintoleranz* sogar Olivenöl und viele FODMAP-arme Obst- und Gemüsesorten problematisch sein.

In diesem Kapitel werde ich Ihnen deshalb gleich mehrere der bei Reizdarmpatienten typischen Nahrungsmittelunverträglichkeiten verschiedenen Ursprungs vorstellen und dabei auch knapp auf deren Diagnostik und Therapie eingehen. Da die Kohlenhydratunverträglichkeiten wie Laktose-, Fruktose- und Sorbitintoleranz bereits bei der Konzeption der Low-FODMAP-Diät Beachtung fanden, verzichte ich auf deren nochmalige Darstellung. Ein Abdruck umfangreicher Lebensmittellisten, beispielsweise zum Salizylat-, Nickel- oder Histamingehalt einzelner Lebensmittel, würde den Rahmen dieses Ratgebers sprengen. Sollte ein Testergebnis darauf hinweisen, dass Sie unter einer der vorgestellten Unverträglichkeiten leiden, werden Sie im Anhang dieses Buches einige nützliche Verweise entdecken.

Das systematische Abklopfen weiterer Nahrungsmittelunverträglichkeiten kann sich auch dann bezahlt machen, wenn Sie mit der mediterranen FODMAP-Diät zwar sehr wohl klinische Verbesserungen erzielen konnten, mit diesen aber noch nicht zu 100 % zufrieden sind. Eine Unverträglichkeit von FODMAPs und etwa eine parallel vorliegende Nahrungsmittelallergie schließen sich nicht aus.

Nahrungsmittelallergie: Problematisch bei RDS

Der Begriff der Nahrungsmittelallergie bezeichnet eine überschießende Reaktion des Immunsystems auf einen oder mehrere eigentlich harmlose Komponenten in Lebensmitteln. Klinisch werden drei Formen der Nahrungsmittelallergie unterschieden: *Immunglobulin-E-* vermittelt (IgE, Sofortreaktion), gemischte und nicht-IgE-vermittelte (verzögerte Reaktion)[2].

Bei Menschen mit Reizdarmsyndrom ist jede genannte Form im Durchschnitt signifikant häufiger präsent als bei gesunden Kontrollpersonen. So lag die Prävalenz von Sofortreaktionen gegenüber Lebensmittelproteinen in einer Kohorte RDS-Betroffener in einer Studie bei stattlichen 35 %[3]. In einer weiteren Untersuchung fanden Forscher mit dem gastrointestinalen Äquivalent zum bekannten

Allergie-Hauttest sogar bei 77 % der Probanden mit chronischen gastrointestinalen Beschwerden IgE-vermittelte Reaktionen der Darmschleimhaut, während dies bei keiner der gesunden Kontrollpersonen gelang[4].

Der Begriff der allergischen Sofortreaktion ist dabei irreführend. Obwohl tatsächlich viele Symptome innerhalb weniger Minuten nach Verzehr des Allergens auftreten können, finden sich auch bei der IgE-vermittelten Nahrungsmittelallergie *verzögerte Effekte*, bis zu deren Auftreten 24 Stunden vergehen können.

Die gastrointestinalen Beschwerden treten beim Soforttyp häufig in Kombination mit Reaktionen der Haut und Beschwerden der Atemwege auf. Die beim Reizdarm am häufigsten erfassten IgE-Reaktionen betreffen *Milchproteine, Soja, Tomate, Erdnuss und Hühnerei*. Diese können unproblematisch und verlässlich durch einen entsprechenden Bluttest auf spezifisches IgE nachgewiesen werden. Therapeutisch ist der Verzicht auf die bestätigten Allergene das Mittel der Wahl.

Ist das Austesten relevanter IgE-vermittelter-Reaktionen auf Lebensmittel gängige Praxis in vielen Hausarztpraxen und Kliniken, so ranken sich besonders um die nicht-IgE-vermittelten Lebensmittelallergien zahlreiche Mythen. Viele Ärzte und besonders Gastroenterologen stehen entsprechenden Tests skeptisch gegenüber und vermuten als zentrales Motiv der Anbieter gern Geldmacherei statt wissenschaftlicher Evidenz und klinischem Nutzen.

Zumindest beim Reizdarmsyndrom scheinen die mitunter kontrovers diskutierten IgG-Tests eine klinische Berechtigung zu haben. Bereits 2004 demonstrierten Wissenschaftler die Überlegenheit einer IgG-geleiteten Ernährungsintervention gegenüber einer Scheindiät beim RDS[5]. Die Probanden der Intervention, die unter dem höchsten Schweregrad des RDS litten, konnten ihren Schweregrad-Score annähernd halbieren, was einem Effektunterschied von mindestens 26 % zur Scheindiät entsprach.

In einer 2021 publizierten Untersuchung aus Polen sah die Bilanz für die auf Grundlage des IgG-Tests gestalteten Reizdarmernährung noch positiver aus. Während eine Low-FODMAP-Intervention erwartungsgemäß die gastrointestinalen Beschwerden von RDS-Betroffenen signifikant bessern konnte, führte die IgG-geleitete Diät zusätzlich zur Linderung systemischer Beschwerden[6]. Viele der berichteten Symptome kamen sogar vollständig zum Erliegen. Die noch deutlicheren Ergebnisse könnten dadurch erklärbar sein, dass die polnischen Forscher deutlich mehr Lebensmittel austesteten. Bereits in der Untersuchung von 2004 stieg die Effektivität progressiv an, umso mehr Allergene vom Teller verbannt werden konnten.

Eine auf Grundage eines IgG-Tests durchgeführte Eliminationsdiätführte zu starken Linderungen der Reizdarmsymptome und war dabei sogar einer Low-FODMAP-Diät überlegen.

Die polnische Vergleichsstudie ist weiterhin ein exzellentes Beispiel zur Illustration des Gegensatzes zwischen wirklichem Reizdarmsyndrom und alternativer Erklärung. Gelingt es Ihnen, einen manifesten organischen Treiber hinter Ihren Darmbeschwerden zu enthüllen, könnte für Sie die Heilung dieser Symptome in greifbare Nähe rücken. In diesem Falle kann eine entsprechend geplante Intervention der Basistherapie Low-FODMAP-Diät überlegen sein.

Zu den häufig erhobenen verzögerten nicht-IgE-vermittelten allergischen Reaktionen unter Reizdarmbetroffenen gehören vor allem jene gegen *Hefe, Milchproteine, Eier, Weizen und Erbsen*. Eine wertvolle diagnostische Alternative zu den bereits angesprochenen IgG-Tests zur Etablierung verzögerter Reaktionen auf Lebensmittel kann auch der sogenannte *Lymphozyten-Transformations-Test* (LTT) sein[7].

Besonders Menschen mit chronischen Darmleiden sollten außerdem beachten, dass es vorkommen kann, dass allergische Reaktionen gegenüber Lebensmittelproteinen lediglich lokal im Darm nachzuweisen sind. Ihr Darmgewebe könnte also durchaus immunologisch auf ein Lebensmittel reagieren, selbst wenn alle bisherigen Bluttests auf Lebensmittelallergien unauffällig waren. Untersuchungen der Universität Kiel mittels konfokaler-Laser-Endoskopie deuten sogar darauf hin, dass solche atypischen Lebensmittelallergien bei einer

Mehrheit der RDS-Patienten vorhanden sein könnten[8]. Der Kontakt mit entsprechenden Allergenen führte in dieser Studie zu einer sofortigen Schädigung der Darmbarriere sowie zu einer lokalen Aktivierung verschiedener Immunzellen.

Eine praktikable ambulante Option zum Nachweis einer solchen gastrointestinalen Allergie ist beispielsweise die *segmentale Darmlavage*, wie sie unter anderem im Waldkrankenhaus Erlangen praktiziert wird[9]. Da es sich hierbei jedoch um einen endoskopischen Eingriff handelt, würde ich diesen diagnostischen Schritt erst empfehlen, wenn alle minimalinvasiven Untersuchungen und Therapieversuche keine Erfolge mit sich brachten.

Die Bedeutung der Lebensmittelallergien beim RDS wird auch im Lichte neuerer Erkenntnisse betont, die belegen, dass neben gastrointestinalen Infektionen auch unbeachtete Lebensmittelallergien die Ursache hinter der beim RDS zu findenden Mastzellhyperplasie und -überaktivität sein können[10].

Sinn und Unsinn des Ernährungs- und Symptomtagebuchs

Bereits an dieser ersten Abhandlung können Sie vielleicht erkennen, dass der früher oft gut gemeinte Rat, ein Ernährungs- und Symptomtagebuch zu führen, um mögliche vorhandene Unverträglichkeiten aufzudecken, meist vergebliche Liebesmüh ist. Die Zeitspanne, nach der die Beschwerden nach einem Allergenkontakt auftreten, schwankt zwischen wenigen Minuten und mehreren Tagen.

Würden Sie sich in der Lage fühlen, die Bauchschmerzen von heute dem Tofu von vorgestern zuzuordnen? Zumal es sich bei den häufigsten Vertretern der Lebensmittelallergene um Nahrungsmittel handelt, die meist mit großer Regelmäßigkeit verzehrt werden – etwa Milchprodukte oder Eier. Und vielleicht erinnern Sie sich noch daran, dass selbst einige FODMAP-Kategorien und auch der Proteinkomplex Gluten solche verzögerten Effekte provozieren können.

Mit meinem heutigen Wissen kann ich Ihnen außerdem bereits an dieser Stelle verraten, dass diese Komplexität durch die weiter zu besprechenden Unverträglichkeiten eher zunimmt. Häufig musste ich bereits miterleben, wie sich Betroffene in einem Netz aus vermeintlich dokumentierten Unverträglichkeiten verfingen. Folge waren dann nicht selten die bereits angesprochenen, nährstoffarmen und auf nur wenige Lebensmittel fokussierten Diäten. Verfügbare qualitativ hochwertige Laboruntersuchungen können hier buchstäblich Licht ins Dunkel bringen und eine evidenzbasierte Gestaltung der persönlichen Ernährung ermöglichen.

Nickel reizt nicht nur auf der Haut

Mit recht hoher Wahrscheinlichkeit kennen Sie jemanden persönlich, der auf das Tragen von Modeschmuck oder manchen Brillengestellen mit Hautrötungen, Schwellungen und Juckreiz reagiert. Verantwortlich für diese Symptome ist häufig eine Nickelallergie, unter der bis zu 18 % der Bevölkerung in Europa leiden[11]. Weniger gut bekannt ist jedoch, dass neben der typischen Kontaktallergie auch ein *systemisches Nickelallergie-Syndrom* (SNAS) existiert, das mit 6 % ebenfalls keineswegs selten ist[12]. Neben den beschriebenen Reaktionen der Haut leiden die Betroffenen dann häufig unter gastrointestinalen Beschwerden, Kopfschmerzen und Erschöpfung.

Als Spurenelement findet sich Nickel auch in unserer Nahrung und ist überlebenswichtig. Durch den Verzehr nickelhaltiger Speisen gelangt das Spurenelement in den Verdauungstrakt und kann bei einer entsprechenden Sensibilisierung die Magen- und Darmschleimhaut reizen, indem es allergische Reaktionen des Immunsystems provoziert. Besonders große Mengen Nickel befinden sich auch in Lebensmitteln, die typische Bestandteile der Low-FODMAP-Diät oder der Mittelmeerküche sind. Dazu gehören etwa *Tomaten, Karotten, Kiwis, Hafer, Hülsen- und Meeresfrüchte.*

Sollten Sie während der Eliminationsphase Ihrer mediterranen FODMAP-Reduktion also eine Verschlechterung Ihrer Symptome, vor allem auch jener der Haut, bemerken, dann könnte dies ein erster Hinweis auf eine systemische Nickelallergie sein. Das Vorliegen des SNAS ist übrigens häufig mit klassischen Nahrungsmittelallergien assoziiert, was auf einen gemeinsamen Krankheitspfad hinweist. Letzterer könnte durch eine gestörte Darmbarriere charakterisiert sein, die sich in beiden Fällen nachweisen lässt[13].

Sind Sensibilisierungen gegenüber Nickel also bereits in der Allgemeinbevölkerung verbreitet, erhöht sich die Prävalenz unter Personen mit der Diagnose RDS noch einmal dramatisch. Untersuchungen zufolge könnte jeder dritte Reizdarmbetroffene von einer Nickelallergie betroffen sein, meist ohne davon zu wissen[14]. Dies hat vor allem klinische Relevanz. In ersten Interventionsstudien linderte eine nickelreduzierte Diät die gastrointestinalen Beschwerden der Betroffen signifikant[15].

Eine Nickelallergie kann neben Hautreaktionen auch chronische Darmbschwerden hervorrufen. Viele Betroffene reagieren mit starken symptomatischen Verbesserungen auf eine nickelarme Diät.

Da bei der SNAS auch fast immer Hautreaktionen zum klinischen Bild gehören, kann ein klassischer Patch-Test beim Allergologen oder Hautarzt erste nützliche Hinweise liefern. Da dabei jedoch auch falsch-positive Befunde zutage gefördert werden, empfehle ich häufig die Diagnostik der SNAS mittels des bereits bei den Nahrungsmittelallergien angesprochenen LTT-Tests. Diese verfügen im Rahmen der systemischen Nickelallergie nachweislich über eine gute Sensitivität und Spezifität[16].

Wenn Reis zum Problem wird: Sucrase-Isomaltase-Mangel

In unserer Diskussion der FODMAP-Reduktion haben Sie erfahren, dass knapp ein Fünftel der RDS-Patienten nicht von dieser Ernährungsintervention profitieren kann. Reanalysen klinischer Interventionsstudien konnten inzwischen zeigen, dass sich sehr häufig ein Mangel des Enzyms Sucrase-Isomaltase (SI) hinter diesem Phänomen verbirgt[17]. Konnten Sie mit meiner mediterranen Low-FODMAP-Diät also keine ausreichenden Erfolge verbuchen, könnte dies ein wichtiger Anhaltspunkt sein, dem Sie gewissenhaft nachgehen sollten.

Sucrase-Isomaltase ist ein Enzym, welches maßgeblich für die Spaltung und damit Verdauung von Stärke und Saccharose (Haushaltszucker) verantwortlich ist. Ein Mangel bzw. eine unzureichende Aktivität des Enzyms führt vergleichbar dem Laktasemangel im Rahmen der Laktoseunverträglichkeit zu Konsequenzen wie Bauchschmerzen, Blähungen und Durchfällen. Bei der SI-Defizienz lässt sich eine tatsächlich genetisch determinierte Variante von einer sekundären, erworbenen Form unterscheiden.

Die schlechte Nachricht: Durch den westlichen Lebensstil und die ihn begleitende Fehlernährung nimmt die mangelnde SI-Aktivität in der allgemeinen Bevölkerung immer weiter zu[18]. Und wie Sie es jetzt vielleicht schon erwarten, finden sich unter Betroffenen mit RDS für beide Typen der SI-Defizienz noch einmal deutlich höhere Prävalenzen. So leiden immerhin jeweils 4 % der Patienten vom Verstopfungs- oder Durchfalltyp unter der ansonsten eher seltenen genetisch determinierten Variante[19]. Mit knapp einem Drittel lag die mangelnde SI-Enzymaktivität bei Patienten mit RDS-D und RDS-M noch einmal deutlich über diesen Werten[20].

Wenn Sie sich bei der Lektüre dieses Kapitels vielleicht fragen sollten, warum all diese Funktionsstörungen und Erkrankungen beim Reizdarm so viel häufiger zu finden sind, kann ich Ihnen darauf eine simple Antwort geben. Das hat vor allem mit Selektionseffekten zu tun. Sowohl das SNAS, die SI-Defizienz und andere hier beschriebene

Störungsbilder erzeugen gastrointestinale Symptome. Grundlage einer Reizdarmdiagnose sind nun aber gerade ebenfalls diese Beschwerden. Die Wahrscheinlichkeit, einen Betroffenen von Nahrungsmittelallergien anzutreffen, der noch nicht wegen gastrointestinaler Beschwerden die Hilfe eines Arztes in Anspruch genommen hat, ist einfach sehr viel geringer.

Die Behandlung der SI-Defizienz erfolgt durch eine stärke- und zuckerarme Diät. Diese muss eigentlich nicht zwingend extrem kohlenhydratarm sein, aber diese Form der Ernährung ergibt sich zumeist aus den Rahmenbedingungen. Vor allem der Fruchtzucker in zahlreichen Obstsorten wird von vielen Betroffenen gut toleriert und kann die von nun an fehlenden Kohlenhydrate aus Reis, Hafer etc. häufig zumindest teilweise ersetzen. Die Erfolge mit einer solchen Ernährung sind nicht weniger als bahnbrechend. In einer Studie konnte nach einer entsprechenden Intervention sage und schreibe ein Drittel der Menschen mit RDS nicht mehr nach den Rom-Kriterien als an einem Reizdarm leidend diagnostiziert werden[21]. Etwa die Hälfte der Teilnehmer wechselte zudem aus den Kategorien „moderater" oder „starker Schweregrad" in die Gruppen „kein RDS" bzw. „milde Erkrankung". Neben den gastrointestinalen Beschwerden verbesserten sich auch extraintestinale Symptome wie Erschöpfung oder Gelenkschmerzen signifikant.

Auf mikrobiologischer Ebene verbessert die stärke- und zuckerarme Ernährung eine durch den SI-Mangel erzeugte Dysbiose der Darmflora und erweitert maßgeblich die Biodiversität des Mikrobioms[22].

Die diagnostischen Möglichkeiten zur Bestimmung der SI-Aktivität sind außerhalb wissenschaftlicher Untersuchungen leider sehr eingeschränkt. Verwertbare Hinweise könnten sowohl eine Abweichung des Stuhl-pH-Wertes, entsprechende Verdauungsrückstände im Stuhl, aber auch der Ihnen von der Dünndarmfehlbesiedlung bekannte H2-Atemgastest, hier allerdings nach Saccharoseprovokation, liefern[23]. Goldstandard ist aber wohl in jedem Fall der Versuch einer möglichst stärke- und zuckerarmen Diät. Hierfür eignen sich beispielsweise die Spezielle Kohlenhydrat-Diät, das GAPS-Protokoll oder auch die Paleodiät, zu denen inzwischen unzählige Kochbücher und Blogs existieren.

Funktioniert die mediterrane Low-FODMAP-Diät nicht, wäre dieses diätetische Experiment heute immer mein nächster Schritt, sollten sich keine anderweitigen spezifischeren Hinweise wie die Beteiligung der Haut oder Atemwege zeigen.

Fette als Trigger: Gallensäureverlustsyndrom und Bauchspeicheldrüsenschwäche

Zu den schon seit Jahrzehnten in der wissenschaftlichen Literatur diskutierten Störungen im Rahmen der Reizdarmdiagnose gehören das *Gallensäureverlustsyndrom* und eine *mangelnde Enzymproduktion der Bauchspeicheldrüse*. Trotz eines hohen Verbreitungsgrades und einer enormen klinischen Bedeutung werden sie dennoch auch heute noch eher stiefmütterlich behandelt.

Das Gallensäureverlustsyndrom (GVS) betrifft etwas mehr als ein Viertel aller Betroffenen mit Reizdarmsyndrom vom Durchfalltyp[24]. Es ist durch eine Störung des physiologischen Gallensäurekreislaufs charakterisiert. Durch eine mangelhafte Reabsorption der für die Verdauung benötigten Gallensäuren kommt es dazu, dass diese nun plötzlich in relevanten Mengen den Dickdarm erreichen und via Elektrolyt- und Flüssigkeitssekretion breiige Stuhlgänge oder wässrige Durchfälle provozieren[25].

Etwa jeder vierte Betroffene mit RDS-D leidet in Wahrheit unter dem Gallensäureverlustsyndrom und könnte Bauchschmerzen und Durchfälle durch eine entsprechende Medikation leicht reduzieren.

Da Gallensäuren primär zum Zweck der Fettverdauung freigesetzt werden, sind *Beschwerden nach fettreicheren Mahlzeiten* ein erster Hinweis auf das GVS. Hat sich eine bei Ihnen eventuell bestehende Durchfallsymptomatik oder eine Steatorrhoe (Fettstuhl) also bei der Umsetzung der mediterranen Low-FODMAP-Diät verstärkt, dann könnte das für einen gestörten Gallensäurekreislauf sprechen, der durch eine erhöhte Menge von Nahrungsfett aus Olivenöl evident wurde. Erstmals beobachtet und daraufhin erforscht wurde das GVS bei Patienten, denen zuvor ein Teil des Dünndarms entnommen werden musste oder die unter Morbus Crohn litten. Bei beiden Erkrankungen kommt es zu einem Verlust von Gallensäuretransportern.

Der recht hohe Verbreitungsgrad gerade beim Durchfalltyp erklärt sich durch dessen Dünndarmpathologie mit Mikroentzündungen, etwa im Rahmen der Dünndarmfehlbesiedlung[26]. Inzwischen konnte auch belegt werden, dass die Malabsorption von Gallensäuren die Entstehung einer Dysbiose der Darmflora erheblich begünstigt, was zu weiteren Reizdarmbeschwerden führen kann[27].

Diagnostischer Goldstandard zur Erhebung eines manifesten GVS ist ein nuklearmedizinisches Verfahren, die sogenannte *SeHCAT-Szintigrafie*. Der SeHCAT-Test gehört in Deutschland nur in wenigen Kliniken zum Leistungsspektrum. Dies ist aber beispielsweise in der Abteilung für Radiologie und Nuklearmedizin des Martin-Luther-Krankenhauses in Berlin der Fall. Da ein Überfluten des Dickdarms mit Gallensäuren pathophysiologisches Charakteristikum des GVS ist, ist auch eine deutlich leichter zugängliche *Bestimmung der Gallensäurekonzentration im Stuhl* diagnostisch nutzbar[28].

Behandelt wird die Malabsorption von Gallensäuren wahlweise durch das Befolgen einer fettarmen Ernährung oder die Gabe von Medikamenten wie *Colestyramin*, welche die überschüssigen Gallensäuren im Darm binden[29,30].

Zwei noch relativ unbeachtete Aspekte eines gestörten Gallensäurekreislaufs möchte ich hier nicht unerwähnt lassen. Inzwischen musste ich gleich mehrere Durchfallbetroffene kennenlernen, deren massive Beschwerden nach der *Entfernung ihrer Gallenblase* begonnen hatten. Obwohl auch diese Symptomatik des sogenannten *Post-Cholecystektomie-Syndroms* gut belegt ist, wurde von den jeweiligen Hausärzten ein möglicher Zusammenhang mit der Operation vehement bestritten. In einer Studie konnte aber gezeigt werden, dass in 25 von 26 Fällen von chronischem Durchfall nach der operativen Entfernung der Gallenblase ein Gallensäureverlustsyndrom verantwortlich für die Beschwerden war und eine entsprechende Therapie diese deutlich minimierte[31].

Schließlich sollten sich nicht nur Durchfallpatienten ernsthafte Gedanken um ihre Gallensäuren machen. Beim Verstopfungstyp lässt sich nämlich ebenfalls ein Bezug, wenn auch ein konträrer, ziehen. In einer Untersuchung aus dem Jahr 2018 zeigten 15 % der Betroffenen vom Verstopfungstyp des Reizdarmsyndroms eine Gallensäuredefizienz, sprich, sie synthetisierten zu wenig Gallensäuren oder setzten diese nicht ausreichend frei[32]. Je geringer die Gallensäurekonzentrationen jedoch ausfielen, desto langsamer war der gastrointestinale Transit. So könnte die Gabe synthetischer Gallensäuren oder von Medikamenten, welche die Reabsorption von Gallensäuren hemmen, perspektivisch ein wichtiges therapeutisches Mittel bei der Behandlung schwerer Verstopfungen werden[33].

Bei der *exokrinen Pankreasinsuffizienz* (EPI) oder *Bauchspeicheldrüsenschwäche* kommt es zu einer nicht ausreichenden Produktion oder einem verminderten Transport von in der Bauchspeicheldrüse gebildeten Verdauungsenzymen in den Dünndarm, wodurch ebenfalls klassische Malabsorptionsphänomene entstehen[34].

Obwohl dadurch prinzipiell alle Makronährstoffe nicht mehr vollständig in ihre Grundbausteine zerlegt werden können, ist bei einer EPI vor allem die Verdauung von *Nahrungsfetten* problematisch. Klinisch ist die Störung dann auch durch Fettstühle, Bauchschmerzen und Blähungen charakterisiert, wobei diese eher unspezifischen Beschwerden häufig dazu führen, dass die Betroffenen erst nach vielen Jahren, oft auch überhaupt nicht, von deren Ursache erfahren.

Durch den gesteigerten Protein- und Fettgehalt der mediterranen FODMAP-Diät könnten sich Ihre Symptome also ebenfalls verstärken, sollten Sie unter einer bisher nicht diagnostizierten Bauchspeicheldrüsenschwäche leiden. Laut einer britischen Studie betrifft diese schätzungsweise 6 % der Patienten vom Durchfalltyp[35]. Während wässrige Durchfälle ein typisches Zeichen des Gallensäureverlustsyndroms sind, sprechen eher breiige Stuhlgänge, die fast immer im

Verbund mit Blähungen und Bauchschmerzen auftreten, eher für eine mögliche EPI.

Die Therapie der EPI besteht in der oralen Gabe von *Verdauungsenzymen*. In der oben erwähnten Untersuchung an Probanden mit RDS führte diese medikamentöse Behandlung der Störung zu deutlich selteneren Toilettenbesuchen, geformteren Stuhlgängen und stark verminderten Bauchschmerzen. Sollten diese symptomatischen Verbesserungen als Motivation für eine weiterführende spezifische Diagnostik nicht genügen, sollte nicht unerwähnt bleiben, dass eine unbehandelte EPI die Aufnahme der für Ihre Gesundheit besonders wichtigen fettlöslichen Vitamine A, D, E und K sabotieren und dadurch weitere Risiken mit sich bringen kann.

Am sichersten lässt sich die Bauchspeicheldrüsenschwäche mittels einer endoskopischen Funktionstestung der Pankreas nachweisen. Im klinischen Alltag hat sich allerdings die Bestimmung der *Pankreas-Elastase-1* und von Verdauungsrückständen im Stuhl bewährt[36].

Antidepressive Ernährung hilft nicht jedem: Der gestörte Tryptophan-Stoffwechsel

L-Tryptophan ist eine essentielle Aminosäure, der insbesondere eine stimmungsaufhellende und beruhigende Wirkung zugeschrieben werden. Die Aminosäure ist der unerlässliche Grundbaustein bei der Synthese des Gewebshormons und Neurotransmitters Serotonin. Da Tryptophan vom Menschen nicht selbst gebildet werden kann, muss es in ausreichenden Mengen über die Ernährung zugeführt werden. Hohe Mengen an Tryptophan finden sich unter anderem in Sojabohnen, Kakao, Hülsenfrüchten und tierischen Produkten. Eine tryptophanreiche Ernährung war in zahlreichen Studien mit verminderten Depressionsraten und weniger Angsterleben assoziiert[37,38].

Doch beim Reizdarmsyndrom könnte eine übermäßige Zufuhr der Aminosäure unangenehme Konsequenzen für Sie haben. Im Kapitel über die Ursachen unserer Erkrankung hatte ich Ihnen bereits geschildert, dass viele RDS-Patienten erhebliche Abweichungen ihres Serotonin-Systems zeigen, welche sich sowohl auf den Darm als auch das Gehirn beziehen. Schon frühzeitig konnte in diesem Zusammenhang etabliert werden, dass gerade Patienten mit RDS-D hohe Konzentrationen an Serotonin aufweisen, welche dann die viszerale Hypersensitivität begünstigen, den Flüssigkeitsgehalt im Darmtrakt erhöhen und den Stuhltransit beschleunigen. Die Ursachen für den erhöhten Serotoninspiegel sind in einer verstärkten Expression des Enzyms TPH-1 sowie in einer verminderten Aktivität des Serotonintransporters SERT zu suchen[39]. Beide sind beim Reizdarmsyndrom oft nachweisbar. Doch das eigentliche Problem ergibt sich erst durch ein Zusammenspiel dieser Faktoren mit einer hohen Verfügbarkeit an freiem Tryptophan, welche in der westlichen Ernährung fast immer gegeben ist. Eine experimentelle Verminderung der Tryptophanzufuhr führte in mehreren Interventionsstudien nicht nur zu einer Reduktion der Serotoninkonzentrationen in Blut und Urin, sondern auch zu starken Verbesserungen der Reizdarmsymptome[40]. Entgegen der Erwartungen reduzierten sich auch die Scores zur Abschätzung von depressiven Verstimmungen und Angsterkrankungen. Hierbei sollte erwähnt werden, dass die Zufuhr der Aminosäure in den Interventionen mit maximal 10 mg pro Kilogramm Körpergewicht immer noch weit über der empfohlenen Untergrenze lag. 2023 demonstrierte außerdem ein Team von polnischen Wissenschaftlern, dass eine Verminderung des Tryptophanangebots die Effekte einer Low-FODMAP-Diät für Patienten vom Durchfalltyp noch einmal deutlich verstärken kann[41].

Falls Sie herausfinden möchten, ob ein Versuch mit einer verminderten Tryptophanzufuhr sinnvoll für Sie ist, können Sie dafür den Serotoninspiegel im Blut messen und die Konzentration des Abbauprodukts Hydroxyindolessigsäure im Urin bestimmen lassen. Gehören Sie zu den typischen Durchfallpatienten, wäre eine solche Form der Ernährungstherapie neben der stärkearmen Kost meine erste Empfehlung, sollten Sie mit der beschriebenen mediterranen Low-FODMAP-Diät keine nennenswerten Erfolge erzielen können. Eine simple

Möglichkeit, um Ihre FODMAP-Intervention ärmer an Tryptophan zu machen, ist das Umsetzen der ebenfalls im vorigen Kapitel vorgestellten pflanzenbasierten Version.

Salizylat-, Histaminintoleranz und weitere Nahrungsmittelunverträglichkeiten

Die *Salizylatintoleranz* ist eine Pseudoallergie und gehört zu den eher weniger bekannten Nahrungsmittelunverträglichkeiten. Pathophysiologisch ist sie durch ein verändertes Eicosanoid-Muster gekennzeichnet, das nach der Zufuhr oder dem Auftragen salizylathaltiger Substanzen zu Symptomen führt[42]. Eicosanoide sind hormonähnliche Substanzen, die aus den Ihnen inzwischen bekannten mehrfach ungesättigten Fettsäuren gebildet werden. Sie wirken als Signalmoleküle und sind in zahlreiche wichtige Körperfunktionen eingebunden. Verschiebungen zwischen den Stoffgruppen der Eicosanoide sind unter anderem mit Entzündungsreaktionen, verschiedenen allergischen Erkrankungen und eben auch der Salizylatintoleranz assoziiert. Zu den besonders salizylathaltigen Substanzen gehören viele Schmerzmittel und Kosmetika, aber leider auch zahlreiche Lebensmittel, die unter normalen Umständen als sehr gesund gelten.

Typischerweise äußert sich die Salizylatintoleranz in Beschwerden der Atemwege wie Asthma, Rhinitis oder Polypen. Sie kann aber auch durchaus die Ursache hinter einer Urtikaria oder einer Entzündung des Darms sein. In letzterem Fall führt sie zu Symptomen wie Bauchschmerzen und Durchfällen. Bereits 2005 berichteten Forscher der Universität Erlangen, dass die Salizylatintoleranz eine große klinische Bedeutung auch für die Gastroenterologie besitzt[43]. In ihrer Publikation betraf die Pseudoallergie 2–7 % der Patienten mit chronisch-entzündlichen Darmerkrankungen oder Nahrungsmittelallergien. Inzwischen konnte auch für das Reizdarmsyndrom gezeigt werden, dass eine salizylatreiche Ernährung die Beschwerden sensibilisierter Betroffener verstärken kann[44].

Leider ist der Nachweis einer Salizylatintoleranz nicht ganz einfach. Ein ehemals verfügbarer Bluttest mit hoher Verlässlichkeit, die Funktionelle Eicosanoid-Typisierung, ist aktuell nicht mehr frei verfügbar, so dass eine ärztlich betreute Provokation derzeit das Mittel der Wahl ist. Kann bei Ihnen tatsächlich eine manifeste Salizylatintoleranz nachgewiesen werden, werden sich Ihre Beschwerden beim Befolgen meiner diätetischen Empfehlungen des letzten Kapitels wohl ebenfalls verschlimmert haben.

Salizylate kommen in natürlicher Form vor allem in vielen Früchten, Gemüsesorten sowie Kräutern und Gewürzen vor. Auch FODMAP-arme Varianten wie *Tomaten, Radieschen, Oliven, Erdbeeren oder Orangen* gehören zu den besonders reichen Salizylatquellen. Eine pflanzenbetonte Ernährung wie die Mittelmeerdiät liefert dabei in etwa so viele Salizylate wie die tägliche Einnahme einer Aspirin-Tablette und kann dadurch erheblich zum Krankheitsgeschehen beitragen[45]. Neben dem Verzicht auf salizylathaltige Medikamente und Kosmetika ist also auch eine entsprechende Ernährungsumstellung anzuraten, um die Beschwerden in den Griff zu bekommen.

Eine weitere, leider immer noch von vielen Ärzten belächelte Nahrungsmittelunverträglichkeit ist die *Histaminintoleranz* (HIT). Obwohl die HIT tatsächlich gerade in den ersten Jahren des 21. Jahrhunderts durch die Kombination eher unspezifischer Beschwerden mit noch unscharfen Definitions- und Diagnosekriterien zu einer zeitweiligen „Modediagnose“ verkam, ist deren Existenz inzwischen unumstritten[46]. Die Symptome der Störung entstehen dabei durch eine mangelnde Fähigkeit des Körpers, mit der Nahrung aufgenommenes Histamin zu verstoffwechseln.

Bei der Salizylatintoleranz führen ansonsten als besonders gesund geschätzte Lebensmittel wie viele Obst- und Gemüsesorten, Nüsse und sogar Olivenöl zu unangenehmen Bauchbeschwerden.

Mit dem Naturstoff Histamin hatte ich Sie bereits im Abschnitt über die Krankheitsmechanismen des Reizdarmsyndroms bekannt gemacht. Über die Aktivierung der vier Histaminrezeptoren beeinflusst der Neurotransmitter bzw. das Gewebshormon maßgeblich das Immunsystem, den Magen-Darm-Trakt, das Herz-Kreislauf- sowie das zentrale Nervensystem, was die breite Palette der HIT-Symptome erklärt.

Da das Histamin nicht nur in Mastzellen und anderen menschlichen Zellen gebildet werden kann und sich auch relevante Mengen in Pflanzen, Tieren und Bakterien finden lassen, kann auch über die Ernährung Histamin zugeführt werden. Das biogene Amin verfügt dabei über ein recht hohes toxisches Potenzial. Bereits 75 mg Histamin führten in einem Experiment an gesunden Frauen bei immerhin der Hälfte aller Teilnehmerinnen zu Beschwerden wie Schwellung und Laufen der Nase, Durchfall, Blähungen und Kopfschmerzen[47].

Diese individuelle Toleranzschwelle gegenüber Histamin könnte im Rahmen der HIT noch einmal deutlich herabgesetzt sein[48]. Die Empfindlichkeit gegenüber ansonsten tolerablen Histaminmengen in der Nahrung basiert auf einem mangelhaften Abbau des biogenen Amins im Körper. Das Histamin kann vom menschlichen Organismus auf zwei Wegen zuverlässig unschädlich gemacht werden: durch die Enzyme Histamin-N-Methyltransferase und *Diaminoxidase* (DAO). Während Ersteres primär intrazellulär wirkt, ist die DAO für den Abbau des Histamins außerhalb der Zellen verantwortlich, weshalb ihr auch die zentrale Bedeutung bei der Histaminintoleranz zukommt.

Die Aktivität dieses Enzyms kann aber leider durch zahlreiche Faktoren beeinträchtigt werden. Diese reichen von verschiedenen Medikamenten über Nährstoffmängel bis zur Entzündung des Dünndarms[49,50]. Der Konsum von Lebensmitteln oder Medikamenten, die relevante Mengen Histamin enthalten, dieses freisetzen oder die DAO-Aktivität vermindern, kann zu Symptomen wie Durchfällen, Übelkeit, Kopfschmerzen, niedrigem Blutdruck und Herzrhythmusstörungen führen.

Auch die HIT weist große symptomatische und pathophysiologische Überschneidungen mit dem RDS auf und kann sich hinter den gastrointestinalen Beschwerden verstecken[51]. Besonders aufmerken sollten Sie jedoch, wenn Sie zusätzlich zu den Darmsymptomen unter systemischen Beschwerden wie Kopfschmerzen, plötzlichen Blutdruckabfällen oder gelegentlichem Erbrechen leiden und dies mit dem Verzehr typischer histaminreicher Lebensmittel in Verbindung steht. Da die Konzentrationen biogener Amine in Lebensmitteln mit deren Lagerungszeit stark zunehmen, sind vor allem fermentierte Produkte wie Hartkäse, Sauerkraut, Salami oder Rotwein bei einer HIT problematisch.

Die Therapie der Histaminintoleranz besteht dann konsequenterweise im Befolgen einer histaminarmen Ernährung, wobei ausführliche Darstellungen im Internet oft nicht auf wissenschaftlichen Daten beruhen oder eher widersprüchlich sind[52]. Vermeiden Sie stattdessen lieber die bekannten Hauptlieferanten biogener Amine und achten Sie auf die Herkunft und Frische Ihrer Zutaten. Haben Sie damit keinen Erfolg, kann auch die orale Zufuhr des Enzyms Diaminoxidase hilfreich sein[53].

Labormedizinisch ist die *Bestimmung der DAO-Aktivität* via eines Bluttests unproblematisch möglich. Tatsächlich bestätigt wird die Diagnose Histaminintoleranz aber erst durch den Ausschluss anderer Erkrankungen, einen erfolgreichen diätetischen Versuch und eventuell auch eine ärztlich überwachte Provokation.

Zur Therapie der vorgestellten Diagnosen

Die Therapie der hier betrachteten Nahrungsmittelunverträglichkeiten, von denen es übrigens noch einige weitere gibt, die aber noch deutlich seltener sind, vereint ein gemeinsames Problem. Um es praktisch zu illustrieren, greife ich exemplarisch die zuletzt vorgestellte Histaminintoleranz heraus. Prinzipiell gilt das Geschriebene aber für alle anderen Störungsbilder dieses Kapitels sowie für die zuvor beschriebenen Kohlenhydratmalabsorptionen und auch die Glutensensitivität.

Häufig muss ich nämlich beobachten, dass viele Patienten sich bereits zufriedengeben, wenn sie erst einmal eine der zuvor genannten

Diagnosen erhalten haben. Nun leiden diese ja nicht mehr unter dem „mysteriösen" Reizdarmsyndrom, sondern können ihre Beschwerden auf eine manifeste Funktionsstörung, etwa einen Mangel an Diaminoxidase, zurückführen. Ihre Schlussfolgerung ist dann ganz einfach, weniger histaminreiche Produkte zu essen – eine Strategie, die laut Studien die Beschwerden tatsächlich lindern kann.

Doch dieser Gedanke greift deutlich zu kurz und führt Sie wieder zum Kern dieses Ratgebers, dem relevanten Unterschied zwischen Symptomminimierung und tatsächlicher Heilung. Anstatt zu verkünden, dass ihre Beschwerden durch ein Zuviel an Histamin ausgelöst werden, sollten jene Betroffenen lieber fragen, warum sie keine normalen Mengen des biogenen Amins mehr vertragen. Wie kam es denn in erster Linie zur mangelnden Aktivität des Enzyms Diaminoxidase? Schließlich handelt es sich bei einer HIT fast immer um eine erworbene Störung, deren Symptome sich meist erst im dritten Lebensjahrzehnt manifestieren.

Wie bei allen anderen angesprochenen Störungen auch liegt der Ursprung der Histaminintoleranz in einem gestörten Darmmilieu[54,55]. Doch damit enden die Gemeinsamkeiten nicht. Analog zur FODMAP-Elimination kann die verminderte Zufuhr von biogenen Aminen, Salizylaten, Fruktose usw. nicht die endgültige Lösung des Problems sein. Sie ist ein notwendiger Schritt, um einen Heilungsprozess zu ermöglichen, aber noch lange nicht hinreichend dafür. Das singuläre Meiden der Trigger kann sogar die erwarteten gesundheitlichen Fortschritte torpedieren.

So kann das Befolgen einer sehr eingeschränkten Eliminationsdiät Mikronährstoffmängel begünstigen, die wiederum zu einer weiteren Einschränkung der DAO-Aktivität führen[56]. Andererseits können die vermehrte Aufnahme löslicher Ballaststoffe und weitere Maßnahmen, die das Darmmilieu günstig beeinflussen, die Leistungsfähigkeit des Enzyms erhöhen[57].

Ich kann Ihnen deshalb nur ans Herz legen, neben dem ersten therapeutischen Schritt (Meiden des entsprechenden Triggers) *weitere Strategien* anzuwenden, um den Zustand Ihres Darms nachhaltig zu verbessern. Ergänzen Sie hierfür eine histamin- oder nickelarme Ernährung durch die im konkreten Fall anwendbaren Ernährungsempfehlungen aus den vorangegangenen Kapiteln.

Achten Sie also bitte ganz besonders auf naturbelassene Lebensmittel und das Vermeiden von Zucker und künstlichen Zusatzstoffen, eine durchdachte Verteilung der Makronährstoffe, eine hohe Mikronährstoffdichte und einen moderaten bis hohen Anteil löslicher Ballaststoffe. Ergänzen Sie diese alltägliche darmgesunde Ernährung durch Interventionen wie regelmäßiges Fasten, Meditation und den zielorientierten Einsatz von Nahrungsergänzungsmitteln.

Beherzigen Sie diese Hinweise, dann werden Sie nicht nur einigermaßen gut mit Ihrer HIT, SNAS oder Salizylatintoleranz leben, sondern das Ausmaß dieser Störungen immer weiter eindämmen können. Sie sollten also diesen Ratgeber jetzt nicht aus der Hand legen, selbst wenn Sie unter einer der hier behandelten Diagnosen leiden sollten!

Ihre nächsten Schritte

1. Erzielen Sie durch das Befolgen der beschriebenen mediterranen Low-FODMAP-Diät nicht die ersehnten symptomatischen Verbesserungen, reduzieren Sie für zwei bis drei Monate stark den Stärkegehalt Ihrer Ernährung und meiden die Zufuhr von Haushaltszucker.
2. Sollten Sie unter dem Durchfalltyp des RDS leiden, könnte Ihre nächste Option die Verminderung der Tryptophanzufuhr sein. Hierfür eignet sich etwa die pflanzenbasierte Variante der mediterranen Low-FODMAP-Diät.
3. Lassen Sie unbedingt das Gesamt-IgE im Blut erheben. Findet sich eine relevante Erhöhung ohne einen bekannten allergischen Hintergrund, lassen Sie nachfolgend das spezifische Immunglobulin E für typische Lebensmittel bestimmen.
4. Sollten sich Ihre Durchfälle und Fettstühle im Rahmen der Mittelmeerdiät verstärkt haben und stehen diese Symptome in einem Zusammenhang zur vermehrten Fettzufuhr, bestimmen Sie die

Konzentration der Gallensäuren und der Pankreas-Elastase im Stuhl.

5. Verschlimmern sich Ihre Beschwerden hingegen nach dem Konsum lange gereifter Lebensmittel wie Hartkäse, Salami oder Rotwein und treten in Gesellschaft mit Kopfschmerzen und Blutdruckschwankungen auf, lohnt sich die Messung des Enzyms Diaminoxidase im Blut.
6. Zusätzliche Symptome der Haut könnten außerdem auf eine systemische Nickelallergie hinweisen, zusätzliche Atemwegsbeschwerden auf das Vorliegen einer Salizylatintoleranz. Der FET- bzw. LTT-Bluttest gibt Ihnen hierüber verlässlich Auskunft.
7. Führen alle Wege nicht zum Erfolg, können die IgG-Bestimmung oder der LTT-Test bezüglich langfristiger allergischer Reaktionen weitere Möglichkeiten für Therapiefortschritte bereithalten.
8. Behandeln Sie diagnostizierte Störungen entsprechend der spezifischen Ernährungsempfehlungen. Belassen Sie es aber nicht bei der rein symptomatischen Therapie, sondern informieren Sie sich beispielsweise im nächsten Kapitel über die heilsame Wirkung regelmäßiger Fastenkuren.

REGELMÄSSIGES FASTEN – DIE VERKANNTE WUNDERWAFFE

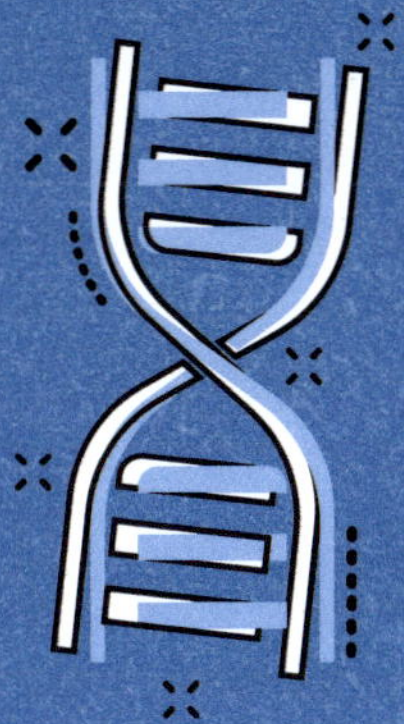

Glutamin zur Stabilisierung der Darmbarriere. Eine darmgesunde Ernährung, Präbiotika oder gar eine Stuhltransplantation zur Behebung der Dysbiose der Darmflora. Curcumin zur Linderung von Mikroentzündungen und Quercetin zur Stabilisierung der überaktiven Mastzellen. Gerade beim Reizdarmsyndrom ist eine ganzheitliche Behandlungsstrategie, die an verschiedenen Punkten der Pathophysiologie der Erkrankung ansetzt, unerlässlich.

Doch viele Menschen überfordert dieser Anspruch an eine effektive Therapie. So bekam ich häufiger als mir lieb war die entgeisterte Frage gestellt: *„Gibt es nicht irgendeine Behandlungsmethode, die all diese Dinge gleichzeitig kann?“* Bis vor einigen Jahren bestand meine Antwort aus einem traurigen Kopfschütteln und einem anschließenden motivierenden Schulterklopfen, verbunden mit der Aussage, dass der Arbeitsaufwand und die finanziellen Investitionen sich schließlich irgendwann durch symptomatische Verbesserungen auszahlen würden.

Doch zum Glück musste ich diese Einschätzung durch neueste Forschungsergebnisse gründlich revidieren. Es gibt tatsächlich ein tief in unsere Genetik verankertes Programm, das alle Erfordernisse einer effizienten und sicheren Reizdarmtherapie erfüllt. Dabei ist es nicht nur hocheffektiv, sondern auch komplett kostenfrei und für jeden unkompliziert verfügbar. Klingt zu gut, um wahr zu sein? Da irren Sie sich aber gewaltig.

Das regelmäßige Fasten verbessert laut Studien die Zusammensetzung und Artenvielfalt des gastrointestinalen Mikrobioms, lindert Entzündungen, stärkt die Darmbarriere und induziert via Stammzellproduktion sogar eine tatsächliche Regeneration kranken Darmgewebes[1]. Die zuletzt genannte Ersetzung kranken Gewebes durch neue gesunde Zellen war in Tierversuchen so effizient, dass die für chronische Darmerkrankungen typische, durch Entzündungsprozesse hervorgerufene Verkürzung des Darms vollständig rückgängig gemacht werden konnte[2]. Weiterhin hat das Fasten mastzellstabilisierende Effekte und kann dadurch sogar die Sensibilisierung gegenüber problematischen Lebensmitteln dämpfen[3].

Wäre ich ein Verkäufer, müsste ich nun wohl breit verkünden, dass Sie mit dem regelmäßigen Fasten das mit Abstand beste Produkt mit den meisten Funktionen zum denkbar geringsten Preis erhalten. Eigentlich ist es sogar so, dass Sie mit dem in Kürze beschriebenen Fastenprogramm sogar Geld sparen werden, da Sie in der Woche der Intervention deutlich weniger Lebensmittel benötigen werden als sonst.

Regelmäßiges Fasten schlägt beim RDS gleich mehrere Fliegen mit einer Klappe: Es reduziert Entzündungen, fördert eine gesündere Darmflora und regeniert geschädigtes Darmgewebe.

Auf dem Papier der Forscher sieht das Fasten also extrem vielversprechend aus. Doch was passiert, wenn man wirkliche Reizdarmpatienten einer Fastenkur unterzieht? In einer japanischen Vergleichsstudie unterzogen sich RDS-Betroffene entweder einer zehntägigen Fastenphase oder bekamen eine medikamentöse Basisversorgung und eine Kurzzeit-Psychotherapie. Die Fastentherapie stellte die Ergebnisse der Basismedikation plus Psychotherapie deutlich in den Schatten.

Neben den gastrointestinalen Beschwerden Bauchschmerzen, Völlegefühl, Übelkeit und Durchfall verbesserten sich auch psychiatrische Symptome wie Angsterleben und die Lebensqualität signifikant[4]. Einige der für das RDS zentralen Variablen erreichten nach der Fastenintervention sogar einen durchschnittlichen Score von Null, was vollständiger Beschwerdefreiheit entspricht.

Sollten Sie jetzt schon über diese hervorragenden Ergebnisse staunen, dann sollten Sie außerdem berücksichtigen, dass es sich lediglich um eine singuläre Fastenphase handelte und deren Konzeption nicht einmal ideal für die Therapie chronischer Darmerkrankungen war. Doch dazu später mehr. Zuvor möchte ich Ihnen noch etwas über die Wirkmechanismen des Fastens erzählen, da sich auch um dieses uralte medizinische Verfahren zahllose Mythen und Halbwahrheiten angesammelt haben.

Wie Fasten den menschlichen Organismus stärkt

Für viele Menschen der modernen westlichen Welt ist der Gedanke, für fünf oder mehr Tage nichts oder nur sehr wenig zu essen, etwas extrem Befremdliches oder Unnatürliches. Vielleicht macht er Ihnen gerade sogar etwas Angst. Durch die Erfahrungen unserer Großeltern und die Geschichten in unseren Schulbüchern verbinden wir Zeiten des Mangels und der Entbehrung automatisch mit Krankheit und Siechtum. Und tatsächlich verschlechtern langfristige Hungerphasen und eine mangelnde Nährstoffversorgung unseren Gesundheitszustand und die Abwehrfähigkeit unseres Immunsystems.

Beim geplanten Fasten jedoch verhält es sich ganz anders, denn der Fastenmodus, gekennzeichnet durch eine alternative Form der Energiegewinnung – dem Umschalten von Zucker- auf Fettverbrennung – ist eine *evolutionäre Errungenschaft* nahezu aller Lebewesen, um kurzfristig andauernde Hungerperioden schadlos zu überstehen und dadurch das Überleben zu sichern[5]. Die erste Botschaft an Sie lautet also, dass prinzipiell jeder Mensch fasten kann, da er evolutionsbedingt über die notwendige genetische Ausstattung dafür verfügt.

Doch der Ihnen einprogrammierte Fastenmodus besteht nicht nur in einem Aushaltenkönnen und Überdauern der Hungerphase.

Fasten stärkt, entgegen der landläufigen Meinung, den Körper und macht ihn widerstandsfähiger. So vermindert das Fasten beispielsweise die Schäden durch freie Radikale oder Entzündungen, optimiert den Energiestoffwechsel und erhöht maßgeblich die Abwehrkräfte gesunder Zellen[6]. Dieser durch die Fastentherapie entfaltete zelluläre Schutzschirm ist tatsächlich so effektiv, dass im Rahmen der Krebstherapie deutlich höhere Dosen der Chemotherapie verabreicht werden können, ohne dass dabei vermehrt Nebenwirkungen auftreten[7].

Im Angesicht der evolutionären Verankerung des Fastens ist dies auch leicht nachzuvollziehen. Stellen Sie sich einmal einige unserer weit entfernten Vorfahren vor, deren Sippe für mehrere Tage kein Jagdglück beschieden war. Welchen evolutionären Sinn würde es ergeben, wenn diese Frühmenschen durch das erzwungene Fasten körperlich geschwächt würden? Das genaue Gegenteil ist erforderlich, um das Überleben der Sippe und des Individuums zu sichern. Die körperliche Leistungsfähigkeit muss erhöht und der Organismus besser gegen Verletzungen, Infektionen und andere negative Einflüsse geschützt werden. Die in der Naturheilkunde schon seit Jahrzehnten bekannten positiven Effekte des Fastens basieren also keinesfalls ausschließlich auf der oft gepriesenen Ruhephase für das Verdauungssystem.

Der schwächende Effekt einer Fastenkur, den viele Erstanwender dennoch beschreiben, basiert auf einer mangelhaften Fähigkeit des Körpers, auf den alternativen Fettstoffwechsel umzuschalten. Wissenschaftler sprechen in diesem Zusammenhang von *metabolischer Flexibilität*[8]. Der Mensch der Neuzeit hat schlicht und ergreifend verlernt, zwischen den Stoffwechsellagen umzuschalten. Diese Fähigkeit ist allerdings ein Zeichen guter Gesundheit und schützt den Organismus vor zahlreichen Erkrankungen[9].

Ihre Toleranz bzw. Intoleranz gegenüber dem Fasten verrät Ihnen also viel über Ihren körperlichen Zustand. Die gute Nachricht lautet, dass sich die metabolische Flexibilität durch das regelmäßige Fasten maßgeblich verbessern lässt[10]. Mit anderen Worten: Gerade am Anfang könnten Ihnen die Tage mit verminderter Nahrungszufuhr noch sehr anstrengend vorkommen. Sie fühlen sich dann vielleicht müde und auch etwas wackelig auf den Beinen.

Das lässt sich dadurch erklären, dass Ihr Körper nie gelernt hat, in den alternativen Stoffwechselmodus zu schalten und primär Körperfettreserven zur Energiebereitstellung heranzuziehen. Umso westlicher Ihr Lebensstil bisher war, desto schwerer wird Ihnen das Fasten übrigens anfangs fallen, da die metabolische Flexibilität unter anderem durch einen hohen Zuckergehalt der Nahrung, zu häufige Mahlzeiten, fehlende nächtliche Fastenphasen und mangelnde Bewegung leidet.

Haben Sie sich aber erst einmal durch die ersten Zyklen der Fastentherapie gekämpft, werden Sie merken, dass Sie das Fasten immer besser tolerieren. Sie werden mühelos während des Fastens arbeiten, die Kinder betreuen und sogar Sport treiben können.

Die Toleranz gegenüber Fastenphasen ist ein wichtiger Indikator für die Gesundheit des gesamten Körpers. Wie die Muskulatur lässt sie sich durch wiederholte Praxis trainieren.

Doch solche Anstrengungen während des Fastens sind für Sie zu diesem Zeitpunkt noch Zukunftsmusik. Es ist enorm wichtig, dass Sie gerade beim Fasten langsam und behutsam vorgehen, wozu ich Ihnen später noch einige ausführlichere Empfehlungen geben werde. Ihr Körper wird Ihnen nach einigen Fastenzyklen schon verraten, wenn er sich bereit für eine Joggingeinheit oder ein moderates Hanteltraining fühlt.

Fastenbrechen ist wichtiger als die eigentliche Verzichtsphase

Bevor Sie sich gleich mit der praktischen Umsetzung der Fastenintervention beim Reizdarmsyndrom auseinandersetzen, möchte ich noch ein weiteres Missverständnis aufklären und Ihren mentalen Fokus dabei von den Tagen des Verzichts auf jene mit der wohlverdienten

Aufbaukost lenken. Denn obwohl sich viele der oben beschriebenen positiven Auswirkungen bereits während der eigentlichen Fastenphase beobachten lassen, entfaltet sich die wirkliche Magie des Fastens erst in der Zeit der Rekompensation.

Nachdem Ihr Körper systematisch kranke, dysfunktionale und alte Zellen markiert und anschließend aussortiert hat, beginnt er mit der Produktion von Stammzellen, um sie durch neue gesunde Zellen zu ersetzen. Wie bedeutsam diese recht neue Erkenntnis ist, können Sie sich bewusst machen, wenn Sie sich vergegenwärtigen, dass die Forschung bis vor nicht allzu langer Zeit noch davon ausging, dass relevante Mengen blutbildender Stammzellen nur bei der Entstehung neuen Lebens zur Verfügung stünden.

Die praktischen Konsequenzen dieser Entdeckung sind bahnbrechend und in ihren vielfältigen Möglichkeiten bisher kaum überschaubar. Gut belegt ist aber inzwischen, dass Sie durch wiederholte Fastenintervalle Ihr Immunsystem auffrischen oder sogar erneuern können. Die dokumentierten Effekte reichen von der Abmilderung der Immunsuppression durch Chemotherapie bis zur Linderung von Autoimmunerkrankungen[11].

Fastenexperte Professor Valter Longo weist in einem Interview sogar spezifisch auf die enorme Bedeutung des periodischen Fastens für mastzellassoziierte Erkrankungen wie das RDS, Lebensmittelallergien oder Histaminintoleranz hin und verweist auf eine Studie seines Teams, in der Labormäuse innerhalb von nur drei Tagen sage und schreibe 40 % ihrer weißen Blutzellen vernichteten, um diese während der sich anschließenden Fütterungsphase vollständig durch junge funktionale Abwehrzellen zu ersetzen[12].

Um diese großartigen Erfolge zu verbuchen, ist es allerdings unumgänglich, dass der periodische Verzicht durch Phasen mit einem reichhaltigen und nährstoffreichen Nahrungsangebot ergänzt wird. Das dauerhafte Einschränken von Kalorien und Vermeiden vieler Lebensmittel, wie gerade von vielen RDS-Betroffenen praktiziert, ist also definitiv nicht der richtige Weg!

Welche Form des Fastens hilft beim RDS?

Nachdem ich Ihnen aufgezeigt habe, dass Fasten die Beschwerden des Reizdarms lindern und seine Krankheitsmechanismen sogar ursächlich beeinflussen kann, müssen wir uns nun darüber verständigen, was genau wir unter dem Begriff Fasten verstehen und ob jede Form des Fastens für unseren Zweck geeignet ist.

Beim Menschen bezeichnet Fasten den vollständigen Verzicht auf oder die nur sehr geringe Einnahme kalorienhaltiger Speisen und Getränke über einen Zeitraum von mindestens 12 Stunden bis hin zu drei und mehr Wochen. Bereits an dieser in vielen wissenschaftlichen Publikationen zu findenden Definition können Sie sehen, dass mit dem Wort Fasten mitunter sehr unterschiedliche Interventionen gemeint sein können.

So macht es natürlich einen großen Unterschied, ob Sie lediglich für 14 Stunden, etwa während der Nacht, auf Nahrung verzichten oder aber für zwei Wochen. Auch ist es von Bedeutung, ob Sie an einem Fastentag ausschließlich Wasser zu sich nehmen oder aber kalorienarme Speisen wie Salate und Suppen konsumieren. Obwohl beide Strategien den Fastenzustand auslösen können, unterscheiden sich die hervorgerufenen Effekte in ihrer Intensität und Bandbreite teils dramatisch.

Über einen besonders populären Trend der jüngeren Vergangenheit hatten wir bereits kurz gesprochen. Das sogenannte *intermittierende Fasten* verkleinert zumeist das Zeitfenster der täglichen Nahrungsaufnahme, indem die Anwender beispielsweise das Frühstück ausfallen lassen. Eine weitere Möglichkeit ist das *alternierende Fasten*, bei dem an einem oder mehreren nicht aufeinanderfolgenden Tagen der Woche gänzlich auf Nahrungszufuhr verzichtet wird. Und schließlich gibt es noch das eigentliche *verlängerte Fasten*, das ab etwa drei Tagen des Nahrungsverzichts beginnt. Letzteres ist durch eine unverwechselbare Stoffwechsellage und einige einzigartige Phänomene von den anderen Arten des Fastens zu differenzieren.

Doch welche Form des Fastens eignet sich nun besonders für die Therapie des Reizdarmsyndroms? Zum Glück stehen uns zur Beantwortung dieser Frage inzwischen gleich mehrere qualitativ hochwertige Vergleichsstudien zur Verfügung. So demonstrierte eine dieser Untersuchungen eindrucksvoll, dass zwei viertägige Zyklen mit stark verminderter Nahrungsaufnahme bei Labortieren mit einer Colitis die Entzündungslast reduzierten, die Darmbarriere stärkten, den Zustand des Mikrobioms verbesserten und sogar Verhaltensauffälligkeiten korrigierten, die mit der chronischen Entzündung des Darms in Zusammenhang standen[13]. Zu Letzteren gehörten vor allem die auch bei Menschen mit chronischen Darmerkrankungen häufig zu beobachtenden Angststörungen und verschiedene Formen von Zwangsverhalten. Interessanterweise führte auch eine Verkürzung des täglichen Mahlzeitenfensters zu vergleichbar überzeugenden Ergebnissen, während dies für das Fasten an alternierenden Tagen nicht der Fall war.

Im Lichte dieser Ergebnisse wäre es also sinnvoll, das bereits zuvor empfohlene Einhalten einer festen abendlichen und nächtlichen Ruhephase für den Verdauungstrakt mit mehrtägigen Fastenzyklen im Abstand von einigen Monaten zu kombinieren. Was das Zeitfenster der täglichen Nahrungsaufnahme betrifft, sollte weiterhin nicht unerwähnt bleiben, dass dieses unbedingt mit dem *zirkadianen Rhythmus*, also den inneren Uhren von Organen, Drüsen und Zellen, in Einklang zu bringen ist, um maximale Gesundheit zu gewährleisten[14].

Für optimale Ergebnisse bei der Reizdarmtherapie empfiehlt sich die Einhaltung eines zeitlich begrenzten Mahlzeitenfensters im Tagesverlauf mit wiederholten Phasen des mehrtägigen Scheinfastens.

Beginnen Sie Ihren Tag also immer mit einem ausgiebigen Frühstück und beenden Sie das Mahlzeitenfenster mit einem Abendbrot etwa zehn Stunden später. Diese Strategie folgt dem hormonellen Tagesprofil und trägt auch dem bereits berichteten Zusammenhang

Rechnung, dass Menschen, die auf ein Frühstück verzichten, signifikant häufiger über Reizdarmbeschwerden klagen.

Sie wissen nun, dass Sie sich regelmäßig in größeren Abständen einer mehrtägigen Fastenphase stellen sollten. Doch wie genau sollte diese gestaltet werden, um die Krankheitsmechanismen des RDS rückgängig zu machen? Auch hier ist die wissenschaftliche Literatur recht eindeutig. Denn während das verbreitete Wasserfasten im Rahmen chronischer Darmerkrankungen Entzündungen reduzierte und die Stammzellproduktion ankurbelte, erzielte eine vergleichbare Fastenkur mit moderater Kalorienzufuhr mitunter stärkere Regenerationseffekte des Darmgewebes und verbesserte zusätzlich den Zustand der Darmflora und die Integrität der Darmbarriere.

Die Wissenschaftler bezeichnen eine solche speziell formulierte Diät, die trotz einer moderaten Kalorienzufuhr den metabolischen Schalter betätigen und damit alle positiven Effekte des Fastens induzieren kann, als *Scheinfasten*. Im Gegensatz zum reinen Wasserfasten, das gerade für einen kranken oder geschwächten Körper ein enormer Stressor sein kann, bietet Ihnen das Scheinfasten also eine höhere Sicherheit, ist mental und körperlich deutlich leichter tolerierbar und für Ihre Zwecke sogar noch effektiver.

Auch durch die Linse unseres Evolutionsparadigmas betrachtet, macht dies Sinn, denn mehrere Tage vollständigen Nahrungsverzichts dürften auch für unsere jagenden und sammelnden Vorfahren die absolute Ausnahme gewesen sein. Beeren, Honigreste, Knollen und Wurzeln sowie auch Aas (ja, Sie haben richtig gelesen) bereicherten in den Zeiten des Mangels ihren Speiseplan[15]. Das genetische Programm des Menschen scheint bestens auf wechselnde Phasen mit minimierter und bedarfsdeckender Nahrungszufuhr ausgelegt zu sein.

Das Scheinfasten in der Praxis

Der Begriff Scheinfasten wird meistens im Zusammenhang mit der von Professor Valter Longo entwickelten und klinisch getesteten

Fasting Mimicking Diet (FMD) verwendet, die inzwischen durch ein kommerzielles Unternehmen erfolgreich vermarktet wird. Obwohl es natürlich richtig ist, dass die Effekte in vielen Studien mit genau dieser Formulierung erzielt wurden, bedeutet dies nicht zwangsläufig, dass Sie haargenau dieselben Inhaltsstoffe verwenden oder gar auf die recht preisintensiven Versorgungsboxen des Herstellers zurückgreifen müssen.

Auch in Deutschland traditionell verwurzelte Fastenvarianten wie das *Heilfasten nach Buchinger* sind mit ihrer geringen Energiebereitstellung aus Gemüsebrühen, Saft und Honig als Scheinfastenkuren zu interpretieren und zeigten in wissenschaftlichen Untersuchungen vergleichbare Effekte[16,17].

Zwischen den einzelnen Herangehensweisen gibt es durchaus große Schnittmengen: Zum einen ist es von zentraler Bedeutung, eine bestimmte tägliche *Kaloriengrenze* nicht zu überschreiten. Diese liegt etwa beim Buchinger-Heilfasten zwischen 250 und 500 kcal und wird bei der Fasting Mimicking Diet mit 750 kcal wohl annähernd ausgereizt. Um den Körper trotz der regelmäßigen Nahrungsaufnahme verlässlich in den Fastenmodus schalten zu lassen, ist es weiterhin erforderlich, dass Sie während des Fastens *so wenig Protein wie möglich* zu sich nehmen. Die absolute Obergrenze beträgt 10 % der täglichen Kalorienzufuhr, was in etwa 18 g Nahrungsprotein entspricht.

Für sportlich ambitionierte Betroffene oder jene, die zu Untergewicht neigen, möchte ich bereits an dieser Stelle anmerken, dass Sie keine Angst vor einem Verlust von hart erarbeiteter Muskulatur haben müssen. In Interventionsstudien zeigten die Scheinfasten-Protokolle deutliche muskelschonende Eigenschaften[18]. Die verbleibenden Kalorien sollten Sie annähernd gleich auf komplexe Kohlenhydrate aus Gemüse, Hülsenfrüchten, aber auch gesunde Stärkequellen wie Quinoa oder Reis und einfach ungesättigte Fettsäuren aus dem zuvor bereits gepriesenen Olivenöl verteilen.

Mit diesem Vorgehen errechnet sich für Sie eine Tagesbilanz von 725 kcal aus maximal 18 g Protein, 80 g Kohlenhydraten und 37 g Fett. Sollten Sie zum Zeitpunkt des Scheinfastens eine ketogene oder stärkefreie Ernährung befolgen, können Sie den Anteil der Kohlenhydrate noch einmal reduzieren und dafür etwas mehr Fett zu sich nehmen. Entscheidend für den Erfolg der wiederholten Fastenphasen sind allein das Einhalten der Kalorienobergrenze und die minimale Aufnahme von Nahrungsprotein.

Mit welchen Lebensmitteln und welcher Zubereitungsart Sie die angegebenen Relationen erreichen, bleibt in erster Linie Ihren persönlichen Vorlieben und Lebensbedingungen überlassen. Da viele Menschen jedoch gerade in den ersten Fastenphasen unter Ein- und Durchschlafstörungen leiden, empfehle ich Ihnen, das bereits zuvor besprochene feste Mahlzeitenfenster auch während des Scheinfastens beizubehalten, um die zirkadiane Rhythmik nicht noch weiter zu stören.

Verzehren Sie also nach dem Aufstehen ein Frühstück, das in etwa die Hälfte der erlaubten Tageskalorien umfasst. Sollten Sie Ihren Kaffeekonsum noch nicht deutlich reduziert haben, dann bedenken Sie bitte, dass die Effekte des Koffeins durch den Fastenmodus des Körpers verstärkt werden können. Reagieren Sie also ohnehin mit Gereiztheit, Unruhe oder gar Ängstlichkeit auf das Trinken von zu viel Kaffee, dann sollten Sie während des Fastens noch vorsichtiger damit sein. Nach etwa zehn Stunden beschließen Sie den Tag mit einer weiteren Mahlzeit mit ähnlichem Umfang.

Leiden Sie unter starken Blutzuckerschwankungen (reaktive Hypoglykämie), hat sich die Einnahme eines kalorienarmen Snacks (<100 kcal) im Tagesverlauf bewährt. Was die Auswahl der Nahrungsmittel und deren Zubereitung betrifft, so passe ich sie persönlich an die Jahreszeiten an. Während ich im Frühling und Sommer häufiger Salate und auch ab und an niederglykämische Früchte bevorzuge, verlangt es mich im Herbst und Winter eher nach Suppen und gekochten Stärkebeilagen.

Eine typische Wintervariante besteht für mich beispielsweise aus 30 g Vollkornreis, 1 EL Olivenöl, 200 g Kürbis, Kräutern und 3 EL Kürbiskernen als Frühstück sowie einer schmackhaften Linsensuppe aus 30 g roten Linsen, einer Zwiebel (bei beiden FODMAPs beachten und bei Unverträglichkeit durch erlaubte Varianten wie Quinoa und Frühlingszwiebelgrün ersetzen), Tomate und Karotte, 1 EL Olivenöl und zwei kleinen Kartoffeln (720 kcal, 18 g Protein, 80 g Kohlenhydrate und 32 g Fett).

Eine Frühjahrsvariante könnte hingegen so aussehen: „Muntermacher-Smoothie“ aus einem Glas Mandelmilch, 100 g Papaya, einer frisch gepressten Orange und Zitronenmelisse, dazu zehn Walnusshälften, ergänzt durch einen Quinoasalat am Abend, bestehend aus 60 g Quinoa, 1 EL Olivenöl, Tomate, rotem Paprika, gekochten grünen Bohnen, Frühlingszwiebeln und Basilikum.

Sie sehen, Ihrer kulinarischen Kreativität sind keinerlei Grenzen gesetzt, solange Sie die entsprechenden Obergrenzen beachten und ausschließlich auf unverarbeitete natürliche Lebensmittel setzen.

Das regelmäßige Scheinfasten muss nicht entbehrungsreich sein. Von der deftigen Linsensuppe bis hin zum Papaya-Smoothie sind viele leckere Optionen denkbar.

Fastenexperten wie Professor Longo empfehlen Betroffenen chronischer Erkrankungen, die soeben beschriebene Scheinfastenpraxis abhängig von der Schwere der Erkrankung mehrfach im Jahresverlauf zu wiederholen, da sich deren Effekte durch die Wiederholung der Prozedur potenzieren lassen. Leiden Sie also eher an einer milderen Form des Reizdarmsyndroms mit Blähungen und Stuhlunregelmäßigkeiten, dann reichen in der Regel zwei bis drei jährliche Scheinfasten-Einheiten im Abstand von vier bis sechs Monaten. Gesellen sich zu den Darmbeschwerden extraintestinale Symptome wie Kopf- und Gelenkschmerzen, Erschöpfung oder gar Begleiterkrankungen wie Angsterleben, dann kann das Fasten sogar einmal monatlich, am besten unter medizinischer Beobachtung, indiziert sein.

Auch die Dauer der Fastenzyklen kann entsprechend modifiziert werden. Die vielversprechendsten Ergebnisse aus den Tiermodellen konnten bereits nach drei bis vier Tagen des Scheinfastens verbucht werden, was übertragen auf den menschlichen Organismus fünf bis sieben Tagen mit reduzierter Kalorienaufnahme entspricht. In letzterem Rahmen bewegen sich auch die allermeisten Interventionsstudien an menschlichen Probanden.

Meiner Erfahrung nach hat es sich gerade bei starken Beschwerden bewährt, eher kürzere Fastenzyklen zu planen, diese dafür aber regelmäßiger zu wiederholen. Dieses Vorgehen ist etwas stressärmer für den Körper und wird dadurch deutlich besser toleriert. Bitte bedenken Sie auch, dass die allermeisten Menschen der modernen Welt das Fasten erst wieder neu erlernen müssen.

Um ungute Erfahrungen mit Nebenwirkungen zu vermeiden, kann es deshalb durchaus sinnvoll sein, erst einmal im Abstand von zwei Monaten an zwei aufeinanderfolgenden Tagen eine Scheinfastendiät zu befolgen, diese dann nach weiteren zwei Monaten um jeweils einen zusätzlichen Tag zu ergänzen, bis schließlich die vollen fünf Tage erreicht werden.

Sie können sich den Einstieg in das regelmäßige Scheinfasten übrigens deutlich erleichtern, indem Sie zuvor bereits für einige Monate die Ernährungsempfehlungen der vorigen Kapitel befolgen. Das Beherzigen eines festen Mahlzeitenfensters, eine reduzierte Kohlenhydratzufuhr und der weitgehende Verzicht auf Zucker und hochglykämische Lebensmittel unterstützen Ihren Stoffwechsel maßgeblich bei der Entwicklung Ihrer Fastentoleranz. Dennoch ist zu berücksichtigen, dass es sich beim Fasten um eine Intervention handelt, die mit möglichen Risiken und Nebenwirkungen verbunden ist. Aus diesem Grund werde ich Ihnen im nächsten Abschnitt ein paar Sicherheitshinweise mit auf den Weg geben.

Tipps für eine sichere Fastenerfahrung

Obwohl prinzipiell alle Menschen dazu in der Lage sind, mehrtägige starke Kalorienreduktionen zu meistern, gibt es dennoch einige *Kontraindikationen*, die gegen eine Fastenpraxis sprechen können bzw. die Überwachung der Prozedur in einer spezialisierten Klinik notwendig machen. Die Liste der tatsächlichen Kontraindikationen ist aber sehr kurz.

Neben Essstörungen und Untergewicht sprechen vor allem Leber- und Niereninsuffizienzen, eine unkontrollierte Überfunktion der Schilddrüse sowie Schwangerschaft und Stillzeit gegen das Vorhaben zu fasten[19]. Eine engmaschige medizinische Betreuung des Fastens benötigen hingegen Patienten mit fortgeschrittenen Herzerkrankungen, Diabetes mellitus, Erkrankungen mit psychotischen Zuständen bzw. der Neigung zu Panikattacken sowie Krebserkrankungen.

Gerade beim Diabetes ist die Fastentherapie ein zweischneidiges Schwert. So verbessert diese zwar nachweislich viele Risikofaktoren der Erkrankung, erhöht aber andererseits das Risiko für Hypoglykämien[20]. Auch in Interventionsstudien mit Scheinfastenprotokollen standen die sehr seltenen schweren Nebenwirkungen fast immer in Zusammenhang mit Diabetikern. Dies ist auch gut nachvollziehbar, denn das mehrtägige Fasten senkt den Blutzuckerspiegel mitunter stark. Was für Menschen mit einem gesunden Stoffwechsel ein durchaus wünschenswerter Effekt ist, wird für jene mit einer gestörten Blutzuckerkontrolle zu einem möglichen Risiko. Nehmen Letztere noch blutzuckersenkende Medikamente wie Metformin oder Insulin ein, ist die Katastrophe beinahe schon vorprogrammiert.

Gehören Sie also zu den beschriebenen Gruppen, rate ich Ihnen dringend von unbetreuten Fastenkuren ab. Sollten Sie sich dennoch für das Fasten interessieren, wenden Sie sich bitte an einen erfahrenen Fastenarzt oder eine darauf spezialisierte Klinik. Generell gilt aber für alle Fastenwilligen, die sich Ihres gesundheitlichen Zustands und ihrer körperlichen Konstitution nicht ganz sicher sind, dass eine vorherige ärztliche Untersuchung die Sicherheit der Intervention stark erhöhen kann.

Auch für Menschen ohne die genannten Kontraindikationen kann das Fasten mitunter etwas unangenehm werden. Zu den häufigsten Nebenwirkungen gehören Erschöpfung und Müdigkeit (48 %), Schlafstörungen (33 %), Übelkeit (32 %) und Kopfschmerzen (30 %).

Diese Phänomene sind in ihrer Natur aber eher mild und kurzfristig und verschwinden in der Regel von selbst[21].

Wirklich bedrohliche Nebenwirkungen sind hingegen sehr selten (0,002 %). In großen retrospektiven Untersuchungen betrafen sie ausschließlich Patienten mit einem stark fortgeschrittenen Lebensalter und waren mit Elektrolytverschiebungen assoziiert. Bedenken Sie aber bitte, dass sich diese Befunde auf ein langfristiges Wasserfasten beziehen. Die Häufigkeit milder Nebenwirkungen ist bei der Scheinfastenmethode deutlich minimiert, während ein Entgleisen der Elektrolyte bei normaler Flüssigkeitszufuhr und Salzkonsum nahezu ausgeschlossen ist.

Gerade während den ersten Experimenten mit dem Scheinfasten sollte auf körperliche Anstrengung und längere Autofahrten verzichtet werden. Ein erfahrener Therapeut oder eine Fastengruppe kann dabei Sicherheit geben.

Auch hatte ich bereits beschrieben, dass die unannehmlichen Begleiterscheinungen des Fastens mit zunehmender Praxiserfahrung an Intensität und Häufigkeit deutlich abnehmen. Gerade wenn Sie die ersten Male mit dem Scheinfasten experimentieren, kann es durchaus ratsam sein, die Tage des Verzichts auf ein verlängertes Wochenende ohne größere Verpflichtungen zu legen. Auf längere Autofahrten, Sport oder belastende körperliche Arbeit sollten Sie anfangs unbedingt verzichten. Lernen Sie Ihren Körper in dieser Ausnahmesituation erst einmal ganz in Ruhe neu kennen.

Meiner Erfahrung nach reagieren Menschen, egal ob mit oder ohne zugrunde liegende Erkrankung, sehr individuell auf das Scheinfasten. Während sich die einen mit Mühe und Not über die fünf Tage retten, indem sie sehr viel schlafen und eher passiv sind, sprudeln andere geradezu vor Energie, sind fokussiert bei ihrer Arbeit und versüßen sich das Fasten durch ausgedehnte Wanderungen in der Natur. Wenn Sie eher zur ersten Gruppe gehören, kann eine motivierende Gemeinschaft hilfreich sein. Die geteilte Erfahrung macht das Praktizieren leichter und die Gruppe kann Ihnen zusätzliche Sicherheit bei kleinen

Spaziergängen und anderen Aktivitäten geben. Viele Kliniken, aber auch Kneipp- und andere Vereine bieten solche Fastengruppen an.

Schließlich möchte ich Sie als Betroffenen einer chronischen Darmerkrankung auch noch mental darauf vorbereiten, dass auch *wässriger Durchfall* zu den typischeren Nebenwirkungen einer Fastenkur gehören kann. Laut Untersuchungen betrifft dies etwa 10–20 % der Praktizierenden und kann, wenn diese sich nicht darauf vorbereiten, zu unschönen Überraschungen führen. Zumeist haben die Fastendurchfälle ebenfalls mit einer leichten Verschiebung im Elektrolythaushalt zu tun. Ihnen kann deshalb durch die regelmäßige Zufuhr kleiner Salzmengen gut vorgebeugt werden.

Menschen mit einem Reizdarm vom Durchfalltyp sind aber noch aus einem weiteren Grund prädestiniert für diese Begleiterscheinung des Fastens: Ein nicht zu vernachlässigender Teil von ihnen leidet nämlich wie bereits geschildert unter einer Überproduktion oder fehlenden Wiederaufnahme von Gallensäuren. Deren osmotische Effekte und ihre abführende Wirkung werden durch Ballaststoffe im Nahrungsbrei minimiert, welche die überschüssigen Gallensäuren im Darm binden. Vermindern diese Personen nun während des Fastens ihre Ballaststoffzufuhr deutlich, entfalten die Gallensäuren im Dickdarm ihr volles Potenzial.

Beide Faktoren sind vor allem beim reinen Wasserfasten zu beobachten, während sie beim Scheinfasten eher eine untergeordnete Rolle spielen. Falls Sie aber zu den sehr empfindlichen Betroffenen gehören sollten, können Sie den lästigen Durchfällen effektiv begegnen, indem Sie Ihren Suppen und Salaten etwas mehr Salz zufügen und trotz der minimierten Kalorienzufuhr auf eine ausreichende Versorgung mit löslichen Ballaststoffen achten.

Sollte Ihnen das aus Verträglichkeitsgründen nicht möglich sein, können Sie auf nur gering fermentierbare Ballaststoffpräparate wie Flohsamenschalen setzen. Mit diesen Strategien ist Darmpatienten meist sogar ein sorgenfreies Wasserfasten möglich.

Empfehlungen für die Nahrungsaufnahme nach der Fastenphase

Nicht vergessen sollten Sie weiterhin, dass potenzielle Nebenwirkungen nicht nur während der eigentlichen Fastenphase lauern. Häufig berichten gerade unerfahrene Anwender eine Provokation ihrer Beschwerden im Zusammenhang mit den ersten umfassenden Mahlzeiten nach dem weitgehenden Verzicht. Beim Wasserfasten hat sich deshalb ein systematischer Kostaufbau über mehrere Tage bewährt.

Wenn ich Sie vom Scheinfasten überzeugen konnte, dann ist ein solch strenges Vorgehen eher unnötig. Da Menschen aber nun einmal sehr unterschiedlich sind, sollten Sie auch hier mit der gebotenen Vorsicht vorgehen, um erst einmal auszuloten, wie Ihr Körper auf die vermehrte Nahrungszufuhr reagiert. In der Fachliteratur ist ein sogenanntes Refeed-Syndrom nach längerer Fastenzeit gut belegt[22].

Durch das erneute Umlegen des Schalters für den notwendigen Stoffwechselmodus kommt es in Ihrem Organismus zu Veränderungen im Hormonsystem und Elektrolythaushalt. Fallen diese zu drastisch aus, beispielsweise weil Sie plötzlich eine sehr große Menge Zucker und Protein zu sich nehmen, obwohl sich Ihr Körper noch im Proteinsparmodus befindet und zu diesem Zeitpunkt nur sehr wenig Insulin produziert, kann dies zu Beschwerden wie Schwächegefühl, Konzentrationsstörungen, Hitzewallungen und auch einer zeitlich begrenzten Veränderung des Herzschlags führen.

Ein weiterer relevanter Mechanismus in diesem Zusammenhang ist die übermäßige Reizung von Fasern des Vagusnervs[23]. Eine solche kann etwa stattfinden, wenn ein über längere Zeit entspannter Magen innerhalb einer kurzen Zeit durch ein sehr großes Nahrungsvolumen stark gedehnt wird. Übelkeit und Unwohlsein sind dann häufige Konsequenzen.

Entgehen können Sie diesem Phänomen, indem Sie das Makronährstoffverhältnis weitestgehend beibehalten. Erhöhen Sie die zugeführte Menge an Kohlenhydraten, Fetten und vor allem Proteinen schrittweise über zwei oder drei Tage, bis diese ihr Ausgangsniveau erreicht haben. Mit etwas praktischer Erfahrung können Sie dieses Vorgehen meist noch einmal deutlich verkürzen. Für die allermeisten Anwender ist dann eine simple Rückkehr zu ihrer gewohnten Ernährung möglich.

Dabei versteht sich natürlich von selbst, dass sich Experimente mit stark verarbeiteten Lebensmitteln, Süßwaren oder einem deftigen Braten nach dem Fasten verbieten. Inzwischen verfügen wir sogar über Hinweise darauf, dass ein Fehl- oder Überkonsum im Zeitfenster des Fastenbrechens das Risiko für bestimmte *Erkrankungen erhöhen* könnte[24]. Halten Sie sich gerade in dieser sensiblen Phase streng an die Richtlinien der darmgesunden Mittelmeerdiät!

Ihre nächsten Schritte

1. Haben Sie sich bereits für mehrere Monate nach den Richtlinien der vorgestellten Mittelmeerkost ernährt, befolgen Sie an einem verlängerten Wochenende für zwei Tage die Empfehlungen zum Scheinfasten. Hierzu verzichten Sie auf Proteinquellen wie Milchprodukte, Fleisch und Eier und halbieren die Menge Ihrer Kohlenhydrat- und Fettquellen. Beachten Sie unbedingt die in diesem Kapitel angeführten Sicherheitshinweise.
2. Wiederholen Sie das Scheinfasten regelmäßig nach ein bis zwei Monaten (starke Beschwerden, extraintestinale Symptome und Begleiterkrankungen) bzw. einem halben Jahr (mildes Reizdarmsyndrom). Fügen Sie bei jedem Durchgang einen weiteren Fastentag hinzu, bis Sie fünf Tage mit verminderter Kalorienzufuhr problemlos tolerieren.
3. Informieren Sie sich im nächsten Kapitel über weitere hilfreiche Veränderungen des Lebensstils.

FEINTUNING FÜR BESTES WOHLBEFINDEN: DER DARMGESUNDE LEBENSSTIL

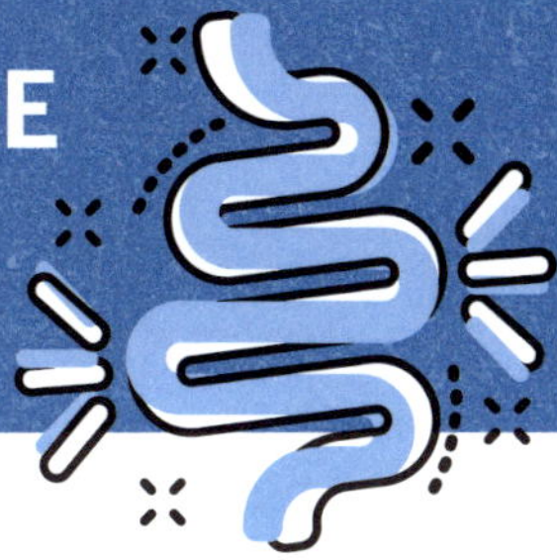

Neben den zu jeder Zeit verfügbaren und mitunter stark verarbeiteten Lebensmitteln prägen noch weitere gesundheitlich bedenkliche Charakteristika den westlichen Lebensstil. Dazu gehören unter anderem ein ungünstig veränderter *Schlaf-Wach-Rhythmus*, ein *Mangel an körperlicher Aktivität* und nicht zuletzt *chronischer Stress*. All diese Faktoren haben bereits für sich genommen einen großen Einfluss auf die Genese und Intensität gastrointestinaler Beschwerden, und ihre Optimierung führte in zahllosen Studien zu klinischen Verbesserungen des Reizdarmsyndroms.

Vielleicht fragen Sie sich jetzt, warum Sie neben einer artgerechten Ernährung und dem regelmäßigen Scheinfasten überhaupt noch zusätzlichen Aufwand betreiben sollten, wenn diese Kombination doch den Grundbaustein der Therapie bildet. Hierauf möchte ich Ihnen entgegnen, dass natürlich Sie allein darüber entscheiden, welcher Nutzen Ihre Bemühungen aufwiegt. Es ist aber unbestreitbar, dass zu einem Lebensstil mit Heilungspotenzial oft etwas mehr gehört als eine gesunde Ernährung.

Wie Sie bereits im Kapitel „Das weiß die Wissenschaft" gesehen haben, ist das RDS eine Erkrankung mit teilweise multiplen Krankheitsmechanismen, deren individuelle Ausprägungen und Kombinationen sich auch noch zwischen den einzelnen Betroffenen maßgeblich unterscheiden können. Stellen Sie sich die Palette an möglichen Interventionen deshalb am besten einmal als eine Art großes *Mischpult* vor.

Auf diesem gibt es Regler, die in ihren Auswirkungen bedeutsamer für das Endergebnis sind als andere. Das ansprechendste Endergebnis erreichen Sie erst, wenn Sie eine Vielzahl von Einstellmöglichkeiten *individuell optimieren und aufeinander abstimmen*.

Tatsächlich verhält es sich bei den Lebensstilvariablen nämlich so, dass diese ineinander übergreifen. Eine Verbesserung der zirkadianen Rhythmik führt also beispielsweise zu optimierten Stoffwechselprozessen und einer gesteigerten Verdauungskapazität – und umgekehrt. Aus diesem Grund führen gerade ganzheitliche Therapieansätze häufig zum Erreichen der heiß ersehnten Beschwerdefreiheit[1,2].

In den folgenden Abschnitten werde ich Ihnen einige Optionen aufzeigen, wie Sie die einzelnen Aspekte Ihrer Lebensführung unkompliziert verbessern können.

Hierbei möchte ich betonen, dass es sich bei den beschriebenen Maßnahmen jeweils um jene Optimalzustände handelt, die in wissenschaftlichen Untersuchungen zu den besten Ergebnissen führten. Doch klinische Studien haben im Normalfall nur wenig mit unserem tatsächlichen Alltag und dessen Hürden und Grenzen gemeinsam. Wie schon bei den Ernährungsempfehlungen sind Sie also aufgefordert, die einzelnen Interventionen an Ihre individuellen Lebensbedingungen anzupassen.

Bedenken Sie dabei bitte, dass in vielen Interventionsstudien teilweise schon kleinste Veränderungen des Lebensstils ausreichten, um nennenswerte Effekte auf den Reizdarm zu entfalten. Es ist also nicht unbedingt notwendig, dass Sie sich 1:1 an die nun folgenden Leitlinien halten.

Guter Schlaf für einen zufriedenen Darm

Nun ist in diesem Ratgeber schon mehrfach der Begriff der *zirkadianen Rhythmik* gefallen. Aber was genau ist damit gemeint? Zirkadianer Rhythmus ist der Oberbegriff für das *Zusammenspiel aller inneren Uhren Ihres Körpers*, die nahezu exakt einem 24,2h-Rhythmus folgen[3].

Diese zeitlichen Steuersysteme des Organismus weisen einige faszinierende biologische Besonderheiten auf. So erhalten die inneren Uhren etwa ihre Rhythmik aufrecht, auch wenn ihnen äußere Taktgeber wie das Tageslicht vorenthalten werden. Auch stark wechselnde Umgebungstemperaturen beeinflussen die zirkadiane Rhythmik nicht, im Gegensatz zu nahezu allen anderen biologischen Funktionen.

Inzwischen ist bekannt, dass diese inneren Uhren in nahezu jeder Zelle eines Säugetiers existieren und dadurch nicht nur die Übersetzung genetischer Informationen in biologische Strukturen, sondern auch zentrale Organ- und Stoffwechselfunktionen maßgeblich steuern[4]. Dazu gehören besonders die Herzfrequenz, der Blutdruck, die Körpertemperatur, das Hormonsystem und auch die immunologische Abwehr.

Die peripheren Uhren sind hierarchisch organisiert und folgen einem übergeordneten Zeitgeber („Zentraluhr") im Hypothalamus. Da die Entstehung dieses ausgeklügelten Systems als Anpassungsleistung vieler Lebewesen an sich im Tagesverlauf ändernde Umweltbedingungen zu interpretieren ist, kann leicht nachvollzogen werden, dass die innere Taktung eine gewisse Flexibilität aufweisen muss, um sich beispielsweise an längere Nächte im Herbst und Winter anpassen zu können. *Licht* ist deshalb der wichtigste externe Zeitgeber, der Ihre inneren Uhren beschleunigen oder verlangsamen kann.

Diese Eigenschaft ist einerseits erforderlich, im Angesicht der modernen Errungenschaften jedoch auch eine große Herausforderung. Denn wie unsere Ernährungsbedürfnisse entstand das System der inneren Uhren in einer gewaltigen Zeitspanne der Menschwerdung, in der lediglich das natürliche Tageslicht, vom Sonnenaufgang bis zum Sonnenuntergang, die Synchronisation des zentralen

Inzwischen ist bekannt, dass nahezu jede Zelle eines Säugetiers über eineeigene innere Uhr verfügt, Deren komplexes Zusammenspiel beeinflusst viele Organ- und Stoffwechselfunktionen maßgeblich.

Taktgebers steuerte. Heute trifft Ihre Zentraluhr regelmäßig auf ihr unbekannte Phänomene wie Schichtarbeit, Koffeinkonsum, elektrisches Licht, zu spät eingenommene Mahlzeiten oder Unterhaltungselektronik am Abend.

All diese Dinge sabotieren den natürlichen Schlaf-Wach-Zyklus sowie die Synchronisation der Uhren. *Fernsehen, Smartphones und Computerbildschirme* sind dabei besonders potente Störenfriede, da sowohl die Intensität des künstlichen Lichts als auch dessen Wellenlängen („blaues Licht") dem Organismus vorgaukeln, es wäre noch nicht Zeit, um zur Ruhe zu kommen[5]. Wenn Sie sich noch einmal die exemplarische Aufzählung der Funktionen anschauen, die durch die zirkadiane Rhythmik gesteuert werden, dann werden Sie schnell erkennen, dass eine Desynchronisation der Uhren durch „falsche" externe Zeitgeber in einem Desaster enden muss.

Und dem ist leider tatsächlich so. Neben den verbreiteten Schlafstörungen sind zahlreiche Herz- und Stoffwechselerkrankungen, psychiatrische Störungen und auch neurodegenerative Erkrankungen mit einer gestörten inneren Taktung assoziiert[6]. Wenn Sie gern eine konkretere Vorstellung von den drastischen Auswirkungen eines Lebens außerhalb des natürlichen Tagesverlaufs bekommen möchten, lohnt es sich, einen Blick auf die stark erhöhten Diabetes-, Herzkrankheits- und Krebsdiagnosen unter Schichtarbeitern zu werfen[7].

Diese Zusammenhänge mögen Ihnen seltsam erscheinen. Schließlich leben Sie wie auch ich seit unserer Geburt ganz selbstverständlich mit elektrischem Licht und entdeckten später den sonntäglichen Tatort oder die spannende Netflix-Serie, um uns den Abend zu versüßen. Doch dass unsere inneren Uhren immer noch „von gestern" sind, zeigen Versuche in natürlichen Umgebungen. Bereits innerhalb weniger Tage in der freien Natur richtet sich der zirkadiane Rhythmus neu aus und verbessert dabei viele Körperfunktionen[8].

Wissenschaftler konnten mit diesen Experimenten weiterhin belegen, dass die optimierte Synchronisation der inneren Uhren deutlich von jener abweicht, die bei typischen Vertretern des westlichen Lebensstils zu finden ist. So initiierten die neu eingestellten zirkadianen Uhren durch eine veränderte Freisetzung des Hormons *Melatonin* eine frühere und längere Schlafphase. Schließlich legen die Ergebnisse nahe, dass wir auch heute noch unsere Schlafgewohnheiten nach saisonalen Gesichtspunkten verändern und im Herbst und Winter deutlich früher zu Bett gehen sollten.

Wenn ich mit Klienten oder Bekannten über diese Zusammenhänge spreche, kommt von diesen gut informierten Menschen oft sofort das Argument von den verschiedenen Chronotypen, zu Deutsch gern als „Lerchen" und „Eulen" bezeichnet. Tatsächlich ist der individuelle Chronotyp, also die zeitliche Präferenz für Aktivitäts- und Ruhephasen, zu einem großen Teil genetisch determiniert und korreliert mit der Melatoninproduktion und der Taktung der inneren Uhren[9]. Es gibt also wirklich Menschen, deren optimale Zeitfenster für Konzentrations- und körperliche Leistungen deutlich später im Tagesverlauf liegen und die erst später am Abend zur Ruhe kommen.

Dies ist allerdings kein schlagkräftiges Argument gegen die Synchronisation der zirkadianen Rhythmik anhand des natürlichen Tagesverlaufs. Alle Experten auf dem Gebiet der Chronobiologie betonen einhellig, dass negative Faktoren wie künstliches Licht am Abend oder herausfordernde soziale Settings die zirkadiane Rhythmik stören – und zwar unabhängig vom Chronotyp. Vielleicht würden Sie sich als „Eule" im Winter ja schon um zehn statt um Mitternacht in die Federn kuscheln, wenn Sie nicht noch einige Social-Media-Kanäle checken, mit Ihrer besten Freundin telefonieren oder die Steuererklärung erledigen würden.

Der Einfluss der inneren Uhren auf chronische Darmerkrankungen

Auch Ihr Reizdarm und viele der mit ihm verbundenen Begleiterkrankungen können stark von einem optimierten Zusammenspiel Ihrer inneren Taktgeber profitieren[10,11]. Dies ist nicht verwunderlich, da die relevanten Kriterien für die Diagnose RDS, Stuhlunregelmäßigkeiten (Motilität) und Bauchschmerzen (viszerale Hypersensitivität), maßgeblich durch periphere Uhren und auch die Zentraluhr gesteuert werden[12,13].

Noch bedeutsamer für Sie und Ihr großes Projekt der Heilung ist allerdings, dass der zirkadiane Rhythmus und hierbei besonders der Schlaf-Wach-Zyklus Schlüsselvariablen bei der Verbesserung Ihrer Dysbiose der Darmflora sind. So begünstigen kurze oder fragmentierte Schlafeinheiten die Entstehung einer Dysbiose, die wiederum zu gastrointestinalen Beschwerden und Erschöpfungszuständen führen kann[14]. Doch dieser geschilderte Zusammenhang ist keinesfalls einseitig. Neuere Studien zeigen, dass eine Verbesserung des Darmmilieus auch zu einer höheren Schlafqualität beiträgt.

Gerade für Sie als Reizdarmbetroffenen kann dies eine erlösende Botschaft sein. *Chronische Schlafstörungen* gehören zu den am häufigsten berichteten Begleiterkrankungen beim Reizdarmsyndrom[15]. Dazu zählen vor allem Schwierigkeiten einzuschlafen, eine zu kurze Schlafdauer, Durchschlafstörungen und das Gefühl eines nicht erholsamen Schlafes. Durch den oben geschilderten Zusammenhang sind dies nicht nur zusätzliche unangenehme Symptome Ihrer Erkrankung. Sie alle tragen in einem sich selbst verstärkenden Kreislauf dazu bei, dass Ihr Körper nicht in den Regenerationsmodus schalten kann.

Alle zentralen Krankheitsmechanismen des RDS profitieren von einer Synchronisation der inneren Uhren. Auch die verbreiteten Schlafstörungen bessern sich durch ihre Taktung.

Dieses Ineinandergreifen und Sich-Verstärken der uns auf den ersten Blick unabhängig erscheinenden Bereiche muss allerdings kein Nachteil sein. Gelingt es Ihnen nämlich, an beiden Reglern gleichzeitig Feineinstellungen vorzunehmen, werden Sie innerhalb kurzer Zeit stärkere Fortschritte verbuchen können – und zwar auf beiden Feldern gleichzeitig!

Im nächsten Abschnitt werde ich Ihnen einige Vorschläge unterbreiten, wie Sie Ihren zirkadianen Rhythmus synchronisieren können. Dabei werde ich mich vor allem auf Aspekte der Schlafhygiene konzentrieren. Doch auch andere Faktoren spielen für dieses Vorhaben eine Rolle. So sind neben dem Licht auch Ihre tägliche Ernährung, die körperliche Aktivität und auch der Umgang mit Emotionen und Stress relevant. Auf die letzten beiden Variablen werde ich später noch zu sprechen kommen.

Was die Ernährung betrifft, so halten Sie sich bitte auch für die Optimierung der inneren Uhr an die bereits erhaltenen Empfehlungen: Eröffnen Sie Ihr Mahlzeitenfenster möglichst direkt nach dem Aufstehen mit einem umfassenden und ausgewogenen Frühstück und beenden Sie dieses nach zehn bis maximal 12 Stunden, um den Körper für die bevorstehende Zeit der Erholung und Reparatur zu sensibilisieren. Außerdem sollten Sie darauf achten, dass etwa drei Stunden zwischen der Abendmahlzeit und dem Zubettgehen liegen.

Die Optimierung der inneren Uhren im Tagesverlauf

Nun ist mir natürlich durchaus bewusst, dass Sie im Alltag nicht einfach dauerhaft auf künstliches Licht verzichten und unter freiem Himmel nächtigen können. Doch immerhin stehen Ihnen einige nützliche Techniken zur Verfügung, um sich einer natürlicheren Taktung des Tages wieder anzunähern. So sollte Ihr Tag pünktlich mit dem Licht der Morgendämmerung beginnen. Ist dies aufgrund Ihrer Arbeitszeiten oder der gerade vorherrschenden Jahreszeit nicht möglich, kann ein sogenannter *Lichtwecker*, der einen künstlichen Sonnenaufgang simuliert, Ihre innere Uhr starten, Morgenmüdigkeit vertreiben und langfristig auch Ihre Schlafqualität verbessern[17,18].

Neben dem Licht ist die *Temperatur* ein starker externer Zeitgeber, und gerade der frühe Morgen bietet sich für eine kalte Dusche oder Gesichtswaschung an, um Ihrem Körper den Beginn der nun folgenden Aktivitätsphase zu signalisieren[19]. Nach einem ausgiebigen Frühstück wäre es dann hilfreich, noch für mindestens 30 Minuten einen lokalen Park oder ähnliche naturnahe Orte aufzusuchen, um dort Tageslicht zu tanken. Erlaubt Ihr Zeitplan dies nicht, dann sollten Sie zumindest versuchen, Ihre Frühstücks- oder Mittagspause aktiv im Grünen zu verbringen.

Auch die Leuchtmittel an Ihrem Arbeitsplatz oder in Ihrer Wohnumgebung können Ihnen helfen, Ihre zirkadiane Rhythmik zu optimieren. So führt der Einsatz von *Tageslichtleuchten* gerade in den Morgenstunden und am Vormittag zu einer verstärkten nächtlichen Melatoninfreisetzung und verbesserten Immunfunktionen[20]. Sollten Sie mit der elektrischen Beleuchtung experimentieren wollen, müssen Sie unbedingt beachten, dass Sie gerade Tageslichtleuchten und helle Deckenlampen am Abend meiden sollten.

Da sowohl die Intensität als auch die Farbe der Lichtquellen die inneren Uhren beeinflussen können, sollten Sie in den Stunden nach einem frühen Abendessen auf gedämpftes und vorzugsweise oranges Licht setzen[21]. Auch Teelichter oder andere Kerzen erfüllen diesen Zweck und vermitteln gleichzeitig eine entspannte Atmosphäre.

Die Intensität und Farbe von Lampen beeinflussen künstlich die inneren Uhren und können diese leicht aus dem Takt bringen. Inzwischen gibt es viele innovative technische Lösungen dieses Problems.

Im Zusammenhang mit der Lichtexposition im Tagesverlauf dürfen natürlich auch die heute allgegenwärtigen Bildschirme nicht unerwähnt bleiben. Diese verbreiten zumeist intensives kurzwelliges (blaues) Licht, das Ihrer Zentraluhr das Zeichen sendet, dass aktuell die Aktivitätsphase andauert und eventuell notwendige Regenerationsprozesse noch etwas verschoben werden müssen. Besonders drastisch wirken sich Smartphone, Tablet und Co. deshalb in den Abendstunden auf Ihre Schlafqualität und auch die Schlafdauer aus[22].

Da diese Befunde inzwischen auch umfassend in den Medien diskutiert wurden, sind Hersteller und Nutzer kreativ geworden. So verfügen die meisten Mobilgeräte heute über einen Nachtmodus, der kurzwelliges Licht zur fortgeschrittenen Stunde filtert. Viele Menschen, die nicht auf die abendliche Nutzung von Computer oder Fernseher verzichten wollen oder können, setzen auch auf die Verwendung von Filterbrillen.

Ich persönlich bin von beiden Strategien nicht wirklich überzeugt, weshalb meine Familie nach dem Abendessen, von wenigen Ausnahmen an Feiertagen einmal abgesehen, auf den Fernseher und andere Bildschirme verzichtet. Studien haben gezeigt, dass die oben genannten Filter die negativen Auswirkungen nur zu einem Teil abfedern können.

Auf der anderen Seite legen die Ergebnisse nahe, dass nicht nur das Licht für die ungünstigen Auswirkungen auf den Schlaf und die zirkadiane Rhythmik verantwortlich zu machen ist. Auch die emotionale Erregung, etwa beim Schauen eines spannenden Krimis oder dem Verfolgen der Nachrichten aus aller Welt, tragen ihren Teil dazu bei[23,24]. Aus der in diesem Ratgeber eingenommenen evolutionsmedizinischen Perspektive bedeuten unbekannte Gesichter am Abend oder gar in der Nacht lediglich eines: akuten Stress und die Aktivierung des Flucht-oder-Kampf-Systems[25].

„Besuchten“ vor hunderttausenden von Jahren größere Gruppen zu vorgerückter Stunde eine ihnen nicht bekannte Sippe, kamen diese zumeist nicht in friedlicher Absicht. Aus diesem Grund sind sowohl der regelmäßige nächtliche Besuch einer überfüllten Bar als auch der ständige abendliche Konsum von Filmen und anderen visuellen Medien keine guten Ideen. Der perfekte Zeitpunkt zur Pflege sozialer Kontakte findet sich ohnehin deutlich früher im Tagesverlauf. Soziale Interaktionen in hellem Tageslicht sind deutlich mit verträglichen Verhaltensweisen, besserer Stimmung und selteneren bzw. milderen Konflikten assoziiert[26].

Spieleabende und Partnermassagen schlagen Social Media

Jetzt wissen Sie, welche Dinge und Verhaltensweisen Sie am Abend lieber meiden sollten. Doch wie füllen Sie die nun frei gewordene Zeit am besten aus? Auch hier habe ich ein paar Tipps für Sie parat. Ganz zu Anfang habe ich erst einmal eine wundervolle Botschaft für Sie:

Die negativen Auswirkungen sozialer Interaktionen auf Ihre bevorstehende Ruhephase beziehen sich nämlich ausschließlich auf Ihnen fremde Personen. Nutzen Sie die Abendstunden also in erster Linie für Ihre Familie und Ihre Freunde.

Spieleabende, Hausmusik, tiefsinnige Gespräche und auch Zärtlichkeiten verbessern nicht nur Ihre Schlafqualität, sondern auch Ihre sozialen Bindungen oder Ihre Partnerschaft. Sie werden staunen, wie viel Zeit man plötzlich für geliebte Menschen zur Verfügung hat, wenn man nach 18 Uhr nicht mehr auf Bildschirme schaut. Ist Ihnen einmal nicht nach Gemeinschaft zumute, hören Sie Ihre Lieblingsmusik, frönen Ihrem Hobby oder schmökern in einem interessanten Buch.

Auch leichte Aktivitäten wie Spaziergänge oder Yoga sind natürlich erlaubt, während Sie anstrengende Trainingseinheiten immer in den Morgenstunden absolvieren sollten. Dieser Grundsatz gilt für alle abendlichen Aktivitäten. Sie sollten den Körper durch ihre Intensität, Lautstärke und Stimmung auf eine Phase der Ruhe einstimmen.

Die Stunden vor dem Zubettgehen sollten der Einkehr und Ruhe vorbehalten sein. Künstliches Licht, aufwühlende Gedanken und Bilder vermindern die für die Regeneration nötige Schlafqualität.

Rückt Ihre Zeit zum Schlafengehen näher, hat es sich für meine Klienten bewährt, ein kleines *Dankbarkeitsritual* durchzuführen. Sind Sie ein gläubiger Mensch, könnte dies ein kleines Gebet sein. Sie können aber auch einfach drei Dinge in ein Büchlein notieren, für die Sie an diesem Tag besonders dankbar sind. Allein das Fokussieren auf diese positiven Faktoren und das Erzeugen einer entsprechenden Stimmung sind mit längeren und hochwertigeren Schlafphasen assoziiert[27]. Nach diesem Ritual wäre dann die perfekte Zeit, im Rahmen der Körperhygiene noch einmal warm zu duschen oder ein Bad zu nehmen. Beides verbessert durch die passive Verteilung von Wärme im Körper nachweislich Schlafqualität und Schlafeffizienz[28].

Machen Sie Ihr Schlafzimmer zu einem Ruhetempel

Zu einer guten Schlafhygiene gehört weiterhin die Gestaltung eines „Schlaftempels“. Genau dies und nicht weniger sollte Ihr heimisches Schlafzimmer nämlich sein! Achten Sie als Erstes unbedingt darauf, dass Sie Ihr Schlafzimmer neben seinem eigentlichen Zweck nur für eine einzige weitere Aktivität nutzen. Sollte Sie dieser Satz zum Schmunzeln gebracht haben, dann liegen Sie goldrichtig. Das abendliche Ausleben sexueller Bedürfnisse ist nicht nur etwas Wunderschönes, sondern verbessert auch nahezu alle relevanten Schlafparameter[29].

Aber alles andere, was nicht direkt mit diesen beiden Aktivitäten zu tun hat, sollten Sie konsequent aus Ihrem Schlafzimmer verbannen. Dies gilt insbesondere für Schreibtische, Arbeitsunterlagen, Aktenordner, Telefone, Computer oder auch Sportgeräte. Zeigen Sie Ihrem Gehirn schon durch die Einrichtung des Zimmers, dass es hier endgültig zur Ruhe kommen darf.

Eine der wichtigsten Variablen für einen erholsamen Schlaf ist die vollständige Abwesenheit von allen Lichtquellen. Blaues Licht wirkt auch während des Schlafes als physiologischer Stressor und reizt unnötig Ihr Nervensystem[30]. Doch auch Lichtquellen mit geringer Beleuchtungsstärke können einen störenden Einfluss auf Ihre Schlafqualität haben[31]. Machen Sie sich deshalb die Mühe und inspizieren Sie Ihr Schlafzimmer auf relevante Lichtquellen. Das Licht kann dabei von außen kommen (Straßenlaternen, Leuchtreklame usw.) oder von Geräten im Schlafzimmer abgestrahlt werden (Standby-Leuchten am Radio, digitale Ziffern auf dem Wecker usw.).

Viele der von Ihnen entdeckten Störenfriede können Sie durch einfache Maßnahmen, wie die Verwendung passender, möglichst undurchlässiger Jalousien oder das Ziehen des Steckers, Herr werden. Ist Ihnen das Abstellen der nächtlichen Lichtquellen nicht möglich, könnte aber auch der Einsatz einer lichtundurchlässigen Schlafmaske die optimale Lösung für Sie sein[32].

Ganz analog zum Licht verhält es sich mit störenden nächtlichen Geräuschen wie Motorenlärm oder dem überlauten Fernseher in der Nachbarwohnung. Ohrenstöpsel lassen sich wunderbar mit der Augenmaske kombinieren und verbessern nachweislich die Schlafqualität und Schlafdauer in belebten Umgebungen[33].

Schließlich nimmt auch noch die Raumtemperatur Einfluss auf Ihren Schlaf. Optimal liegt diese bei etwa 18 °C. Verhindern entsprechende Kleidung und Bettwäsche das Auskühlen, sind Abweichungen der Temperatur nach unten unproblematisch. Wärmere Umgebungstemperaturen können Ihren Schlaf allerdings erheblich stören[34].

Diese negativen Auswirkungen verstärken sich weiter, wenn sich die gestiegenen Temperaturen mit einer hohen Luftfeuchtigkeit verbinden. Sollten Sie eine Klimaanlage nutzen wollen, um die Temperatur in Ihrem Schlafzimmer entsprechend zu regulieren, sollten Sie diese in den Abendstunden vor dem Zubettgehen arbeiten lassen. Setzen Sie Ihren schlafenden Körper direkt dem kühlenden Luftstrom aus, führt dies zu häufigeren Wachphasen und einer gesteigerten Herzrate[35].

Bewegung bringt den Darm in Schwung

Neben gutem Schlaf mangelt es dem modernen Menschen auch an körperlicher Auslastung. Und ebenso wie das Fehlen der essenziellen nächtlichen Ruhephasen trägt auch die Inaktivität zum Krankheitsgeschehen des Reizdarmsyndroms bei. So zeigte eine epidemiologische Untersuchung an über 4700 RDS-Patienten, dass Inaktivität das Risiko für den Reizdarm deutlich erhöht[36]. Besonders stark wirkte sich der Bewegungsmangel dabei (wieder einmal) auf das weibliche Geschlecht aus. Doch die gute Nachricht lautet, dass auch auf diesem Gebiet einfache und kostenlose Gegenmaßnahmen ergriffen werden können. Gleich mehrere Interventionsstudien belegen in diesem Zusammenhang, dass vermehrte körperliche Betätigung zu signifikanten Verbesserungen der Reizdarmbeschwerden führt[37,38].

Um Ihnen die Wirksamkeit eines körperlichen Trainings beim Reizdarm noch etwas bildlicher vor Augen zu führen, möchte ich an dieser Stelle gern noch zwei weitere Untersuchungen mit Ihnen besprechen. So zeigte eine Schrittanalyse von über 100 Studenten mit RDS einen direkten Zusammenhang der täglich zu Fuß zurückgelegten Strecke und den globalen Beschwerden der Reizdarmerkrankung[39]. Die Wahrscheinlichkeit für das Berichten starker Symptome sank mit zunehmender Laufdistanz stark ab. Während sie bei 4000 Schritten 78 % betrug, lag sie bei 10000 Schritten pro Tag nur noch bei 48 %.

Obwohl gerade viele Laien glauben, von mehr Bewegung würden vor allem Betroffene mit chronischer Verstopfung profitieren, bestätigen diesen nachvollziehbaren Gedanken die bisher vorhandenen Daten nicht. Auch Betroffene vom Durchfall- oder Mischtyp reagierten mit verminderten Beschwerden auf vermehrte körperliche Aktivität. Die verantwortlichen Wissenschaftler errechneten, dass eine Steigerung der täglich zurückgelegten Schritte von 4000 auf 9500 zu einer Halbierung der berichteten RDS-Beschwerden führen könnte, und empfehlen diese Maßnahme als nebenwirkungsarme und unkomplizierte Therapie.

In einer weiteren Untersuchung wurden Frauen mit einer Reizdarmdiagnose dazu angehalten, über insgesamt 24 Wochen mehrmals wöchentlich ein zeitlich begrenztes Ausdauertraining zu absolvieren (20–30 Minuten). Dies bestand aus leichtem bzw. moderatem Walking oder Jogging. Diese übersichtliche Maßnahme reichte bereits aus, um die Entzündungslast und den *oxidativen Stress* in der Interventionsgruppe signifikant zu vermindern.

Als oxidativer Stress wird eine Stoffwechsellage bezeichnet, bei der oxidierende und reduzierende Substanzen (auch freie Radikale genannt) nicht mehr ausreichend durch regulative Mechanismen des Körpers unschädlich gemacht werden können. Dadurch werden diese in die Lage versetzt, Zellstrukturen nachhaltig zu schädigen und ihre Funktionen zu hemmen. Da die hiervon betroffenen Zellen nun deutlich mehr Energie aufwenden müssen, um ihre Funktionen aufrechtzuerhalten, ist oxidativer Stress eng mit chronischen Erschöpfungszuständen und auch der Diagnose CFS/ME verknüpft.

Analog zum oxidativen Stress führt ein Übermaß an reaktiven Stickstoff-Spezies zum sogenannten nitrosativen Stress. Das gehäufte Auftreten beider Varianten ist beim Reizdarm gut belegt. Die freien Radikale vermitteln vermutlich den Zusammenhang zwischen chronischen Darmbeschwerden, neurologischen Auffälligkeiten, Erschöpfungszuständen und emotionaler Übererregbarkeit beim Reizdarmsyndrom[40].

Die Reduktion des oxidativen Stresses und der Entzündungslast ging in der beschriebenen Studie gleichzeitig mit einer Abnahme der Beschwerden des Reizdarmsyndroms und einer berichteten Verbesserung der Lebensqualität einher[41].

Die hier beschriebenen Veränderungen des bequemen westlichen Lebensstils machen also einen handfesten Unterschied bei der Bekämpfung der lästigen Symptome. Wie schon beim Schlaf kann ich nur davor warnen, diese therapeutischen Maßnahmen weniger ernst zu nehmen oder sogar zu belächeln, nur weil deren Zusammenhang zu einer chronischen Darmerkrankung nicht so offensichtlich ist wie etwa bei der Ernährung.

Doch gerade bei der körperlichen Aktivität handelt es sich auch um ein zweischneidiges Schwert, denn nicht jede Trainingsform ist gleichermaßen bei RDS geeignet.

Welche Sportart ist die richtige beim Reizdarm?

Einige Sportarten sind sogar berüchtigt dafür, typische Reizdarmbeschwerden wie Bauchschmerzen oder Durchfälle zu provozieren. Hierzu gehören vor allem intensive Ausdauerdisziplinen wie (Halb-) Marathon oder Triathlon. So berichtet ein Fünftel der befragten Marathonläufer, bereits einmal ein Rennen für einen Toilettengang unterbrochen zu haben. Immerhin jeder Zehnte erlitt während eines

Wettkampfes akute Durchfälle[42]. Auch hierbei sind Frauen deutlich häufiger betroffen.

In einer weiteren Umfrage unter Teilnehmern des Boston Marathon gaben 83 % der Probanden an, beim Training und im Wettkampf regelmäßig unter mindestens einem gastrointestinalen Symptom zu leiden. 68 % der Läuferinnen hatten dabei mit Durchfällen zu kämpfen und brachten dieses und andere Symptome mit härteren Trainingseinheiten in Verbindung[43]. Die Ursachen dieser häufigen Beschwerden bei intensiven Ausdauerbelastungen sind vielgestaltig. So spielen unter anderem eine verminderte viszerale Durchblutung, eine gestörte Darmbarriere, mechanische Reize und auch Ernährungsfaktoren eine bedeutende Rolle[44].

Von Ausdauersportarten mit Wettkampfambitionen sollten Sie also lieber Abstand nehmen, während moderate Joggingrunden oder entspannte Touren auf dem Rad problemlos möglich und sogar förderlich sind. Sollten jedoch gerade der Marathon oder Triathlon zu Ihren Leidenschaften zählen, möchte ich Ihnen wenigstens eine Strategie ans Herz legen, um die ärgsten Symptome zu verhüten.

Nicht jede Sportart tut bei einem Reizdarm gut. Besonders intensivbetriebene Ausdauersportarten können die Krankheitsmechanismen sogar weiter befeuern.

Bitte hören Sie nicht auf die sicher gut gemeinten Ratschläge in Läufer-Foren, sich etwa vor einem Rennen mit dem Antidiarrhoikum Loperamid „abzusichern“. Erstens greifen Sie dadurch künstlich in die Regulationsmechanismen ihres Körpers, etwa die Elektrolytversorgung, ein. Zweitens führt die Einnahme dieses Wirkstoffs, wie Sie schon gelernt haben, nicht selten zu unangenehmen Nebenwirkungen wie Kopfschmerzen oder Übelkeit. Beides sollten Sie gerade dann vermeiden, wenn Ihr Körper hohen Belastungsreizen ausgesetzt wird und eigentlich Höchstleistungen erbringen soll! Es gibt außerdem besser wirksame und ganz natürliche Alternativen. Eine kurzzeitige FODMAP-Reduktion in der täglichen Ernährung kann hingegen sicher und effektiv die Beschwerden im Zaum halten[45].

Auch beim von mir oft empfohlenen Krafttraining gilt es einige Einschränkungen zu machen. Jede körperliche Belastung ist prinzipiell ein physikalischer Stressor. Studien zeigen jedoch, dass verschiedene Trainingsprogramme unterschiedliche Auswirkungen auf die Regeneration und das Hormonprofil haben. Zur Erinnerung: *Cortisol* ist ein Stresshormon, das sowohl entzündliche als auch antientzündliche Eigenschaften besitzt. Bei Personen mit RDS, die sehr häufig unter einem hohen Stresspegel leiden, wird Cortisol übermäßig freigesetzt[46]. Intensives Krafttraining kann dieses Muster weiter verstärken.

Interessanterweise ist der Haupttreiber des Cortisolausstoßes während bzw. nach dem Krafttraining nicht die eigentliche Anstrengung des Muskels, sondern das Volumen der Trainingseinheit[47,48]. Je mehr Übungen, Sätze und Wiederholungen Ihre Trainingseinheiten also umfassen, desto schlechter vertragen sich diese mit Ihrem Reizdarmsyndrom. Ein typisches Bodybuildingtraining ist also eher kontraproduktiv, während gerade athletikorientierte Protokolle oder das sogenannte Ein-Satz-Training ideal sind. Diese Erkenntnisse decken sich mit meinen eigenen praktischen Erfahrungen als Kraftsporttrainer.

Neben der Intensität Ihres Bewegungsprogramms sollten Sie weiterhin beachten, dass Sie erst einmal konsequent von einem körperlichen Training Abstand nehmen sollten, wenn Sie unter stark ausgeprägter *Erschöpfung* leiden oder sogar zusätzlich mit einem *chronischen Erschöpfungssyndrom (CFS)* bzw. einer *Myalgischen Enzephalomyelitis (ME)* diagnostiziert wurden. In diesen Fällen könnte das Treiben von Sport Ihre Beschwerden weiter verstärken[49].

Hier hat sich hingegen bewährt, die Erschöpfungszustände durch Ernährung, Fasten und den Einsatz von Nahrungsergänzungsmitteln erst einmal so weit zu stabilisieren, dass der Alltag ohne besondere Belastungen annähernd beschwerdefrei bewältigbar ist. Ist dieser Punkt erst einmal erreicht, können an zwei bis drei Tagen pro Woche gymnastische Übungen und (Nordic-)Walking-Einheiten eingeplant werden. Fallstudien zeigen, dass mit diesem Vorgehen selbst für CFS/

ME-Patienten ambitionierte Trainingseinheiten nach einigen Monaten wieder leistbar sind[50].

Zusammenfassend kann also gesagt werden, dass sich gerade Bewegungsformen für den Reizdarm bewährt haben, die bereits durch ihren Charakter eine entspannte Atmosphäre und eher moderate Intensität begünstigen. Hierzu gehören vor allem Yoga, Qigong, (Nordic) Walking, Wandern, leichtes Jogging und Tai-Chi[51]. Leistungsorientiertere Sportarten sind zwar durchaus praktizierbar, benötigen aber einige trainingstherapeutische Modifikationen und sollten deshalb am besten mit einem erfahrenen Sporttherapeuten oder -mediziner abgestimmt werden.

Disziplinen wie Yoga und Tai-Chi sind aber nicht nur durch ihre inhärente Steuerung der Belastung bestens für den Einsatz beim RDS geeignet. Als sogenannte *Mind-Body-Approaches* nehmen sie auch einen positiven Einfluss auf die gestörte Darm-Hirn-Achse, einen der am besten belegten Krankheitsmechanismen des Reizdarmsyndroms[52]. Gerade Yoga hat sich dabei in einer Vielzahl von Untersuchungen einen Ruf als sichere und sehr effektive Therapie zur Linderung von Reizdarmbeschwerden erarbeitet[53].

Im Folgenden werde ich Ihnen deshalb eine knappe und leicht zu erlernende Yoga-Praxis vorstellen, die Sie beispielsweise morgens als Start in den Tag nutzen können. In einer randomisierten und kontrollierten Intervention verringerte diese Yoga-Routine die typischen Symptome des Reizdarms vergleichbar stark wie eine medikamentöse Behandlung, reduzierte zudem vorhandene Ängste und steigerte die parasympathische Reaktivität[54].

Leider musste ich in der Vergangenheit feststellen, dass gerade junge Männer Berührungsängste haben, sobald der Begriff Yoga fällt, da dieser in der westlichen Welt stark mit dem weiblichen Geschlecht assoziiert ist. Ich kann Ihnen als männlichem Leser allerdings nur ans Herz legen, hier über Ihren Schatten zu springen. Sie werden sehen, es lohnt sich! Entgegnen Sie auf die fragenden Blicke Ihres Kumpels am besten, es handele sich um das trendige „Joint Mobility“.

Eine hocheffektive Yoga-Routine zur Linderung der Beschwerden

Die hier vorgeschlagene Yoga-Routine besteht aus insgesamt zehn Positionen (Asanas) und basiert auf der soeben beschriebenen Vergleichsstudie mit den beeindruckenden Ergebnissen. Obwohl sich die Übungsabfolge an RDS-Betroffene ohne jegliche Yoga-Erfahrung richtete, gehören einige der enthaltenen Positionen zu den fortgeschrittenen Übungen. Auch wurden die Probanden im Rahmen der Studie von einem erfahrenen Yogalehrer instruiert, bevor sie das Heimtraining begannen. Bei anspruchsvolleren Stellungen werde ich Ihnen deshalb, wo es mir möglich ist, zusätzliche Vereinfachungen oder Vorübungen anbieten.

Sollten Sie zum jetzigen Zeitpunkt über keinerlei praktische Erfahrungen mit Yoga oder einer vergleichbaren Bewegungsform verfügen, kann ich Ihnen die einführende Begleitung durch einen geschulten Trainer nur ans Herz legen, um langfristig Verletzungen zu vermeiden und die Übungen möglichst effektiv zu gestalten.

Wie vor der Aufnahme jeder neuartigen körperlichen Aktivität sollten Sie sich außerdem zusätzlich von einem Arzt oder Physiotherapeuten beraten lassen, wenn Sie unter Erkrankungen des Bewegungsapparates leiden oder Sie während der Ausführung der Übungen Schmerzen bekommen sollten.

Sind Sie nun bereit für Ihre erste Übungseinheit, sorgen Sie für eine angenehme Atmosphäre, legen eine weiche Decke unter und beobachten für eine Weile Ihren Atem. Gehen Sie die im Folgenden erläuterten Übungen ruhig und mit genügend Achtsamkeit an. Es ist zu Beginn Ihrer Yogapraxis nicht nötig, dass Sie die Endpositionen der einzelnen Stellungen erreichen. Hören Sie auf Ihr Körpergefühl und nähern Sie sich Ihrem Ziel langsam und mit Kontinuität.

1. **Fersen- oder Diamantsitz** (2 Minuten): Setzen Sie sich auf Ihre angebeugten Unterschenkel und zwischen Ihre gestreckten Sprunggelenke (Diamantsitz). Ihre Zehen zeigen dabei nach hinten. Die

Handflächen liegen auf Ihren Knien, der Rücken ist aufgerichtet. Verstärken Sie die entspannende Wirkung der Haltung, indem Sie sich für das Ausatmen etwa doppelt so viel Zeit lassen wie für das Einatmen[55]. Sie könnten beispielsweise mit vier (Einatmung) und acht (Ausatmung) Sekunden beginnen. Zählen Sie dafür in Gedanken während der Einatmung „21, 22, 23, 24" und während der Ausatmung entsprechend von 21 bis 28. Diese Zeitspannen können Sie mit zunehmender Übung kontinuierlich weiter ausbauen.

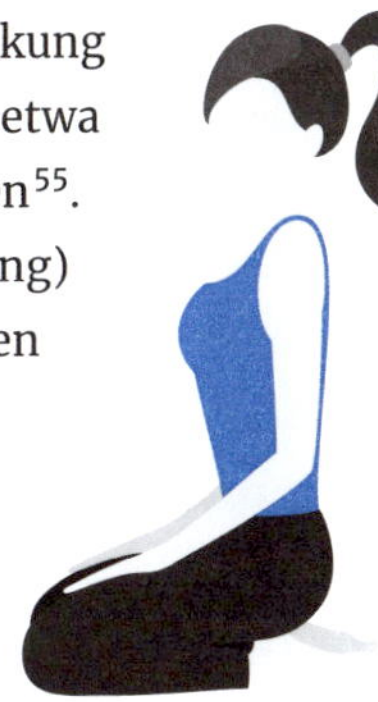

Variationen für Bewegungseinsteiger: Anstatt zwischen Ihre Sprunggelenke positionieren Sie Ihr Gesäß direkt auf die Fersen (Fersensitz). Wie beim eigentlichen Diamantsitz sind die Sprunggelenke gestreckt und die Zehen zeigen nach hinten. Fehlt Ihnen auch für diese Position die nötige Beweglichkeit, verspüren Sie Schmerzen in den Gelenken oder empfinden die Haltung als unangenehm, können Sie eventuell durch ein Kissen unter Ihrem Gesäß Abhilfe schaffen. Je nach Größe und Material erhalten Sie dadurch einen geringeren Beugungswinkel des Kniegelenks und entspannen die Muskulatur des Oberschenkels. Sind hingegen Ihre Sprunggelenke der limitierende Faktor bei der Übung, bietet sich ein zusammengerolltes Handtuch als Unterlage an, um die Streckung und den Druck auf die Unterlage zu minimieren.

2. **Das Kaninchen** (2–10 Atemzüge): Verschließen Sie im Diamant- oder Fersensitz die Finger beider Hände hinter dem Rücken ineinander. Ihre Ellenbogengelenke bleiben dabei annähernd gestreckt. Beugen Sie nun den Oberkörper mit gestrecktem Rücken nach vorn, bis Sie mit der Stirn den Boden berühren. Ihr Gesäß darf bei dieser Bewegung die Sprunggelenke verlassen. Verharren Sie für einige Atemzüge in dieser Pose und bringen Sie

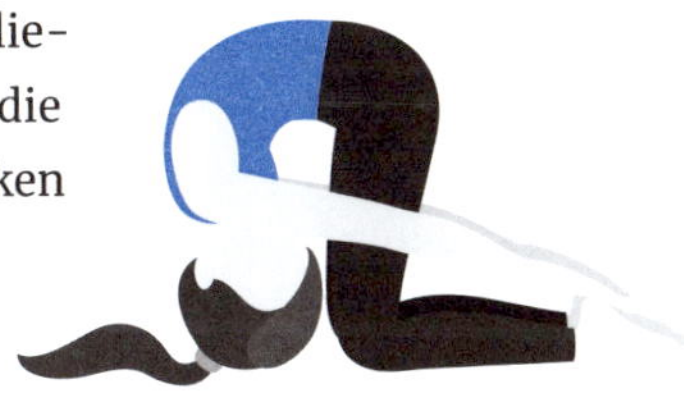

anschließend Ihren Oberkörper in eine aufrechte Sitzhaltung zurück. Fortgeschrittene dürfen in der Endposition ihre Arme über dem Rücken nach oben strecken, sodass diese senkrecht zur Decke zeigen.

Variationen für Bewegungseinsteiger: Fehlt Ihnen noch die Kraft in der Rumpfmuskulatur, um den Oberkörper kontrolliert abzusenken und nach einiger Zeit wieder in die Ausgangsposition zu bringen, können Sie sich behelfen, indem Sie im Fersensitz beide Hände vor sich auf den Boden setzen. Beugen Sie nun langsam die Ellenbogengelenke, unterstützen Ihre Armstrecker die Rumpfmuskulatur bei der Haltearbeit. Berührt Ihre Stirn den Boden, sollten Ihre Ellenbogen in etwa neben Ihren Kniegelenken zur Ruhe gekommen sein. Leiten Sie nach einigen Atemzügen analog den Rückweg ein, indem Sie zuerst die Ellenbogen strecken.

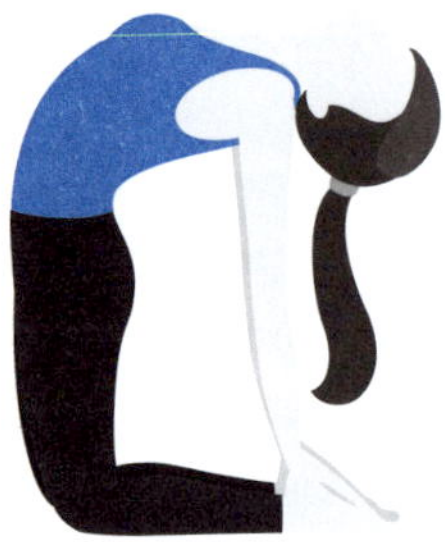

3. **Das Kamel** (2–6 Atemzüge): Wechseln Sie jetzt aus dem Diamantsitz in den Kniestand, indem Sie Ihre Hüftgelenke nach vorn schieben. Von hier beugen Sie Ihren Oberkörper nach hinten, bis Ihre gestreckten Arme mit den Händen die Sprunggelenke umfassen können. Diese Bewegung sollte in erster Linie über den oberen Rücken erzeugt werden. Achten Sie bitte darauf, ein übermäßiges Abknicken in der Lendenwirbelsäule zu vermeiden (siehe Variationen). Lassen Sie dann Ihren Kopf kontrolliert der Schwerkraft folgen, bis Ihr Haupt gen Fußboden zeigt. Halten Sie diese Position für einige Atemzüge und begeben Sie sich anschließend zurück in den Kniestand.
   Variationen für Bewegungseinsteiger: Beim klassischen Kamel handelt es sich um eine anspruchsvolle Yoga-Übung, die viel Koordination und eine kräftige Bauchmuskulatur erfordert. Um sich mit der richtigen Ausführung vertraut zu machen, bieten sich deshalb verschiedene Vorstufen an. Legen Sie einmal im Kniestand Ihre Hände auf den unteren Rücken, sodass Ihre Fin-

gerspitzen Ihre Beckenkämme ertasten können. Üben Sie mit den Handflächen einen leichten Druck aus, sodass Sie die Lendenwirbelsäule stabilisieren. Beugen Sie nun Ihren Oberkörper leicht nach hinten, ohne die natürliche Krümmung des unteren Rückens weiter zu verstärken. Stellen Sie sich dabei vor, wie Sie die einzelnen Wirbel der Brustwirbelsäule einen nach dem anderen „aufrollen". Halten Sie die gestreckte Position für einige Atemzüge und kehren Sie dann in den Kniestand zurück. Fühlen Sie sich mit der Zeit sicherer bei der Koordination der Bewegung, können Sie sich den Weg bis zu den Sprunggelenken langsam erarbeiten. Manipulieren Sie hierfür durch den Einsatz verschiedener Hilfsmittel die zu überwindende Distanz. Dafür kommen beispielsweise die Sitzfläche eines Stuhls oder eine Fußbank infrage, die Sie über Ihren Sprunggelenken positionen. Achten Sie aber unbedingt auf einen stabilen Stand der verwendeten Erhöhungen! Der vorletzte Schritt vor dem Erreichen der vollständigen Kamelposition kann das Umfassen der Fersen sein, während Sie Ihre Füße auf die Zehenspitzen stellen.

4. **Die Katze** (6 Wiederholungen): Begeben Sie sich in den Vierfüßlerstand. Ihre Handflächen berühren den Boden und stehen parallel zu Ihren Knie- und Sprunggelenken. Ihr Kopf bildet in der Ausgangsposition eine Linie mit Ihrer Wirbelsäule. Atmen Sie langsam aus und machen Sie dabei mit dem Rücken einen Katzenbuckel, während Sie Ihren Kopf zwischen die Arme ziehen. Bei der Einatmung verkehren Sie die soeben eingenommene Pose in ihr

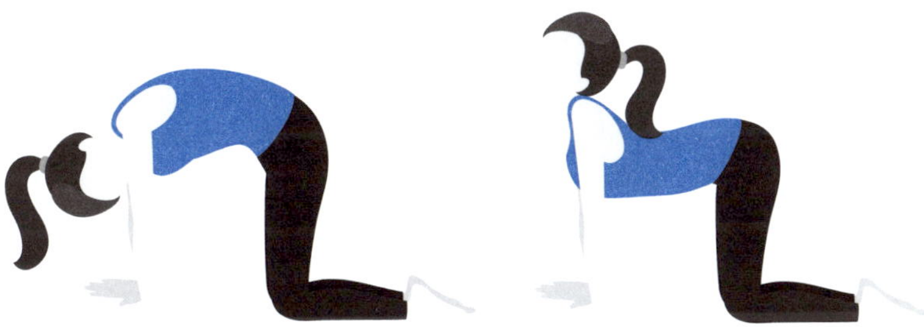

Gegenteil: Drücken Sie den Rücken durch und beugen Sie Ihren Kopf dabei nach hinten. Diese gesamte Bewegungssequenz zählt als eine Wiederholung. Bitte lassen Sie sich bei der Durchführung Zeit und spüren Sie bewusst die Dehnung in den entsprechenden Körpergeweben.

5. **Die Kobra** (2–10 Atemzüge): Legen Sie sich flach auf den Bauch. Ihre Handflächen setzen Sie auf der Höhe Ihrer Brust neben den Oberkörper. Während Sie langsam einatmen, heben Sie als Nächstes zuerst das Kinn und dann die Brust vom Boden ab, indem Sie die Kraft Ihrer Rückenmuskulatur nutzen. Wie bei allen anderen Yoga-Übungen ist falscher Ehrgeiz hier vollkommen fehl am Platz. Schieben Sie nicht mit Hilfe Ihrer Arme, um die Bewegung künstlich zu vergrößern. Wichtiger als der erreichte Bewegungsausschlag ist eine korrekte Form. Achten Sie hierfür besonders darauf, dass Ihre Halswirbelsäule in einer neutralen Stellung verbleibt, also Ihren oberen Rücken verlängert. Der Bereich unterhalb Ihres Bauchnabels sollte auch in der Endposition unbedingt weiterhin den Boden berühren. Weiterhin sollten Ihre Schulterblätter während der ganzen Bewegungsabfolge fixiert bleiben. Sie können diese dafür auch noch einmal bewusst „nach unten“ in Richtung Ihrer Fersen schieben. Das begrenzt außerdem auf natürliche Weise das Aufrichten der Wirbelsäule, was Ihren unteren Rücken schützt. Ihre Füße sollten einander während der gesamten Übung berühren. Nach einigen entspannten Atemzügen kehren Sie dann kontrolliert in die Bauchlage zurück.

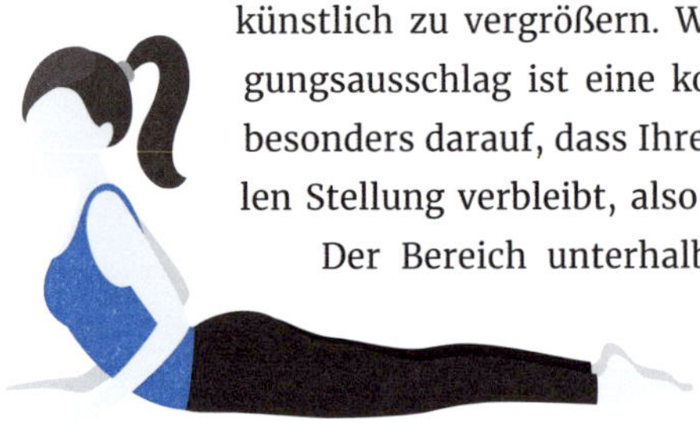

6. **Der Bogen** (2–8 Atemzüge): In der Bauchlage liegen Ihre Arme gestreckt neben dem Körper. Ihre Handflächen berühren dabei die äußere Muskulatur Ihrer Oberschenkel. Beugen Sie nun Ihre Kniegelenke an und bringen dadurch Ihre Füße ans Gesäß. Erfassen Sie nun mit den Händen Ihre Sprunggelenke. Während Sie einatmen,

heben Sie gleichzeitig den oberen Brustbereich und ihre Knie von der Unterlage ab. Sie „spannen den Bogen". Achten Sie wie schon bei der Kobra darauf, dass Sie Ihre Halswirbelsäule nicht überstrecken, sondern in Verlängerung des oberen Rückens positionieren.

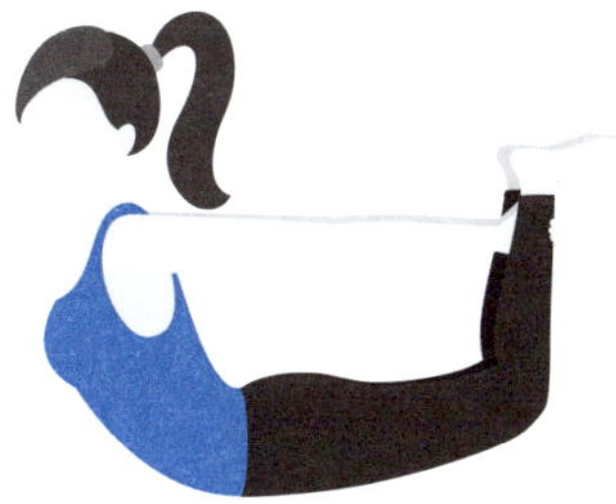

Variationen für Bewegungsanfänger: Auch die Bogenstellung gehört zu den anspruchsvolleren Yoga-Übungen. Um sich der Pose langsam anzunähern, eignet sich eine Vorübung, bei der Sie den Bogen noch nicht vollständig „aufspannen". Beugen Sie in der Bauchlage dafür zuerst Ihre Kniegelenke an, sodass Ihre Fußsohlen zur Decke zeigen. Positionieren Sie Ihre Handflächen wie bei der Kobra und richten Sie Ihren Oberkörper mit der Kraft der Rückenmuskulatur auf. Denken Sie an Ihre Halswirbelsäule und Ihre Schulterblätter. Kehren Sie nach einigen Atemzügen in die Bauchlage zurück. Fällt Ihnen diese Vorübung leicht, strecken Sie im nächsten Schritt während des Aufrichtens Ihre Arme nach hinten aus und schieben Ihre Fingerspitzen bewusst in Richtung Ihrer Sprunggelenke.

7. **Fuß-zu-Hand** (6 Wiederholungen): Kommen Sie in den aufrechten Stand. Heben Sie mit der Einatmung Ihre Arme weit über den Kopf. Während Sie langsam ausatmen, beugen Sie den Körper nach vorn und bringen Ihre Fingerspitzen oder Handflächen vor Ihre Füße. Legen Sie bei leicht gebeugten Knien den Rumpf auf die Oberschenkel ab, dann strecken Sie langsam die Kniekehlen ein wenig auf. Verharren Sie für eine Ein- und Ausatmung in dieser gebeugten Haltung, bevor Sie sich mit dem Einsaugen eines weiteren Atemzuges langsam wieder aufrichten und die Bewegung von Neuem einleiten.

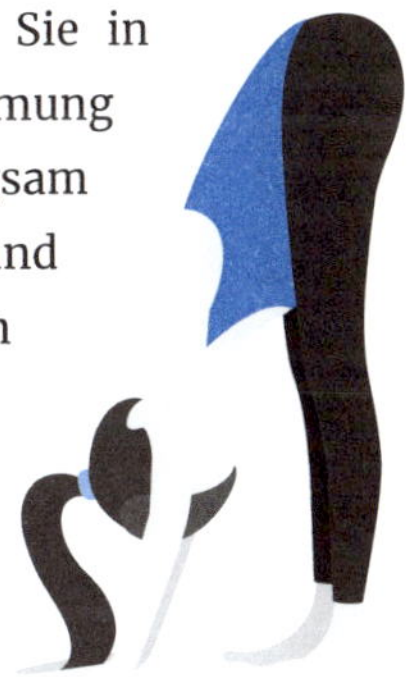

8. **Das Dreieck** (2–10 Atemzüge je Seite): Stehen Sie aufrecht, die Füße stehen etwas weiter als hüftbreit. Rotieren Sie dann den linken Fuß nach außen. Strecken Sie beide Arme zu den Seiten aus. Halten Sie die Beine gestreckt und beugen Sie den Oberkörper zur Seite, bis Ihre linke Hand auf dem Unterschenkel oder dem Knie zum Ruhen kommt (ohne sich auf das Knie zu stützen). Der rechte Arm zeigt nun vertikal nach oben, Ihr Blick folgt dessen Verlauf. Verweilen Sie für mehrere Atemzüge in dieser Position, bevor Sie wieder nach oben kommen und sich zur anderen Seite beugen. Letzteres wird durch die Rotation des anderen Fußes eingeleitet. **Variationen für Bewegungseinsteiger:** Anstatt beide Arme zur Seite auszustrecken, lassen Sie auf der Seite, zu der Sie sich hinabbeugen möchten, den Arm locker hängen. Beginnen Sie die Bewegung, „schiebt" sich dieser Arm langsam am Oberschenkel hinab. Der nun vorhandene Kontakt der Handfläche zum Bein nimmt Ihrem Körper jetzt einiges an Koordination und Kraft ab.

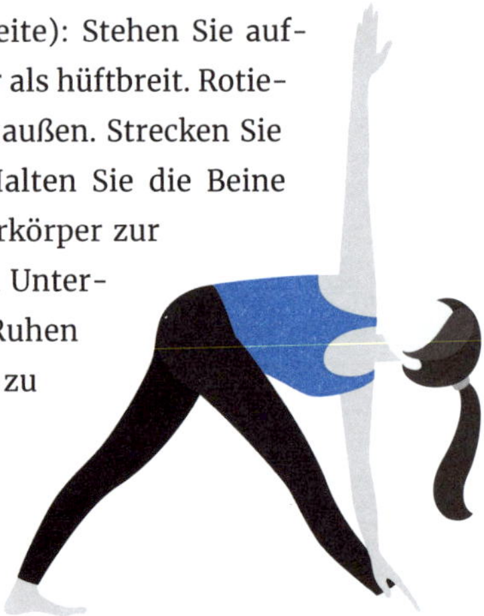

9. **Sitzende Vorbeuge** (2–10 Atemzüge): Setzen Sie sich auf den Boden und bringen Sie dabei Ihre Beine gestreckt vor Ihren Körper. Den Rücken halten Sie aufrecht. Ihre Hände liegen locker auf den Oberschenkeln. Beugen Sie nun Ihren Oberkörper langsam nach vorn und schieben Sie die Hände in Richtung Ihrer Sprunggelenke, bis Sie ein intensives Dehngefühl in der hinteren Muskulatur Ihrer Oberschenkel spüren. Spüren Sie diesem Gefühl nach, während Sie die Position für einige Atemzüge halten. Kehren Sie danach in die Ausgangsstellung zurück.

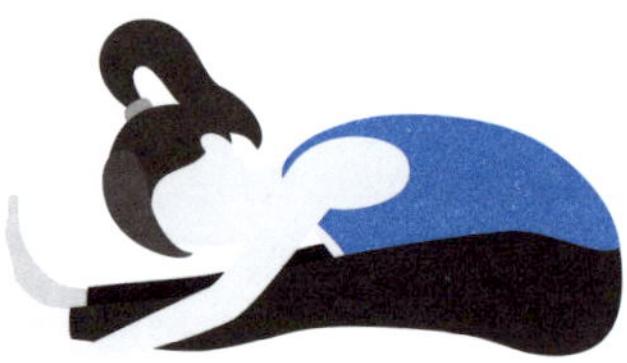

10. **Rechte-Nasenloch-Atmung** (27 Atemzüge): Sitzen Sie aufrecht und entspannt im Diamant- oder Schneidersitz. Verschließen Sie mit einem Finger das linke Nasenloch. Atmen Sie nun durch das rechte Nasenloch ein und aus. Folgen Sie dabei Ihrem natürlichen Atemrhythmus. Diese Atemübung bildet den Abschluss der kleinen Yoga-Routine. Laut Yogalehre reguliert sie das Vegetative Nervensystem, erhöht die Sauerstoffaufnahme im Körper und verbessert die Verdauungsleistung. Auch wenn uns Bewohnern der westlichen Welt solche Annahmen fremd erscheinen mögen, konnten auch moderne Messverfahren bestätigen, dass das bewusste Atmen durch nur ein Nasenloch die Sauerstoffaufnahme erheblich erhöht, Stoffwechselfunktionen verbessert und auch das vegetative Nervensystem reguliert[56,57].

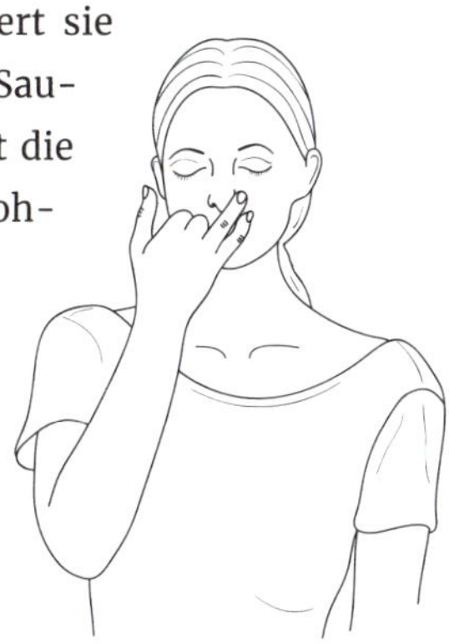

Fallen Ihnen die Yoga-Stellungen mit zunehmender Übungspraxis leichter, können Sie den Durchgang ab der zweiten Position (Kaninchen) bis zur neunten Position (Vorbeuge) gern noch ein- oder zweimal wiederholen.

Neben der eigentlichen Durchführung der Übungen ist gerade beim Yoga auch die richtige Stimmung und Konzentration entscheidend. Sorgen Sie also für eine möglichst entspannte Atmosphäre. Schalten Sie Ihr Smartphone aus und sorgen Sie dafür, dass Sie für zehn bis fünfzehn Minuten gänzlich ungestört sind. Versuchen Sie, die Auswirkungen der einzelnen Stellungen auf Ihre Muskeln, Sehnen und Organe zu erspüren. Folgen Sie dem Weg Ihrer Atemzüge und widmen Sie einmal am Tag Ihre volle Aufmerksamkeit dem derzeitigen Augenblick.

Und noch einmal: Versuchen Sie nicht, die Endpositionen bestimmter Asanas zu erzwingen! Die nötige Beweglichkeit und Leichtigkeit kommt mit zunehmender Übungspraxis von ganz allein.

Der neurotische Darm? Psyche und RDS

Viele Betroffene mit RDS reagieren abweisend oder sogar ungehalten auf den gut gemeinten Rat, es doch einmal mit einer Psychotherapie zu versuchen. Dabei gehören psychotherapeutische Verfahren, etwa Techniken aus der *kognitiven Verhaltenstherapie* (KVT) oder der Hypnotherapie, erwiesenermaßen zu den wirksamsten Therapieoptionen zur Linderung chronischer Darmbeschwerden[58].

Die oft tief verankerten Vorbehalte gegenüber Psychotherapeuten und Psychiatern rühren wieder einmal aus der leidvollen Medizinalgeschichte der Erkrankung. Als die körperlichen Ursachen des Reizdarms den Ärzten und Wissenschaftlern des vergangenen Jahrhunderts noch nicht bekannt waren, neigten viele von ihnen dazu, die Entstehung der gastrointestinalen Beschwerden zu psychologisieren. Obwohl bereits damals viele Betroffene ihre nun plötzlich auftretenden Symptome mit einer akuten Gastroenteritis in Verbindung brachten, suchten die Mediziner den Grund für die anhaltenden Beschwerden aufgrund fehlender quantifizierbarer Krankheitsparameter in deren Persönlichkeitsstruktur sowie Erleben und Verhalten.

> Das Psychologisieren der Erkrankung führte zu großer Skepsis gegenüber psychotherapeutischen Verfahren, doch gehören sie gerade beim Reizdarm zu den effektivsten Behandlungsmethoden.

Als medizinischer Laie finden Sie dieses Verhalten der Ärzte vielleicht höchst oberflächlich oder sogar unfair. Doch ich möchte hier eine Lanze für die Wissenschaftler und Mediziner der Vergangenheit brechen. Neben den nur wenig ausgereiften Untersuchungsmethoden legten nämlich zahlreiche Befunde den Schluss nahe, beim Reizdarm handele es sich primär um eine psychogene Erkrankung. So konnte frühzeitig gezeigt werden, dass RDS-Betroffene deutlich *neurotischere Persönlichkeitsprofile* zeigten als gesunde Kontrollgruppen, aber eben auch als Patienten mit chronisch-entzündlichen Darmerkrankungen, die unter vergleichbaren Beschwerden leiden[59].

Für viele Menschen zugänglicher als Neurotizismus ist der alternative Begriff der emotionalen Labilität. Menschen mit höheren Neurotizismuswerten sind deutlich weniger stressresistent und belastbar, neigen zu Nervosität und Unsicherheiten. Weiterhin berichten sie signifikant häufiger über Ängste, Stimmungsschwankungen und die Neigung zu depressiven Verstimmungen und Unzufriedenheit.

Zusätzlich zu einer charakteristischen „RDS-Persönlichkeit", die neben dem Neurotizismus auch häufig durch einen Hang zum *Perfektionismus* und zur *Introversion* geprägt wird, erfüllt ein Großteil der Betroffenen die Diagnosekriterien für psychische Störungen[60, 61]. Besonders *Angststörungen* wie die soziale Phobie, die Panikstörung oder generalisierte Angststörung, aber auch depressive Verstimmungen und somatoforme Störungen gehören zu den häufigsten Begleiterkrankungen beim Reizdarmsyndrom[62]. 70–90 % der RDS-Betroffenen, die aufgrund ihrer Beschwerden einen Arzt aufsuchen, leiden unter einer solchen psychiatrischen Erkrankung.

Auch bei den berichteten negativen Lebensereignissen gibt es große Auffälligkeiten: Sowohl bei allgemeinen Traumata, aber auch erfahrener körperlicher, emotionaler sowie sexueller Gewalt liegen die Prävalenzen bei RDS signifikant höher als jene allgemeiner Kontrollgruppen, aber auch jener mit anderen gastrointestinalen Erkrankungen[63].

Zu all diesen wissenschaftlichen Befunden, die zumindest sehr starke Überschneidungen psychiatrischer Auffälligkeiten mit dem Reizdarm nahe legen, gesellte sich ebenfalls schon früh die Erkenntnis, dass sowohl verschiedene Formen der Psychotherapie als auch Psychopharmaka die typischen Beschwerden des Reizdarms deutlich reduzieren können[64, 65]. In ihrer Kombination führten diese Daten dazu, dass ein Großteil der Mediziner der unmittelbaren Vergangenheit das RDS als primär psychische Störung betrachteten und viele der heute praktizierenden Ärzte es immer noch so halten.

Wie lässt sich der enge Zusammenhang zwischen Psyche und RDS erklären?

Heute beginnen sich zum Glück durch neuere Forschungsergebnisse die Nebel etwas zu lichten und den engen Zusammenhang zwischen Psyche und RDS etwas genauer zu beleuchten. So zeigte eine 2021 publizierte genetische Analyse an über 50000 Reizdarmpatienten und über 450000 Kontrollpersonen, dass mindestens sechs genetische Prädispositionen für den Reizdarm existieren[66].

Interessanterweise sind vier dieser genetischen Schwachstellen, welche die Anfälligkeit für die Entstehung eines Reizdarms bestimmen, auch mit Angst- und Stimmungserkrankungen sowie Neurotizismus assoziiert. Die beteiligten Wissenschaftler betonen, dass ihre Daten eine *Überschneidung dieser Erkrankungen aufgrund geteilter Krankheitspfade* nahe legen. Eine Angsterkrankung erzeugt also nicht per se Bauchschmerzen oder Durchfälle, obwohl starke Emotionen situativ dazu natürlich durchaus in der Lage sind, wovon einige deftige Sprichwörter im Volksmund künden. Reizdarmsyndrom, Angststörungen und andere psychische Erkrankungen existieren hingegen häufig *parallel*, weil sich ihre genetischen Determinanten und epigenetischen Einflussfaktoren zum Teil gleichen. Oder um es mit den Worten meines geschätzten Immunologen auszudrücken: Viele RDS-Betroffene haben wohl leider *Läuse und Flöhe gleichzeitig.*

Das bedeutet aber nicht, dass die Erkrankungen nicht von einer Behandlung der jeweils anderen Störung profitieren würden. Ganz im Gegenteil! Unzählige Studien belegen inzwischen, dass Darm und Psyche untrennbar miteinander verschaltet sind[67]. Erinnern Sie sich in diesem Zusammenhang an die Ausführungen zur *Darm-Hirn-Achse.* Gelingt es Ihnen, das Milieu Ihres Darms nachhaltig zu verbessern, werden sich auch Ihre Stimmungslage und Ängste regulieren – und umgekehrt. So reduzierte beispielsweise eine Stuhltransplantation zur Wiederherstellung einer gesunden Darmflora bei Menschen mit chronisch-entzündlichen Darmerkrankungen signifikant Ängste, Depressionen sowie Zwangsgedanken und -handlungen[68]. Auf der anderen Seite können psychotherapeutische Techniken dabei helfen, ein gesundes Mikrobiom mitsamt seinen so wichtigen Stoffwechselprodukten zu forcieren[69].

Was die erhöhten Raten berichteter Traumata bei RDS-Patienten betrifft, kann das Modell der geteilten Krankheitspfade ebenfalls sehr aufschlussreich sein. Inzwischen ist gut belegt, dass frühkindliche negative Erfahrungen nicht nur die neuroendrokrine und Neuroimmun-Achse nachhaltig negativ beeinflussen, um die Entstehung psychischer Erkrankungen zu beeinflussen. Die traumatischen Erlebnisse verändern drastisch die Darmflora und mit ihr die Kommunikation via Darm-Hirn-Achse. Die Autoren eines diesbezüglichen wissenschaftlichen Reviews schlussfolgern, massiver frühkindlicher Stress gehe *„nicht nur unter die Haut, sondern auch in den Bauch“*[70].

Der Reizdarm teilt mit verschiedenen Angststörungen und der Depressiongenetische Prädispositionen und Krankheitspfade, was das gehäufte parallele Auftreten erklärt.

In diesem Zusammenhang möchte ich auch einmal ausdrücklich klarstellen, dass Menschen ihre gemachten Erfahrungen ganz unterschiedlich erleben und vor allem auch verarbeiten. Dies hängt von vielen verschiedenen Faktoren, etwa dem Persönlichkeitstyp, den erlernten Bewältigungsmustern und vorhandenen Ressourcen ab.

Schließlich scheinen aber auch hier die genetischen Prädispositionen die tragende Rolle zu spielen. Ganz so, wie nicht jeder Soldat eine posttraumatische Belastungsstörung entwickelt, entscheidet erst das Zusammenspiel von genetischer Grundlage und einem Schlüsselmoment über die Entstehung der Erkrankungen[71]. Die gastrointestinalen Symptome entstehen also auch hier nicht als Folge einer sich zuspitzenden emotionalen Krise, sondern das jeweilige Ereignis fungierte viel mehr als „Schlüssel“ für den Krankheitspfad RDS.

Gibt es also wirklich keinen direkten Zusammenhang zwischen psychischer Erkrankung und Reizdarmsyndrom? Doch, auch dieser ist gut belegt. Er wird vor allem durch psychoneuroimmunologische Effekte vermittelt. So sind psychologischer Stress oder Ängste bereits vor und während einer Infektionserkrankung des Gastrointestinaltrakts die entscheidenden Risikofaktoren für die Entstehung eines RDS vom postinfektiösen (PI) Typ[72,73]. Innerhalb von sechs Jahren verschwanden die Darmsymptome von immerhin fast 50 % der Betroffenen mit einem solchen PI-RDS. In der Gruppe mit einer Geschichte von Angststörungen oder Depressionen war dies nur bei 12,5 % der Fall[74].

Warum Sie der Psychotherapie beim Reizdarm eine Chance geben sollten

Während die Zusammenhänge zwischen Psyche, Genetik und Reizdarmsyndrom also hochkomplex sind, verschwimmen diese Feinheiten in der alltäglichen Diskussion von Betroffenen mit ihren Ärzten oder ihrem persönlichen Umfeld. Für viele kommt das Praktizieren eines Entspannungsverfahrens oder gar der Gang zum Psychotherapeuten dem Eingeständnis gleich, ihre Darmbeschwerden wären nichts ganz und gar Körperliches.

Diesen Gedankengang kann ich als Betroffener und Therapeut gut nachvollziehen. Oft wurde ihnen über Jahre hinweg aufgrund fehlender verwertbarer Befunde eingeredet, sie seien körperlich kerngesund, ihre mitunter massiven Beschwerden müssten also von „woanders" herrühren. Oft gehen diese Verweise mit einer starken persönlichen Stigmatisierung einher. Die Betroffenen sollten „sich nicht so anstellen", „mal die Pobacken zusammenkneifen" und nicht so oft „in sich hineinhorchen".

Heute wissen Sie natürlich, dass die fehlenden körperlichen Befunde lediglich daraus resultieren, dass mit den falschen Methoden oder sogar schlicht und ergreifend die falschen Parameter untersucht wurden. Für manche Betroffene funktioniert dieses neue Wissen als eine Art Schutzpanzer, den sie nun strahlend vor sich hertragen: „Seht alle her! Ich habe es euch schon immer gesagt. Ich habe kein Problem mit dem Kopf, sondern eine chronisch-entzündliche Darmerkrankung mit besonderer Beteiligung der Mastzellen!"

Obwohl dieser Impuls eben durchaus nachvollziehbar ist, schütten solche Menschen das sprichwörtliche Kind mit dem Bade aus. Denn zum einen sind die oben geschilderten starken Zusammenhänge zwischen Psyche und Reizdarm nicht zu leugnen. Andererseits begehen sie damit den gleichen Fehler wie viele Mediziner des vergangenen Jahrhunderts, indem sie das Fachgebiet der Psychosomatik gänzlich falsch interpretieren.

Im Gegensatz zur landläufigen Meinung impliziert Psychosomatik nämlich nicht, dass körperliche Beschwerden durch psychische Faktoren wie unbewusste Konflikte erzeugt würden. Leider hat diese durch einen verkürzten Rückgriff auf Sigmund Freud entstandene Denkschule durch populäre Bücher, die sich im Titel sogar auf die Psychosomatik beziehen, immer noch Hochkonjunktur. Seriöse Psychosomatik ist hingegen ein ganzheitlicher und interdisziplinärer Rahmen für die Erforschung von Auswirkungen psychischer Faktoren auf körperliche Vorgänge und umgekehrt sowie die Ausgestaltung biopsychosozialer Settings zur Prävention, Behandlung und Rehabilitation von Erkrankungen[75].

Das Ziel der Psychosomatik ist es also keineswegs, Sie für verrückt zu erklären oder den Krankheitswert Ihrer Beschwerden zu negieren. Die Psychosomatik versucht stattdessen, den künstlich geschaffenen Graben zwischen Körper und Psyche zu überbrücken, um eine möglichst effiziente Therapie oder gar Heilung zu gewährleisten. Gerade bei Erkrankungen wie RDS oder CFS usw. kann dieser Ansatz pures Gold wert sein.

Sollten Sie also immer noch zu jenen gehören, die psychotherapeutischen Interventionen mindestens mit Skepsis gegenüberstehen, so kann ich Ihnen nur wärmstens empfehlen, diese Haltung noch einmal gründlich zu überdenken. Sie bringen sich sonst vielleicht lediglich aus verletztem Stolz um einige der wirkungsvollsten Therapieoptionen zur Linderung Ihrer Darmbeschwerden. In diesem Kontext kam eine 2024 publizierte Erhebung an über 450 RDS-Betroffenen zu dem Schluss, dass psychologische Faktoren, vor allem diverse Ängste, einen erheblich größeren Einfluss auf die Lebensqualität der Patienten haben als die chronischen Darmbeschwerden selbst[76].

Bevor ich Ihnen nun in den kommenden Abschnitten drei besonders effektive psychotherapeutische Techniken etwas genauer vorstellen werde, möchte ich noch kurz auf die Frage eingehen, welcher Bewältigungsstil beim Reizdarm der richtige ist.

Kampf oder Flucht: Welcher Bewältigungsstil bewährt sich beim Reizdarm?

Gerade für Neudiagnostizierte stellt der richtige Umgang mit den RDS-Beschwerden eine große Herausforderung dar. Trotz der hohen Verbreitung in der Gesamtbevölkerung sind offene Gespräche über Probleme mit dem Stuhlgang, Nahrungsmittelunverträglichkeiten oder Blähungen immer noch hochgradig tabuisiert und schambehaftet.

Dabei wirkt es nicht gerade erleichternd, dass die Entstehung der Erkrankung zumeist in eine Lebensphase fällt, die ohnehin durch Selbstzweifel und Unsicherheiten im Umgang mit anderen Menschen bestimmt wird – die Pubertät bzw. das junge Erwachsenenalter. Auch geschlechtsspezifische und kulturelle Faktoren beeinflussen den Umgang mit der Erkrankung maßgeblich[77]. So berichten Frauen signifikant häufiger über die Furcht, die Kontrolle über ihre Darmfunktionen zu verlieren, und ein dadurch ausgeprägtes Vermeidungsverhalten mit deutlicher Reduktion der Lebensqualität[78].

Die Tabuisierung ihrer Darmsymptome führt in Kombination mit der Stigmatisierung des Reizdarms als eher „psychische Störung mit geringem Krankheitswert“ in der Regel zu einem passiven Bewältigungsstil[79]. Die Betroffenen versuchen, ihre Beschwerden und Ängste bestmöglich vor Kollegen, Freunden und Kunden zu verstecken. Wenn ich mit meinen Klienten über die Gründe für dieses Verhalten spreche, sind diese vielfältig. Sie reichen von der Befürchtung, als „eklig“ empfunden zu werden, bis hin zur Einschätzung vieler Männer, sie dürften in ihrem Beruf „keine Schwächen zeigen“.

Meist bedarf es großer Anstrengungen, um diese auf Persönlichkeitsfaktoren und biografischen Erlebnissen fußenden Überzeugungen zu entkräften. Meine therapeutische Erfahrung ist, dass diese „Versteckspielchen" einerseits einen eigentlich unnötigen gewaltigen Druck auf die Betroffenen aufbauen und andererseits früher oder später in eine handfeste Katastrophe münden.

Als RDS-Betroffener haben Sie nun einmal spezifische Bedürfnisse, und nicht für jeden Toilettengang, jede Absage eines Geschäftsessens usw. wird sich die passende Ausrede finden lassen. Ich kenne junge Frauen, die für Monate oder gar Jahre nicht einmal ihrem eigenen Partner von ihrem Leiden erzählt haben. Können diese dann wirklich auf Verständnis hoffen, wenn sie wieder einmal nicht mit ins Kino oder zum Tanzen kommen? Und welche Botschaft kommt eigentlich beim geliebten Partner an, wenn ihm aus Angst vor seiner Reaktion ein so zentraler Umstand des eigenen Lebens verheimlicht wird?

Wenn der Bewältigungsstil auf einer optimistischen Grundhaltung und einem konfrontativen Umgang mit den Bedürfnissen und Beschwerden basiert, verbessert sich die Lebensqualität deutlich.

Auch die psychologische Forschung zu diesem Themenfeld ist eindeutig. Als besonders problematisch beim RDS haben sich, wie bereits erwähnt, passive Bewältigungsansätze erwiesen. Dazu gehören in erster Linie das Verschweigen der Erkrankung und die Vermeidung als kritisch empfundener Situationen im Alltag[80]. Letztere sind zumeist dadurch charakterisiert, dass die Betroffenen sich und ihr Verhalten unter Beobachtung wähnen (Geschäftsessen, Kundengespräche) oder aber im Notfall keine ungestörten Toilettengänge möglich sind (Busfahrten, Supermarkt).

Das Problem mit dem Vermeidungsverhalten ist, dass diese Strategie nicht nur zur Aufrechterhaltung, sondern sogar zur Verstärkung krankheitsbezogener Ängste beiträgt[81]. Anders ausgedrückt: Je häufiger es Ihnen gelingt, erfolgreich angstbesetzte Kundentermine und Busfahrten zu „umgehen", desto mehr wird sich Ihr Gehirn vor diesen Situationen fürchten. Dem kognitiven Katastrophenszenario fehlen dann schlicht und ergreifend die Korrektive der realen Welt.

Viele entwickeln eine „Angst vor der Angst" oder im Falle des RDS eine „Angst vor Symptomen, die unter Umständen kommen *könnten*". Sie verbauen sich also die Chance auf wunderschöne Momente, berufliche Erfolge oder auch den Traumpartner aufgrund eines Konjunktivs. Das sollte unter keinen Umständen Ihre Vorstellung vom richtigen Leben sein oder bleiben!

Daneben erschweren vor allem auch emotionsgetriebene Denkmuster wie das *Katastrophisieren* von krankheitsbezogenen Ereignissen (etwa Stuhldrang in unpassenden Situationen) oder *Fatalismus* den Umgang mit dem Reizdarmsyndrom[82, 83]. Weiter unten werde ich Ihnen einige Tipps geben, wie Sie an diesen wenig hilfreichen Bewältigungsmustern arbeiten können.

Setzen Sie dem oben geschilderten passiven Umgang mit Ihrer Erkrankung stattdessen einen *proaktiven Bewältigungsstil* entgegen. Ich nutze zu dessen Beschreibung gern den Begriff der Aufrichtigkeit. Charakterisiert wird er durch drei Faktoren, die beim Reizdarm allesamt mit einer verbesserten Lebensqualität bei reduzierten Beschwerden assoziiert sind[84]. Es handelt sich dabei um eine optimistische Grundhaltung, eine konfrontative Vorgehensweise und das Suchen nach Unterstützung im sozialen Umfeld.

Was den *Optimismus* bezüglich Ihrer Erkrankung betrifft, so hoffe ich doch, dass die Lektüre dieses Ratgebers schon einiges zum Besseren gewendet hat. Die Botschaft sollte an dieser fortgeschrittenen Stelle des Textes klar sein: Der Reizdarm ist heilbar, dies wurde inzwischen durch zahlreiche kontrollierte wissenschaftliche Studien belegt. Auch Sie werden eine solche Erfolgsgeschichte schreiben, davon bin ich überzeugt. „Glaube versetzt Berge", meint der Volksmund, und dieses Konzept fand in der medizinischen Forschung rund um den leider oft belächelten Placeboeffekt seine evidenzbasierte Entsprechung[85].

Wenn die dokumentierten Auswirkungen des Placeboeffekts, der ja in erster Linie auf dem Glauben der Patienten beruht, bei einigen

Erkrankungen vergleichbar oder sogar stärker sind als jene zugelassener Arzneimittel, dann wäre es einfach nur überheblich, die Waffe des Glaubens ungenutzt zu lassen[86]. Um solche psychoneuroimmunologische Reaktionen in Ihrem Körper zu forcieren, ist es allerdings notwendig, dass Sie den Unterschied zwischen Hoffnung und Glaube verinnerlichen. Wenn Sie mir etwas glauben, dann sind Sie davon überzeugt, dass dieser vermittelte Fakt wahr und richtig ist und ein versprochenes zukünftiges Ereignis eintreten wird. Glauben Sie also fest daran, dass Ihr Reizdarm bald der Vergangenheit angehören wird.

Sie sollten sich aber keinesfalls blind auf Ihren Optimismus verlassen. Vielmehr bedarf es eines *konfrontativen Umgangs* mit Ihren Beschwerden. Dies berührt den Kern des zentralen Begriffs der Aufrichtigkeit. Gestehen Sie sich ein, dass Sie sich derzeit in einer Ausnahmesituation befinden und dadurch andere und vielleicht auch mehr Bedürfnisse haben als ein Mensch ohne diese Herausforderung. Und diese Bedürfnisse dürfen und sollen Sie auch *kommunizieren*.

Bedanken Sie sich doch einmal bei Ihren Mitmenschen, die Ihnen das Leben mit dieser Erkrankung leichter machen. Das kann Ihre Mutter sein, die spontan den lang geplanten Rummelbesuch mit den Kindern übernimmt, wenn Ihr Bauch mal wieder böse zwickt. Vielleicht aber auch der Kollege, der Ihnen ohne zu fragen eine Tasse dampfenden Fencheltee auf den Schreibtisch stellt. Erklären Sie diesen wundervollen Menschen, warum das Leben mit dem Reizdarm manchmal so anstrengend ist und warum ihre kleinen Gesten Ihnen so viel bedeuten.

Weiterhin sollten Sie sich neue Verbündete schaffen. Nehmen Sie Druck aus kritischen Situationen, indem Sie sich nach und nach immer mehr Menschen in Ihrem Umfeld anvertrauen. Sie werden sehen, dass diese oft ganz anders reagieren, als Sie das jetzt vielleicht erwarten. Meiner Erfahrung nach bewundern die allermeisten Menschen eine solche Offenheit oder das Eingestehen einer vermeintlichen Schwäche. Einige fühlen sich auch geschmeichelt, dass gerade sie als so vertrauensvoll eingeschätzt wurden.

Die häufigste Reaktion, von der meine Klienten regelmäßig berichten, lautet übrigens: „Ach, Sie meinen das Reizdarmsyndrom? Damit habe ich selbst so meine Probleme“ oder „Durchfall und Bauchschmerzen – da haben wir leider auch jemanden in der Familie.“ Die Krux am Reizdarm ist ja, dass viele Millionen Menschen allein im deutschsprachigen Raum darunter leiden, aber kaum jemand darüber spricht. Ist der Damm aber erst einmal gebrochen, ernten die Betroffenen meist auch Verständnis und praktische Unterstützung.

Schließlich bedeutet ein konfrontativer Umgang mit dem RDS aber auch, dass Sie mitunter radikal dagegen vorgehen. Den ersten Schritt dazu haben Sie mit dem Kauf und dem Lesen dieses Ratgebers gemacht. Nun ist es an Ihnen, die hier gelernten Erkenntnisse in die Praxis umzusetzen und die Erfolge zu ernten. Belassen Sie es nicht bei bloßem Wissenserwerb und der Abhängigkeit von Ärzten und anderen Therapeuten. *Heilung bedeutet Arbeit.* Sie wissen, was zu tun ist!

Entspannungsverfahren für eine störungsfreie Kommunikation zwischen Hirn und Darm

Obwohl der Einfluss akuten und chronischen Stresses auf das Reizdarmsyndrom oft etwas übertrieben dargestellt wird, besteht auch auf der Grundlage aktueller Daten keinerlei Zweifel daran, dass es sich beim RDS um eine *stress-assoziierte Erkrankung* handelt[87].

Wie Sie inzwischen wissen, gehört psychologischer Stress einerseits zu den bedeutendsten Risikofaktoren für die spätere Entwicklung der Krankheit. Andererseits verschlimmern Stressbelastungen die Beschwerden eines bereits bestehenden Reizdarms und erhöhen auch deutlich die subjektive Krankheitslast. Letzterer Umstand wird dadurch untermauert, dass Reizdarmbetroffene mit ausgeprägtem Stresserleben signifikant häufiger die Hilfe von Medizinern suchen[88].

Oft bekomme ich von Lesern oder Klienten zu hören, ihr Leben sei „ganz normal“ und ohne nennenswerte Stressoren. Sie bauten kein Haus, pflegten keine kranken Angehörigen und hätten auch keine

Geldsorgen. Dann lenke ich ihre Aufmerksamkeit auf den Umstand, dass sie ihren Reizdarm immerhin als so belastend einschätzen, dass sie meine psychologische Hilfe gesucht haben. Denn klar ist: Die lästigen Symptome des Reizdarms, ihre Unvorhersagbarkeit und die damit verbundenen Ängste gehen an niemandem spurlos vorüber. Der Reizdarm an sich ist bereits ein erheblicher *Stressor*. Dafür müssen nicht erst soziale Isolation, das Ende einer Partnerschaft oder Erwerbsunfähigkeit hinzutreten.

Das Reizdarmsyndrom ist eine stressassoziierte Erkrankung und proftiert stark von Entspannungsverfahren wie dem Autogenen Training oder der Achtsamkeitsmeditation.

Auch möchte ich davor warnen, die negativen Auswirkungen psychologischen Stresses „nur" auf das Seelenleben zu beziehen. Wie Stress die körperlichen Ursachen des Reizdarms ungünstig beeinflusst, können Sie anschaulich an Studienergebnissen ablesen, die dessen Konsequenzen für die Darmbarriere, die Mastzellaktivierung oder auch das Mikrobiom belegen[89]. In jedem Fall ist es also sinnvoller, psychologischem Stress vorzubeugen oder diesen entsprechend zu kanalisieren.

Welche Entspannungsverfahren eignen sich beim RDS?

Hierfür eignen sich besonders die verschiedenen Entspannungsverfahren. Neben dem aktuell sehr angesagten *Achtsamkeitstraining* haben sich auch altbewährte Verfahren wie die *Progressive Muskelrelaxation* (PMR) oder das *Autogene Training* (AT) in Studien an RDS-Betroffenen als sehr effektiv erwiesen[90, 91].

Die typische Frage meiner Klienten nach der wirksamsten oder „besten" Methode beantworte ich zumeist mit dem Satz: „Jene, die am besten zu Ihnen passt." Das mag auf den ersten Blick etwas kryptisch klingen, ist aber eigentlich selbsterklärend. Jede der genannten Methoden hat ihre individuellen Stärken und Schwächen.

Das Achtsamkeitstraining beispielsweise ist recht zeitintensiv, etwas schwieriger zu erlernen und vielen Anwendern behagt es auch nach Monaten der Übung nicht, einfach nur „untätig“ dazusitzen und ihren Atem zu beobachten. Das Autogene Training hingegen ist, zumindest auf seiner Grundstufe, ein recht starres vorgegebenes Verfahren. Sind Sie ein eher körperlicher oder sehr kreativer Mensch, werden Sie mit den kognitiven Formeln des AT Ihre Schwierigkeiten haben.

Das Tolle ist, dass es nicht darauf ankommt, welches Entspannungsverfahren Sie praktizieren. Die Evidenz zeigt eindeutig, dass sie allesamt ihre positiven Effekte über geteilte Wirkmechanismen entfalten. Viel wichtiger als die Wahl der wirksamsten Technik ist, dass Sie Freude an dieser neuen Gewohnheit finden. Nur so werden Sie regelmäßig und dauerhaft üben. Und gerade Letzteres ist unerlässlich für den Erfolg eines Entspannungsverfahrens.

Wie beim Erlernen einer neuen Turnübung, etwa eines Handstands, müssen Sie den Löwenanteil an Fleiß und Anstrengung in den ersten Wochen und Monaten der Übungspraxis aufbringen. Ist eine solche Fähigkeit aber erst einmal in den neuronalen Strukturen verankert, müssen Sie nur noch vergleichsweise wenig Aufwand betreiben, um sie im Ernstfall abrufen zu können. Nach einigen Monaten des konsequenten Übens reicht dann oft bereits der Gedanke an bestimmte Hinweise, etwa die Ruheformel des AT, einen tiefen Zustand der Entspannung zu induzieren.

Dabei wirken alle Entspannungsverfahren sowohl kurz- als auch langfristig. Erstens können sie natürlich dazu genutzt werden, einen akut erhöhten Stresspegel zu reduzieren. So könnten Sie beispielsweise das Autogene Training vor einer für Sie kritischen Situation einsetzen, um Ihre Anspannung zu reduzieren und die Wahrscheinlichkeit des Auftretens von Darmsymptomen zu vermindern. Zweitens reduziert das regelmäßige Üben Ihre Anfälligkeit gegenüber Stress (Stichwort: *Resilienz*).

Sie starten also, was die Wahrnehmung und das Erleben psychologischer Stressoren angeht, von einem niedrigeren Ausgangsniveau. Die oben angesprochene kritische Situation, vielleicht ein Geschäftsessen, ist dann unter Umständen überhaupt nicht mehr mit einer solch starken emotionalen Aufregung und Anspannung verbunden. Hierfür ist allerdings kontinuierliches und fleißiges Üben die Voraussetzung!

Bestens bewährt: Das Autogene Training nach Schultz

Obwohl ich glaube, dass das Identifizieren des für Sie optimalen Entspannungsverfahrens die Grundlage für Ihren langfristigen Erfolg ist, möchte ich Ihnen zum Einstieg in Ihre Entspannungspraxis das bereits 1926 von dem deutschen Psychiater Johannes Heinrich Schultz entwickelte Autogene Training ans Herz legen.

Dies hat gleich mehrere Gründe. Natürlich hat sich auch das Autogene Training bestens bei der Behandlung des RDS bewährt. Es linderte in einer Studie signifikant zuverlässiger die Beschwerden als eine Kontrollintervention und verbesserte außerdem die allgemeine Schmerzwahrnehmung und die soziale Funktionsfähigkeit der Reizdarmprobanden[92].

Zweitens ist der diesem Entspannungsverfahren eigene feste „Fahrplan“ besonders für Einsteiger hilfreich, um schnell und unkompliziert in die Übung hineinzufinden. Höhere Grade an kreativen Freiheiten sollten eher fortgeschrittenen Praktizierenden vorbehalten bleiben. Schließlich ist das AT durch seine direkte Verwandtschaft mit der Hypnotherapie eine ausgezeichnete Vorübung für und Ergänzung zur Bauchhypnose, die ich Ihnen weiter unten vorstellen werde.

Natürlich kann die Praxis des AT aus Platzgründen nicht umfassend vorgestellt werden. Dennoch möchte ich Ihnen wenigstens einen kleinen Einblick in die Technik gewähren, damit Sie bereits etwas Erfahrung mit der Autosuggestion sammeln können. Sagt Ihnen das Entspannungsverfahren zu, gibt es dazu jede Menge nützliche Literatur und auch audiovisuelle Unterstützung.

Das Autogene Training in der Praxis

Suchen Sie sich in Ihrem Alltag eine Viertelstunde, in der Sie möglichst ungestört sind. Viele meiner Klienten und Leser praktizieren ihr gewähltes Entspannungsverfahren am frühen Morgen, und gerade wenn Sie Anfänger sind, würde ich Ihnen das ebenfalls empfehlen.

Zu früher Stunde haben Sie zumeist noch einen freien Kopf, was das Entspannen deutlich erleichtert. Außerdem können Sie den übersteigerten morgendlichen Cortisolausstoß beim Reizdarm so effektiv abdämpfen. Haben Sie noch keine nennenswerten Erfahrungen mit dem AT gesammelt, sollten Sie auf dessen Einsatz in Anspannungssituationen erst einmal noch verzichten.

Das altbewährte Autogene Training linderte in Studien die RDS-Beschwerden, reduzierte die allgemeine Schmerzwahrnehmung und verbesserte die Funktionsfähigkeit im Alltag.

Legen Sie sich auf den Rücken. Sorgen Sie durch eine entsprechende Unterlage und Lagerungsmaterial dafür, dass Sie bequem liegen. Schließen Sie Ihre Augen und denken Sie mit voller Konzentration die folgenden Entspannungsformeln der AT-Grundstufe. Jede dieser Suggestionen können Sie durch die Einbeziehung von Erinnerungen, Visualisierungen usw. noch weiter unterstützen.

Anfangs richten Sie den Fokus Ihrer Aufmerksamkeit und auch die sprachliche Gestaltung der Suggestion auf einen begrenzten Teil Ihres Körpers. Dafür bietet sich meist der dominante Arm an. Mit zunehmender Übungspraxis generalisieren sich die erzielten Effekte und breiten sich weiter in Ihrem Körper aus. Dann ist es an der Zeit, die Formeln entsprechend anzupassen. Aus „Mein rechter Arm ist schwer“ wird dann „Meine Arme sind schwer“ usw.

Die zentralen Formeln des Autogenen Trainings

1. **„Ich bin ganz ruhig“** (Ruheformel). Unterstützen können Sie diese Autosuggestion etwa durch eine Erinnerung an besondere Orte, Personen oder Situationen, die Sie mit einer tiefen Entspannung und Geborgenheit verbinden.
2. **„Mein rechter (linker) Arm ist ganz schwer“** (Schwereformel). Richten Sie beim Denken der Formel alle Aufmerksamkeit auf Ihren dominanten Arm. Stellen Sie ihn sich schwer vor. Spüren Sie, an welchen Stellen er auf die Unterlage drückt und wie sich das anfühlt. Einigen hilft es auch, sich ihren Arm als versteinerten Teil einer Statue vorzustellen. Beachten Sie aber, dass Sie eine angenehme und entspannte Schwere erstreben, so wie sie etwa nach einer ausgedehnten Wanderung in der freien Natur zu erwarten wäre.
3. **„Mein rechter (linker) Arm ist ganz (alternativ: strömend) warm“** (Wärmeformel). Das Gefühl der Wärme und die physiologisch messbare Steigerung der Durchblutung lässt sich meiner Erfahrung nach am einfachsten erzielen. Verbinden Sie die autosuggestive Formel mit der Vorstellung, wie die ersten Sonnenstrahlen an einem herrlichen Frühlingstag Ihre Haut streicheln oder wie Ihre Hand in einem Becken mit warmen Wasser ruht.
4. **„Mein Atem ist ganz ruhig“** (Atemformel). Die Atemformel ist eine anspruchsvollere Autosuggestion. Die Schwierigkeit besteht darin, dem Unterbewusstsein zu suggerieren, dass der Atem ruhig und gleichmäßig „fließt“, ohne dabei den Ein- und Ausatemvorgang willentlich zu beeinflussen. Ziel ist es also nicht, bewusst möglichst tief und langsam zu atmen. Dies würde den Prozess der Tiefenentspannung nur stören. Atmen Sie einfach so, wie es Ihnen normal und angenehm erscheint. Der gewünschte Effekt stellt sich durch die wiederholte Suggestion über die Zeit ganz von allein ein. Sollten Sie bemerken, dass Sie immer wieder versuchen, Ihren Atem zu manipulieren, könnte für Sie die alternative Formel „Es atmet mich“ eine gute Lösungsoption sein.

5. **„Mein Herz (Puls) schlägt ruhig und regelmäßig“** (Herzformel). Sollten Sie unter einer Panikstörung oder anderen Herzängsten leiden, bietet sich die alternative Version mit dem Begriff „Puls“ für Sie an. Üben Sie mit dieser Variante, würde ich Ihnen empfehlen, aller zwei bis drei Wochen probeweise vorsichtig mit der klassischen Herzsuggestion zu experimentieren.
6. **„Mein Sonnengeflecht ist strömend warm“** (Bauchformel). Das Sonnengeflecht (Solarplexus) ist ein Geflecht aus sympathischen und parasympathischen Fasern des vegetativen Nervensystems, das in etwa zwischen dem unteren Brustbein und dem Bauchnabel zu finden ist. Seinen klangvollen Namen erhielt das Sonnengeflecht durch seine Ringform, die in Kombination mit den strahlenartig ausschweifenden Fasern an die Sonne erinnert. Da im Sonnengeflecht die Verschaltung von Hirnstamm und Bauchorganen stattfindet, ist diese Autosuggestion bei RDS besonders essenziell. Zur Unterstützung der Wirkung können Sie beispielsweise einen warmen glatten Stein visualisieren, der auf Ihrem Bauchnabel liegt.
7. **„Mein Kopf ist frei und klar, meine Stirn ist angenehm kühl“** (Kopfformel). Diese Formel sollten Sie einsetzen, wenn Sie Ihr Autogenes Training tagsüber praktizieren, um erfrischt und gestärkt in den Alltag zurückzufinden. Am Abend vor dem Einschlafen ist sie hingegen ungeeignet. Als visuelle Unterstützung ist etwa eine erquickende Gesichtswaschung an einem sprudelnden Gebirgsbach denkbar.

Ein vollständiger Durchgang des Autogenen Trainings könnte demnach so aussehen:

1. „Ich bin ganz ruhig.“ – „Mein rechter Arm ist ganz schwer.“ (6x) – „Ich bin ganz ruhig.“
2. „Ich bin ganz ruhig.“ – „Mein rechter Arm ist ganz warm.“ (6x) – „Ich bin ganz ruhig.“
3. „Ich bin ganz ruhig.“ – „Mein Atem ist ganz ruhig.“ (6x) – „Ich bin ganz ruhig.“

4. „Ich bin ganz ruhig." – „Mein Herz schlägt ruhig und gleichmäßig." (6x) – „Ich bin ganz ruhig."
5. „Ich bin ganz ruhig." – „Mein Sonnengeflecht ist strömend warm." (6x) – „Ich bin ganz ruhig."
6. (optional) „Ich bin ganz ruhig." – „Mein Kopf ist frei und klar, meine Stirn ist angenehm kühl." (6x) – „Ich bin ganz ruhig."

Direkt im Anschluss wird der komplette Durchgang ein- oder zweimal wiederholt. Bevor Sie schließlich das Training beenden, haben Sie noch eine weitere Möglichkeit, Ihren Reizdarm positiv zu beeinflussen. Sie können eine *individuell formulierte Autosuggestion* einsetzen, die spezifisch auf Ihre Hauptbeschwerden gemünzt ist. Wichtig ist dabei, dass sie prägnant formuliert und in der Gegenwartsform gedacht werden muss. Statt „Mein Bauch wird schmerzfrei" nutzen Sie also „Mein Bauch *ist* angenehm schmerzfrei."

Auch hierzu einige Beispiele:

- „Mein Darm ist ganz ruhig und warm" (allgemein).
- „Mein Bauch (Darm) ist angenehm schmerzfrei"(Schmerzen).
- „Meine Verdauung ist frei und fließend" (Verstopfung).
- „Mein Darm behält alles, was ich ihm zuführe" (Durchfall).
- „Ich bin voller Mut und Selbstvertrauen" (Ängste).

Sollten Sie tagsüber üben, schließen Sie das Autogene Training neben der eventuell eingesetzten Kopfformel bitte immer mit der sogenannten *Rücknahme* ab. Hierfür denken Sie die Formel „*Atem tief, Arme fest*", nehmen einige kräftige Atemzüge und beugen und strecken kräftig die Arme im Wechsel. Danach kehren Sie mit neuer Energie und geschärftem Fokus in Ihren Alltag zurück.

Bauchhypnose: Heilung beflügeln ganz ohne Hexerei

Hypnose wird von vielen Menschen leider immer noch mit übersinnlichen Fähigkeiten bzw. Aberglaube oder Quacksalberei in Verbindung gebracht. Auch heute tragen unterhaltsame Bühnenshows, deren beeindruckende Kunststücke im Übrigen tatsächlich nur in sehr geringem Maße auf hypnotischen Effekten beruhen, zum zweifelhaften Ruf dieser psychologischen Technik bei.

Dabei verfügt die *Hypnotherapie*, also der Einsatz der Hypnose zur Linderung oder Heilung von Krankheiten, über eine solide Datenlage und wird an vielen renommierten Kliniken standardmäßig angewandt. Bei zahlreichen Erkrankungen war die Hypnotherapie in kontrollierten Studien sogar anderen psychotherapeutischen und medikamentösen Interventionen überlegen[93].

Auch die körperlichen und psychologischen Mechanismen hinter der Wirksamkeit der Hypnotherapie sind heute gut erforscht. So konnte beispielsweise mithilfe moderner bildgebender Verfahren gezeigt werden, dass die Hypnose nahezu alle Hirnareale beeinflusst, die mit der Verarbeitung von Schmerzreizen assoziiert sind[94]. Auch die lange vermutete Regulierung der Darm-Hirn-Achse konnte inzwischen demonstriert werden.

Die Bauchhypnose entfaltet ihre Effekte über die Synchronisation der beim RDS gestörten Kommunikation zwischen Darm und Gehirn.

Neben der Linderung chronischer Schmerzzustände sowie der akuten Schmerzlinderung im Rahmen chirurgischer und zahnmedizinischer Eingriffe liegt die umfassendste und positivste Evidenz für den Einsatz der medizinischen Hypnose beim Reizdarmsyndrom vor[95]. Diese große Menge verwertbarer Daten ist unter anderem darauf zurückzuführen, dass der Einsatz der medizinischen Hypnose beim RDS bereits seit den 1980er Jahren systematisch erforscht, weiterentwickelt und standardisiert wird[96].

Aus der beharrlichen Arbeit der Wissenschaftler und Therapeuten entwickelte sich die sogenannte *gut-directed hypnotherapy*. Im deutschsprachigen Raum haben sich für dieses Verfahren die Bezeichnungen *Bauchhypnose* oder auch *Darmhypnose* etabliert. Ein besonders verbreitetes und evidenzbasiertes Hypnoseprotokoll zur Linderung der Beschwerden des RDS, aber auch jener von Morbus Crohn und Colitis ulcerosa, trägt den Namen seines zentralen Entwicklungsstandorts, der *Manchester-Ansatz* (*Manchester approach*). Dieser gibt einen individuell an Ihre Bedürfnisse anpassbaren Rahmen vor, der sich aus der Herbeiführung des hypnotischen Zustands, verschiedenen Vertiefungstechniken, den darmfokussierten Suggestionen und Übungen sowie posthypnotischen Suggestionen zusammensetzt[97].

Eine typische darmfokussierte Hypnosetechnik ist beispielsweise die sogenannte „Handwärme-Übung". Vergleichbar der Sonnengeflecht-Autosuggestion beim AT besteht deren Ziel darin, allein durch das Auflegen der Hand auf den Bauch ein lokales Wärme- und Wohlgefühl zu erzeugen.

Neben diesen klassischen hypnotischen Übungen kommen bei der Bauchhypnose aber auch häufig Visualisierungen und Metaphern zum Einsatz. So werden die Klienten manchmal aufgefordert, sich ihren Darm als Fluss vorzustellen, dessen Geschwindigkeit sie regulieren können.

Bauchhypnose: So wirksam wie die Low-FODMAP-Diät

Für Menschen, die noch nie Kontakt mit der Hypnotherapie hatten, klingen diese Beschreibungen vielleicht etwas esoterisch. Den Skeptikern unter Ihnen möchte ich nun gern die Berührungsängste mit der Hypnose nehmen, indem ich exemplarisch ergründen möchte, wie enorm das Heilungspotenzial der Hypnotherapie für den Reizdarm ist.

Ein 2015 publiziertes Review fasst die Ergebnisse von sieben randomisierten und kontrollierten Untersuchungen mit der Darmhypnose zusammen. Die Hypnotherapie schnitt bei der Reduktion der gastrointestinalen Beschwerden des Reizdarmsyndroms signifikant besser ab als der jeweilige Kontrollarm der Studie[98]. Die Quote von RDS-Probanden, die mithilfe der Bauchhypnose nennenswerte symptomatische Verbesserungen erzielen konnten, reichte bis zu 73 %.

Das für mich beeindruckendste Ergebnis dieser Datenanalyse war allerdings, dass in vier von fünf Untersuchungen, für die Langzeitergebnisse vorliegen, die positiven Effekte der Darmhypnose noch Monate nach der eigentlichen Intervention nachweisbar waren. Schließlich wurde in diesem Review auch die Aufrechterhaltung bzw. Verlängerung der Remission chronisch-entzündlicher Darmerkrankungen dokumentiert.

Noch anschaulicher sind sicherlich die Ergebnisse einer faszinierenden Vergleichsstudie. In dieser ließen die Forscher zwei der am besten untersuchten und effektivsten Therapiemethoden beim Reizdarm direkt gegeneinander antreten: die Ihnen inzwischen gut bekannte FODMAP-Reduktion und die Bauchhypnose. Per Zufallsprinzip wurden die RDS-Patienten einer sechswöchigen Hypnotherapie, Low-FODMAP-Diät oder einer Kombination beider Interventionen zugeordnet.

Am Ende der Untersuchung verbesserten sich die gastrointestinalen Beschwerden in jeder der drei Gruppen signifikant, ohne dass sich Unterschiede in der Effektivität zeigten[99]. Auch die Responder-Quote, also jener Anteil der Versuchspersonen, der mit nennenswerten Verbesserungen auf eine der Interventionen reagierte, war mit 72 bzw. 71 % vergleichbar und entsprach den Erkenntnissen vorausgegangener Untersuchungen. Allerdings verbesserte nur die Bauchhypnose *zusätzlich* psychologische Parameter wie Angsterleben und depressive Verstimmungen. Drei von vier Probanden, die mit der Hypnotherapie erfolgreich ihre Beschwerden gelindert hatten, zeigten diese Fortschritte auch noch ein halbes Jahr nach Abschluss der hypnotischen Sitzungen.

Lassen Sie es sich noch einmal auf der Zunge zergehen: Eine Stunde Bauchhypnose pro Woche verbesserte die Darmbeschwerden genauso stark wie die nicht immer unkomplizierte Low-FODMAP-Diät, die in einen zentralen Bereich des menschlichen Lebens eingreift, die tägliche Ernährung. Dabei wirkte sie zusätzlich äußerst günstig auf die verbreiteten psychiatrischen Begleiterkrankungen des RDS, zeigte keinerlei Nebenwirkungen, dafür aber andauernde Effekte.

Um jeglichem Verdacht der Voreingenommenheit entgegenzuwirken, möchte ich hinzufügen, dass die betreffende Untersuchung von Wissenschaftlern der Monash University in Australien durchgeführt wurde, die für die Entwicklung und Popularisierung der Low-FODMAP-Diät verantwortlich ist.

Für die Bauchhypnose brauchen Sie keinen Psychologen

Da ich in den vergangenen Jahren einige Artikel auf meinem Blog und in verschiedenen Fachmagazinen zur Hypnotherapie beim RDS veröffentlicht habe, erreichen mich regelmäßig Anfragen, ob ich gut ausgebildete und erfahrene Hypnotherapeuten in Region X oder Y kenne. Auch hier möchte ich ganz ehrlich zu Ihnen sein, auch wenn Ihnen meine Antwort vielleicht nicht gefällt. Besagte Therapeuten gibt es zwar auch in Deutschland und Österreich, aber sie sind absolute Mangelware. Oft arbeiten sie in spezialisierten Kliniken ohne direkten Zugang für Patienten oder haben eine unendlich erscheinende Warteliste.

Die heilsamen Wirkungen der medizinischen Hypnotherapie beim Reidarmsyndrom ließen sich in Untersuchungen auch beim regelmäßigen Üben mit Audio-CD oder App nachweisen.

War die Lektüre dieses Abschnitts für Sie also völlig umsonst? Überhaupt nicht! Denn inzwischen gilt als gut belegt, dass die Bauchhypnose via Audio-CD oder Stream den Sitzungen bei einem ausgebildeten Therapeuten in puncto Langzeiterfolgen beim Reizdarmsyndrom ebenbürtig ist[100,101]. Auch in deutscher Sprache gibt es inzwischen mehrere professionell eingesprochene Angebote auf dem Markt, mit denen Sie sich die beeindruckenden Ergebnisse der Bauchhypnose kostengünstig sowie zeit- und ortsunabhängig in die eigenen vier Wände holen können.

Die kognitive Verhaltenstherapie: Wie Gedanken Symptome beeinflussen

Bei der psychotherapeutischen Begleitung von Menschen mit RDS hat sich ein Therapieansatz besonders bewährt. Es handelt sich dabei um die *kognitive Verhaltenstherapie* (KVT), die sich seit den 1960er Jahren in kritischer Abgrenzung zum klassischen Behaviorismus entwickelte. Im Gegensatz zum frühen Behaviorismus, der danach strebte, Verhalten allein auf der Grundlage objektiv messbarer Parameter zu erklären, bildet gerade die subjektive Selbstbeobachtung den Kern der KVT.

Zu den Kognitionen gehören *Einstellungen, Überzeugungen, Gedanken und deren Bewertungen* durch den menschlichen Geist. Kognitive Therapieverfahren gehen davon aus, dass diese grundlegend unsere Emotionen und unser Verhalten beeinflussen. Ihre primären Ziele bestehen deshalb darin,

1. den Klienten ihre Kognitionen *bewusst* zu machen,
2. die Gedanken und Überzeugungen an der Realität zu überprüfen,
3. nicht zutreffende Einstellungen und Bewertungen zu *korrigieren,*
4. die korrigierten Kognitionen im Alltag *anzuwenden.*

Bei RDS-Patienten findet sich häufig ein ganzes Sammelsurium solcher *irrationaler* Gedanken[102]. Dazu gehören vor allem die Neigung zum Katastrophisieren, ein Alles-oder-Nichts-Denken und auch das Personalisieren von gemachten Erfahrungen. Irrationale Gedanken und die daraus resultierende Einordnung von Situationen als bedrohlich, zum Beispiel für unseren Selbstwert, beeinflussen maßgeblich den emotionalen Zustand einer Person.

Wie die allermeisten Menschen vor einer wichtigen Prüfung oder einer ersten Verabredung mit dem Traumpartner schon einmal am eigenen Leib erfahren haben, führen diese negativen Affekte verlässlich zu akuten körperlichen Beschwerden[103], bei dem einen zu Durchfällen („Schiss haben"), bei einem anderen zu Bauchschmerzen („vor Angst einen Knoten im Bauch haben"). Durch die Häufung der irrationalen Überzeugungen und Bewertungen beim Reizdarmsyndrom werden nun ganz alltägliche Situationen wie Busfahrten oder Restaurantbesuche zu für den Selbstwert kritischen Prüfungen umgedeutet.

Dieses ungünstig veränderte Bewertungsmuster beim RDS lässt sich unter anderem durch neuroplastische *Veränderungen verschiedener Hirnstrukturen* nachweisen, die vermutlich durch eine Vielzahl stressbehafteter Inputs angeregt wurden[104]. In einer besonders ausgeklügelten Untersuchung am Universitätsklinikum Essen konnte gezeigt werden, dass die Verknüpfung von viszeralen Schmerzreizen und neutralen Reizen, in diesem Fall geometrischen Figuren, bei Reizdarmpatienten zu einer signifikant stärkeren Aktivierung verschiedener Kleinhirnstrukturen führte[105].

Die betroffenen Kleinhirnareale haben vor allem vegetative, somatosensorische und kognitive Funktionen und tragen damit maßgeblich zur Entwicklung schmerzbezogener Ängste bei. Das Gehirn von RDS-Betroffenen reagiert also deutlich stärker sowohl auf Bedrohungs- als auch auf Sicherheitshinweise und fördert dadurch ein entsprechendes Vermeidungsverhalten. Kein Wunder also, dass die Korrektur der irrationalen Gedankenmuster durch die KVT zu starken Verbesserungen der Darmbeschwerden und der krankheitsbezogenen Lebensqualität führt und dabei häufig sogar der symptomatischen Medikamentengabe überlegen ist[106].

Tipps für die Wahl eines geeigneten Psychotherapeuten

Wie bei der Bauchhypnose besteht die größte Schwierigkeit für Betroffene in der Zugänglichkeit der KVT. Dies hat auch in diesem Fall nichts mit einem Mangel an guten Psychotherapeuten zu tun. Viel eher fehlt es vielen Therapeuten einfach an praktischer Erfahrung bei der Betreuung von Menschen mit chronischen Darmerkrankungen. Dies kann man diesen auch nicht vorwerfen, denn Reizdarm- und CED-Betroffene machen im deutschsprachigen Raum nur einen Promilleanteil zwischen den „klassischen“ Patienten mit Depressionen, Angst- und Zwangsstörungen aus.

Eine Konsequenz dieses fehlenden Kontakts ist, dass vielen Psychotherapeuten die in diesem Buch geschilderten biologischen Hintergründe des Reizdarms vollkommen unbekannt sind. Schließlich trägt auch das weitgehende Fehlen wissenschaftlich erprobter Leitlinien (klinischer Manuale) für Psychotherapeuten dazu bei, dass sich RDS-Patienten trotz aller Anstrengungen seitens ihres Therapeuten nicht immer gut aufgehoben fühlen.

Ich persönlich arbeite in meiner Praxis nach dem Manual *Cognitive-Behavioral Treatment of Irritable Bowel Syndrome* von Professorin Brenda Toner und Kollegen. Es gibt dem Therapeuten ein erprobtes klinisches Rahmenmodell vor. Verbindliche Sitzungsinhalte, darunter die bereits angesprochene Korrektur irrationaler Gedanken oder das Management chronischer Schmerzen, werden durch individuell einsetzbare Themen wie den Umgang mit Scham oder geschlechterspezifische Inhalte ergänzt.

Achten Sie bei der Auswahl eines Psychotherapeuten darauf, dass er praktische Erfahrung bei der Betreuung chronischer Darmerkrankungen hat und nach einem RDS-spezifischen klinischen Leitfaden arbeitet.

Meine praktischen Ratschläge zur Auswahl eines für Sie geeigneten Psychotherapeuten lauten deshalb:

1. Fragen Sie im Vorgespräch unbedingt, ob der Therapeut über *praktische Erfahrungen* bei der Begleitung von Menschen mit chronischen Darmerkrankungen verfügt.
2. Fühlen Sie dem Therapeuten bezüglich seiner *Ansichten über Ihre Erkrankung* auf den Zahn. Einige grundlegende biologische Faktoren sollten diesem auf jeden Fall bekannt sein.
3. Erkundigen Sie sich nach dem *Aufbau der Sitzungen*. Folgt das Vorgehen des Therapeuten eventuell einem klinischen Leitfaden? Enthalten die Stundenskizzen darmspezifische Schwerpunktthemen wie Scham, Schmerzmanagement oder Ängste in Bezug auf Darmfunktionen?

Betreiben Sie also bei der Wahl Ihres psychotherapeutischen Begleiters anfangs etwas mehr Aufwand, um später die für Sie bestmöglichen Ergebnisse zu erzielen.

Sollten Sie keinen passenden Psychotherapeuten in Ihrer Nähe finden, der sich mit der Betreuung des Reizdarms auskennt, habe ich wie bei der Bauchhypnose einen Lichtblick für Sie. Erste Studien konnten nämlich zeigen, dass App-basierte digitale KVT-Sitzungen ebenfalls die Beschwerden des Reizdarms signifikant lindern können[107]. Es wird wohl nicht mehr allzu lang dauern, bis diese Angebote auch in deutscher Sprache breit verfügbar sind.

Bis es soweit ist, möchte ich Ihnen aber noch einige besonders wichtige Werkzeuge aus der kognitiven Verhaltenstherapie an die Hand geben, die Ihnen bei der Bewältigung Ihrer Erkrankung helfen werden.

Hilfreiche Strategien zur Verminderung akuter Bauchschmerzen

Eines der Probleme beim RDS ist das Gefühl, den Beschwerden hilflos *ausgeliefert* zu sein. Viele Betroffene glauben, ihnen könne dann nur ein Arzt, ein Medikament oder auch ein Heilverfahren wie die Akupunktur helfen. Dieses Gefühl schafft jedoch die *Abhängigkeit von externen Personen und Faktoren* und nimmt Ihnen Ihre Eigenverantwortung und -wirksamkeit.

Deshalb ist ein primäres Ziel der KVT, dem RDS-Klienten etwas Kontrolle über seinen Körper zurückzugeben und ihn zu ermächtigen, selbst etwas gegen seine Beschwerden zu tun. Dies ist nicht nur durch Strategien wie Ernährungsumstellung oder Schlafhygiene möglich. Gerade eines der zentralsten Symptome der Erkrankung, der akute Bauchschmerz, bietet zahlreiche psychotherapeutische Manipulationsmöglichkeiten. Oder wie es ein stoisches Sprichwort ausdrückt: *„Schmerz ist unvermeidbar, das Leiden daran nicht.“*

Besonders gut bewährt bei der Beeinflussung der Schmerzwahrnehmung und -interpretation haben sich Techniken, die absolut simpel und überall verfügbar sind. Ein schönes Beispiel dafür sind das langsame Rückwärtszählen in hohen Zahlenbereichen oder das Subtrahieren in 7er-Schritten[108].

Der Erfolg dieser Methode beruht auf ihrem kognitiven Anspruch. Wie wissenschaftliche Daten nahelegen, ist intensives Fokussieren auf komplexe Aufgaben das effektivste Mittel, um Schmerzen auf rein psychologischem Wege zu dämpfen, da hierbei konkurrierende Hirnareale aktiviert werden. Zu diesem Zweck müssen Sie allerdings Aufgaben finden, die Ihre vollständige Konzentration über einen längeren Zeitraum binden. Und was gibt es da Schöneres als ein paar knifflige Matheaufgaben?

Eine weitere, gut erforschte Option zur Reduktion akuter Schmerzreize ist der sogenannte Mini-TRIP. Dieser wurde für das Schmerzprogramm der Georgetown University in Washington D.C. entwickelt und erforscht. Das Akronym TRIP steht für *Tension Reducing Imagery Practice*. Das Verfahren kombiniert Atemkontrolle, Entspannung und Imagination und vermindert nachweislich die wahrgenommene Intensität akuter Schmerzen. Der Name dieser Technik ist übrigens Programm, denn Sie begeben sich dabei in Ihrer Vorstellung tatsächlich auf einen Kurztrip an einen spannenden oder erholsamen Ort.

Und so funktioniert es:

1. Entscheiden Sie sich, wohin Ihre imaginierte Reise Sie führen soll. Dies kann ein für Sie mit Entspannung assoziierter Ort sein (etwa ein menschenleerer Strand bei Sonnenuntergang) oder auch eine ganz und gar aufregende Destination (z. B. der Mond).
2. Nehmen Sie einen tiefen Atemzug durch die Nase.
3. Spitzen Sie Ihre Lippen, sodass eine kleine Öffnung verbleibt. Atmen Sie nun gegen den Widerstand Ihrer Lippen ganz langsam aus. Denken Sie dabei „Entspanne.“
4. Nach dem langsamen Ausatmen entspannen Sie Ihren Unterkiefer und erlauben ihm, frei nach unten zu „hängen“. Letzteres erfordert kein Öffnen des Mundes. Es handelt sich lediglich um eine winzige Entankerung der Kiefergelenke.

5. Von diesem Punkt an atmen Sie tief und gleichmäßig, verlangsamen aber nicht mehr bewusst das Tempo von Ein- oder Ausatmung.
6. Erlauben Sie der sich jetzt einstellenden Entspannung, sich wellenartig über Ihren ganzen Körper auszubreiten. Synchronisieren Sie diese Wellenbewegungen mit Ihren tiefen Atemzügen, wobei jedes Einatmen frischer Luft eine neue Welle auf die Reise schickt. Der ganze bis hierhin geschilderte Prozess sollte nicht mehr als eine Viertel- bis halbe Minute in Anspruch nehmen.
7. Starten Sie nun Ihre imaginierte Reise. Stellen Sie sich den zuvor ausgewählten Ort intensiv und unter Beteiligung aller Ihrer Sinne vor. Gehen Sie am Strand spazieren, dann *sehen* Sie den Sonnenuntergang und die Reflexionen des Lichtes auf dem Wasser. *Hören* Sie, wie die Wellen sanft an das Ufer wogen. *Spüren* Sie die Meeresbrise auf der Haut und wie das kühle Wasser Ihre Knöchel umspielt. *Riechen* Sie die charakteristische salz-gesättigte Meeresluft. Malen Sie sich diesen Ort so intensiv wie möglich aus.
8. Nach einer weiteren halben, maximal aber einer Minute, wird es für Sie Zeit, zurückzukehren. Orientieren Sie sich in Ihrer Umgebung und genießen Sie das anhaltende Phänomen der veränderten Schmerzsensorik.

Der Schlüssel zum erfolgreichen Einsatz des Mini-TRIP ist, dessen Charakter zu respektieren. Es handelt sich um ein Instrument zur schnellen Reduktion akuter Schmerzreize, nicht um eine typische Entspannungstechnik. Viele Anwender begehen leider den Fehler, zu lange in der imaginierten Traumwelt zu verharren. Begrenzen Sie die Dauer Ihres Ausflugs stattdessen immer auf zirka 90 Sekunden. Sie können sich aber gern damit trösten, dass die nächste Reise zu Ihrem Wunschort niemals weit entfernt ist!

Das Gedankentagebuch: Irrationale Gedanken erkennen – Symptome lindern

Schließlich möchte ich Ihnen noch die Arbeit mit den bereits angesprochenen irrationalen Gedanken ans Herz legen. In der KVT nennen wir dies *kognitive Umstrukturierung*. Grundsätzlich geht es hierbei darum, sich in kritischen Situationen ganz genau selbst zu beobachten und tief in sich hineinzuhorchen.

Da mentale Prozesse in stressbehafteten Situationen nicht gut funktionieren und dadurch auch die spätere Erinnerung daran verfälschen, hat sich eine *Dokumentation* dieser Beobachtungen direkt im Anschluss an ein solches Ereignis bewährt. Im Gegensatz zum Ernährungstagebuch empfehle ich das Führen eines Gedankentagebuchs also ausdrücklich! Meiner Einschätzung nach handelt es sich bei der kognitiven Umstrukturierung um eine der schärfsten Klingen der KVT beim Reizdarmsyndrom.

Damit Sie Ihre irrationalen Gedanken, Überzeugungen und Einstellungen aber erkennen können, müssen Sie sich erst einmal mit deren grundlegenden Mustern auseinandersetzen.

Relevante Kategorien irrationaler Gedanken

Für den Reizdarm relevante irrationale Kognitionen sind (in Anlehnung an Brenda Toner):

1. **Alles-oder-Nichts- bzw. Schwarz-Weiß-Denken.** Diese Überzeugung findet sich beim Reizdarm häufig durch die starke Neigung zum Perfektionismus. Die Betroffenen glauben etwa, wenn sie nicht das optimale Ergebnis erreichen, seien sie Versager. Sprachliche Hinweise für dieses Gedankenmuster sind Worte wie „immer“, „niemals“, „alle“ oder „niemand“:
   „Immer habe ich so starke Beschwerden!“
   „Niemals kann ich essen, was ich will!“
   „Niemand kann nachvollziehen, wie es mir geht!“

2. **Übergeneralisieren.** Die Betroffenen sehen eine negative Erfahrung als Bruchstück eines übergeordneten Musters.
   „Ich musste heute zum zweiten Mal eine Vorlesung aufgrund meiner Symptome verlassen. Ich werde später niemals ein langes Meeting durchhalten."
3. **Mentaler Filter.** Ein als besonders negativ bewertetes Detail bestimmt die Wahrnehmung der Betroffenen und verzerrt dadurch die Realität einer Situation.
   „Als ich während des Dates plötzlich zur Toilette musste, hätte ich danach vor Scham platzen können. Der ganze Abend war von da an für mich gelaufen."
4. **Positive Dinge abwerten.** Mögliche Argumente gegen eine negative Überzeugung werden systematisch abgewertet oder für ungültig erklärt, um die Überzeugung aufrechterhalten zu können.
   „Meine Schwester und ihr Mann meinten neulich, dass sie es bewundern würden, wie ich mit den Herausforderungen meiner Erkrankung umgehe. Aber das müssen sie wohl sagen. Sie sind ja meine Familie."
5. **Unbegründetes Schlussfolgern.** Obwohl keine Fakten für eine entsprechende Schlussfolgerung vorhanden sind, interpretieren die Betroffenen Handlungen, Aussagen und Gesten ihrer Mitmenschen.
   „Warum ich meinem neuen Freund nichts von meinem Reizdarm erzähle? Nun, er ist ein sehr körperbetonter und gepflegter Mann und fände das sicher abstoßend." (Gedankenlesen)
   „Ich könnte natürlich mit ihr ins Kino gehen, aber ich müsste dann während der Vorstellung sicherlich dreimal auf die Toilette rennen. Also lasse ich es lieber gleich." (Zukunft vorhersagen)
6. **Katastrophisieren.** Teilaspekte einer komplexen Situation werden in ihrer Bedeutung erheblich überschätzt und ihre vermeintlichen negativen Konsequenzen bilden dann den Fokus der Aufmerksamkeit.
   „Im Bewerbungsgespräch rumorte mein Bauch die ganze Zeit und vor Aufregung begann ich dann zu schwitzen. Die müssen mich doch für total inkompetent und nervenschwach halten."

7. **Emotionales Begründen.** Die Betroffenen glauben, dass ihre Emotionen die Realität authentisch widerspiegeln.
   „Ich würde heute Abend wirklich gern mit zu dem neuen Italiener gehen. Ich bin mir aber sicher, dass ich Probleme kriegen werde. Warum sollte ich es also tun?"
8. **Sollte- und Muss-Aussagen.** Das Nichterreichen selbstauferlegter Standards erzeugt bei den Betroffenen massive Schuldgefühle.
   „Einem normalen erwachsenen Menschen muss es doch möglich sein, einen Einkauf zu tätigen, ohne zur Toilette rennen zu müssen."
9. **Etikettieren.** Das Etikettieren ist eine extreme Form der Übergeneralisierung. Anstatt einen Fehler über Verhaltensattribute zu beschreiben, vergeben die Betroffenen Label wie „Versager" oder „Betrügerin".
   „Ich habe es wieder nicht geschafft, meinem Chef von meiner Erkrankung zu erzählen und meine besonderen Bedürfnisse herauszustellen. Ich bin so ein Schwächling."
10. **Personalisieren.** Die Betroffenen sehen statt komplexer Gegebenheiten in erster Linie sich selbst als Grund für negative Situationen oder Verhaltensweisen anderer.
   „Wäre ich durch meine Symptome nicht so abgelenkt und ängstlich gewesen, hätte sie sich bestimmt besser auf der Party amüsiert."

Wenn Sie sich gerade erst mit dem Anlegen eines Gedankentagebuchs vertraut machen, sollten Sie sich die obige Aufzählung immer mal wieder zur Hand nehmen. Erkennen Sie vielleicht jetzt schon Muster oder Gedankengänge, die Sie selbst regelmäßig gebrauchen? Machen Sie sich dann ganz in Ruhe mit den einzelnen Kategorien vertraut, damit Sie diese beim Führen Ihres Gedankentagebuchs erkennen und auf selbst erlebte Situationen im Alltag übertragen können.

Kommen Sie in der nächsten Zeit in eine für Sie stressbehaftete Situation, sollten Sie alle relevanten Details umgehend dokumentieren. Umso weniger Zeit zwischen der Situation und dem Aufschreiben verstreicht, desto besser. Für meine Klienten hat es sich bewährt, ständig ein kleines Notizbuch in der Handtasche oder dem Rucksack mitzuführen.

Nachdem Sie die Situation, die Beteiligten, Ihre Gedanken und Emotionen stichpunktartig festgehalten und deren Intensität eingeschätzt haben, sammeln Sie Evidenz für das Zutreffen oder Widerlegen Ihrer Einschätzungen. Achten Sie darauf, dass Sie auch beim Suchen nach Belegen irrationalen Fehlern unterworfen sein können. Lassen Sie also nur Beweise gelten, die „handfest" sind. Im Normalfall können Sie auch jetzt keine Gedanken lesen oder Hellsehen.

Gehören Sie zu den besonders Mutigen, dann kann ich Ihnen nur empfehlen, auch einmal die anderen Beteiligten der Situation nach Ihren Wahrnehmungen zu befragen. Dieser Austausch führt manchmal zu den verlässlichsten und schnellsten Korrekturen: „Was? Ach nein, ich war einfach müde und die Musik auf der Party war auch nicht so meins."

Das Aufdecken und Hinterfragen problematischer Gedankenmuster und das anschließende Ersetzen durch realistischere Varianten ist eine hochwirksame Strategie zur Linderung des RDS.

Gelingt es Ihnen, einige Ihrer Gedanken und Überzeugungen zu widerlegen oder zumindest infrage zu stellen, sollten Sie in einem nächsten Schritt versuchen, diese durch alternative, neutralere Kognitionen zu ersetzen. Diese intensive Auseinandersetzung mit Ihren Gedanken und deren eventuelle Korrektur sorgen für eine tiefe Verankerung der neu gewonnenen Erkenntnisse und neu geformten Konzepte in Ihren neuronalen Strukturen.

Studieren Sie die entsprechenden Seiten Ihres Gedankentagebuchs dann erneut, *bevor* Sie sich wieder in ähnliche Situationen begeben. Ihr Erleben und auch die Wahrnehmung eventuell auftretender Symptome werden sich maßgeblich verändert haben.

Zum Abschluss dieses Kapitels möchte ich Ihnen noch ein bewährtes Muster für ein Gedankentagebuch vorstellen. Legen Sie ein Gedankentagebuch an und befüllen Sie es regelmäßig.

Gedankentagebuch

Situation	Stimmung	Gedanken	
Beschreiben Sie die jeweilige Situation stichpunktartig, aber möglichst genau. • Was ist passiert? • Wo befanden Sie sich? • Wann ist es passiert? • Wer war daran beteiligt? • Optional: • Was führte dazu? • Was waren die Folgen?	Halten Sie fest, welche Stimmungen und Emotionen die Situation bestimmten. Versuchen Sie jeder dieser Empfindungen ein Schlagwort zuzuordnen. • Wie stark war jede Empfindung während des Ereignisses? Geben Sie eine Intensität zwischen 0 (nicht vorhanden) und 100 (maximal ausgeprägt) an. • Beispiel: Angst vor Symptomen (80), Wut auf mich selbst (70), Hoffnungslosigkeit (50)	An welche Gedanken während der Situation können Sie sich noch erinnern? • Was ging Ihnen durch den Kopf, *bevor* Sie eine bestimmte Stimmung oder Emotion wahrnahmen? • Was sagt das über Sie als Person oder Ihr Leben aus? • Vor welchen Konsequenzen fürchteten Sie sich? • Was wäre die schlimmste Folge gewesen, wenn tatsächlich alles so gekommen wäre, wie Sie es befürchtet hatten? • Entdecken Sie einige oder sogar mehrere der vorgestellten irrationalen Gedankenmuster oder Überzeugungen? Markieren Sie diese entsprechend.	

Ihre nächsten Schritte

1. Synchronisieren Sie Ihre inneren Uhren. Untersuchen Sie Ihre Wohnung und Ihren Arbeitsplatz bezüglich ungünstiger Lichteinflüsse und weiterer Störvariablen. Meiden Sie Smartphone, Fernseher und Co. nach dem Abendessen möglichst gänzlich.
2. Sorgen Sie für mehr Bewegung in Ihrem Alltag. Erhöhen Sie Ihre täglich zurückgelegte Zahl an Schritten auf 10 000 oder praktizie-

Pro	Contra	Alternative	Stimmung 2
• Nehmen Sie nun einen irrationalen Gedanken aus Spalte 3 genauer unter die Lupe. • Sammeln Sie an Tatsachen orientierte Hinweise, dass dieser Gedanke zutreffen könnte. • Vermeiden Sie hierbei unbedingt unbegründete Schlussfolgerungen, Gedankenlesen und ähnliche Praktiken.	• Welche Tatsachen sprechen gegen die Richtigkeit des Gedankengangs? • Beispiel: „*Nie* kann ich einen Abend mit meinen Freunden genießen! *Immer* geht es mir so schlecht." • Gab es wirklich keinen einzigen Abend in der Vergangenheit, an dem Sie trotz Ihrer Beschwerden Spaß hatten? Flauten die Symptome vielleicht manchmal mit fortschreitender Zeit ab? • Wie könnten Sie eventuell einen geselligen Abend gestalten, damit Ihre Symptome nicht Ihren Geist dominieren?	• Vergleichen Sie nun Ihre Notizen in den Spalten 4 und 5. • Formulieren Sie anhand der Tatsachen einen oder mehrere alternative, neutralere Gedanken, die das Geschehene treffend beschreiben. • Notieren Sie außerdem, wie sehr Sie dem neu formulierten Gedanken glauben (0 % bis 100 %). • Beispiel: „Anfangs konnte ich den Abend aufgrund meiner Beschwerden nicht richtig genießen. Aber zumindest waren die entspannten Gespräche danach richtig gut." (70 %) • „Heute hat es mit meinem Darm nicht wirklich funktioniert. Aber nächsten Freitag ist ja Kinoabend!" (50 %)	• Bewerten Sie nach dem Ausfüllen der anderen Spalten noch einmal alle in Spalte 2 notierten Emotionen oder Stimmungen. Wie stark sind diese zum jetzigen Zeitpunkt ausgeprägt? • Prägen aktuell weitere Emotionen Ihr Erleben, die vorher noch nicht vorhanden waren?

ren Sie eine bei Reizdarm besonders hilfreiche Aktivität wie Yoga oder Tai-Chi.

3. Erlernen Sie ein Entspannungsverfahren wie das Autogene Training oder arbeiten Sie mit einem audiobasierten Bauchhypnose-Protokoll. Üben Sie über vier bis sechs Wochen täglich, um deren Effekt zu bewerten.

WENN EIGEN-INITIATIVE AN IHRE GRENZEN STÖSST

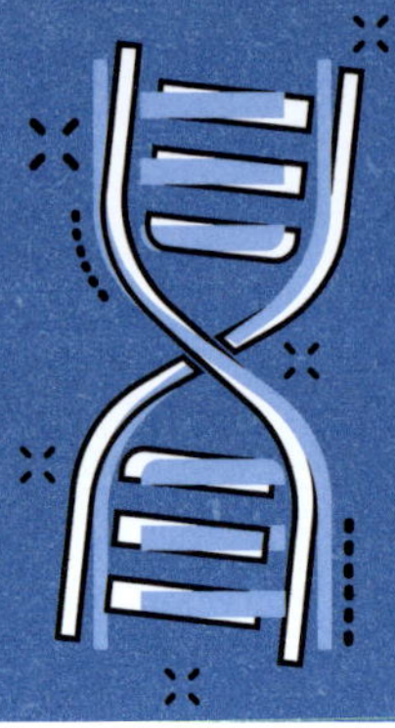

Wie Sie sicherlich schon festgestellt haben, folgt dieser Ratgeber einem eher ungewöhnlichen Aufbau. In seinem Zentrum stehen konsequent jene Dinge, die Sie als Betroffener ganz einfach und kostengünstig umsetzen können. In den allermeisten Fällen benötigen Sie dafür weder einen Arzt oder Therapeuten noch müssen Sie sich irgendwelche überteuerten Geräte oder Nahrungsergänzungsmittel besorgen. Eine zielgerichtete Diagnostik, darmgesunde Ernährung, Schlafhygiene, Bewegung und Entspannung bilden das Fundament meiner Empfehlungen.

Die Bevorzugung dieser Lebensstilmodifikationen speist sich vor allem aus der wissenschaftlichen Datenlage. So gehören etwa die FODMAP-Reduktion oder eine auf Grundlage von Allergietests gestaltete Ernährungsumstellung, die Bauchhypnose und vor allem auch ganzheitliche Therapieansätze, die diese und andere Interventionen wirkungsvoll kombinieren, zu den effektivsten Behandlungsansätzen beim Reizdarm. In kontrollierten Studien sind diese der medikamentösen Standardtherapie sowohl bei der Reduktion der Beschwerden, der Nachhaltigkeit und auch dem Auftreten von Nebenwirkungen zumeist haushoch überlegen.

Besonders wichtig ist mir aber auch Ihre Selbstermächtigung. Vielleicht hat dies in erster Linie mit meinen eigenen Enttäuschungen mit dem Gesundheitssystem zu tun. Als über viele Jahre hinweg stark Betroffener fühlte ich mich so manches Mal als „Spielball“ der eigentlich handelnden Personen und mich beispielsweise dem Wohlwollen oder Unwillen meiner Ärzte ausgeliefert. Vielleicht hängt diese Präferenz aber auch mit meiner Herkunft aus der KVT- bzw. der Körperpsychotherapie zusammen.

Natürlich ist auch mir bewusst, dass das umfassende Umkrempeln des persönlichen Lebensstils jede Menge Zeit, Energie und Motivation erfordert. Dabei handelt es sich um Ressourcen, die leider nicht jedem Betroffenen zu jedem Zeitpunkt unbegrenzt zur Verfügung stehen. Dies spiegeln mir sowohl meine Klienten als auch meine Leser regelmäßig wider. Die Gründe, warum sie sich nicht den so wirksamen und kostenfreien natürlichen Behandlungsstrategien widmen wollen oder können, sind weit gestreut. Das kann ein prall gefüllter Terminkalender sein, fehlende familiäre Unterstützung oder auch eine tief verankerte Furcht, selbst Verantwortung zu übernehmen und ohne einen medizinischen Betreuer an der eigenen Gesundheit zu arbeiten.

Noch häufiger erlebe ich Betroffene, die aufgrund ihres stark ausgeprägten Reizdarms und eventuell zusätzlich vorhandener Begleiterkrankungen wie Depressionen oder einem CFS einfach (noch) nicht die Kraft aufbringen können, um ihr Leben so radikal zu verändern. Mir ist bewusst, dass die in diesem Buch beschriebenen Methoden alles andere als ein Spaziergang sind. Allerdings lege ich größten Wert darauf, dass die hier beschriebenen Praktiken dem hohen Anspruch des Titels auch gerecht werden. Und tatsächlich heilen können wir den Reizdarm eben am ehesten durch eine Rückbesinnung auf ein artgerechteres Leben.

Gerade in schwierigen Lebenssituationen oder bei einer besonders schwer ausgeprägten Symptomatik können hochwirksame medikamentöse und apparative Verfahren ein Segen sein.

Doch all dies bedeutet keinesfalls, dass ich ein Gegner medikamentöser oder technischer Lösungen bin. Auch ich verfolge mit Begeisterung die neuesten Erkenntnisse rund um die Stuhltransplantation, Mastzellstabilisatoren oder Serotonin-5-HT3-Antagonisten. Viele neue Leser oder Zuschauer verorten mich aufgrund meiner Bevorzugung natürlicher Therapiemethoden fälschlicherweise gern im Spektrum der Komplementärmedizin oder Naturheilkunde. Dabei sehe ich durchaus den Nutzen und die Vorteile der pharmakologischen und apparativen Schulmedizin und lege sie deshalb auch so manchem Betroffenen ans Herz. Grundlegend bestehen meinerseits aber zwei Einwände.

Zum einen werden mir die Schattenseiten dieser Methoden nicht ausführlich genug beleuchtet. So bieten diese eine offene Flanke gegenüber einer ungebremsten Kommerzialisierung mit übertriebenen Werbeversprechen, der selektiven Publikation von Daten und anderen unschönen Praktiken. Auch kommt es immer wieder zu mitunter schwersten Nebenwirkungen. In den USA mussten deshalb gleich mehrere neue Medikamente zur Behandlung des Reizdarms wieder vom Markt genommen werden[1].

Zum anderen bieten diese Therapiestrategien kaum Anreiz zur Veränderung. Warum sollten Betroffene sich gesund ernähren, wenn doch eine Pille dafür sorgt, dass ihr Durchfall gehemmt und ihr Bauchschmerz gedämpft wird? Da alle bis heute vorhandenen wissenschaftlichen Daten aber nahelegen, dass der Reizdarm eine unschöne Folge des modernen Lebensstils ist, besteht für mich die einzig richtige Konsequenz in der Veränderung der entsprechenden Verhaltensweisen.

Dennoch können die in diesem Kapitel beschriebenen Medikamente, Nahrungsergänzungsmittel und Verfahren eine sinnvolle Ergänzung oder auch einen möglichen Einstieg in die Rückbesinnung auf das artgerechte Leben darstellen. Dies gilt natürlich insbesondere dann, wenn individuelle Lebensumstände Letzteres erschweren. Behalten Sie aber bitte meine diesbezügliche Warnung im Hinterkopf: Ruhen Sie sich nicht auf den eventuell so erzielten Fortschritten aus! Der schnellste und einfachste Weg ist nicht immer auch der sicherste und ertragreichste.

Hilfreiche Nahrungsergänzungsmittel: von Präbiotika bis Quercetin

Zahlreiche Nahrungsergänzungsmittel haben ihre positiven Wirkungen beim Reizdarmsyndrom in Studien unter Beweis gestellt[2]. Neben den bereits ausführlicher besprochenen Nahrungsergänzungsmitteln Vitamin-D und L-Glutamin möchte ich Ihnen in diesem Abschnitt einige weitere ausgewählte Supplemente vorstellen, die entweder über eine sehr gute Datenlage verfügen oder ein vielversprechendes Potenzial mit sich bringen oder aber sich gut zur Illustration der Probleme dieser Kategorie eignen.

Beginnen möchte ich mit den populären Probiotika, da bei diesen ein ganz besonderer Mix aus Fakten, Halbwissen und Werbeversprechen die Wahrnehmung der Verbraucher trüben kann.

Probiotika und ihre Verwandten – ist der Hype gerechtfertigt?

Probiotika sind potenziell lebensfähige Mikroorganismen, die viele Aspekte der menschlichen Gesundheit positiv beeinflussen können. Mit diesen direkt verwandt sind *Synbiotika* (eine Kombination aus Pro- und Präbiotika), *Postbiotika* (Stoffwechselprodukte von Probiotika) und *Parabiotika* (nicht mehr lebensfähige mikrobielle Bestandteile).

Gerade die Datenlage bezüglich des Einsatzes klassischer Probiotika und auch Synbiotika zur Linderung der Beschwerden des Reizdarmsyndroms ist dabei durchaus positiv. So demonstrierte eine im Jahr 2020 publizierte Metaanalyse, dass besonders der Einsatz von Probiotika, die eine Kombination mehrerer Bakterienstämme enthalten, die Darmbeschwerden von RDS-Patienten signifikant stärker reduzieren kann als eine Placebogabe[3].

Obwohl bisher noch nicht so umfangreich erforscht, scheinen laut dieser Analyse Synbiotika die Therapieeffekte der Probiotika sogar noch zu übertreffen oder zu erweitern. So reduzierte diese Kombination aus gesundheitsförderlichen Darmbakterien und der von diesen geliebten Nahrungsgrundlage zusätzlich auch den als besonders unangenehm beschriebenen Stuhldrang und quälende Blähungen.

Die Linderung der Beschwerden beruht auf einigen zentralen Mechanismen. Vor allem die Stabilisierung der Darmbarriere, die Konkurrenz mit schädlichen Mikroorganismen um „Lagerplätze" im Epithelgewebe, die Modulation des Immunsystems und die Kreuzkommunikation der zugeführten Keime mit Gehirn und Darmnervensystem gelten als gut belegt[4].

Klingt nach einem guten Geschäft ohne jeglichen Haken, stimmt's? Doch nicht so voreilig! Gerade Laien interpretieren die eben vorgestellten wissenschaftlichen Befunde gern als Kaufempfehlung für sämtliche probiotische Produkte. Sie sollten aber unbedingt wissen, dass die positive Einschätzung von Probiotika durch die Wissenschaftler *trotz* mitunter erheblicher Abweichungen der berichteten Effekte zwischen den einzelnen Untersuchungen zustande kam.

Gerade bei den Probiotika sind Faktoren wie die im Produkt enthaltenen Bakterienstämme und deren individuelle Konzentrationen entscheidend. Inzwischen mehren sich glücklicherweise die Stellungnahmen von Forschern, dass ihre Studienergebnisse mit spezifisch zusammengesetzten probiotischen Formeln nicht einfach verallgemeinert werden sollten[5]. Nur weil ein Produkt also beispielsweise „Bifidobakterien" enthält, muss es nicht zwingend sicher und effektiv beim Reizdarmsyndrom sein.

Die Wirksamkeit gewerblicher Probiotika beim RDS wird deutlich übeschätzt.

Auch ist der Einsatz von Probiotika beim RDS nicht ganz und gar unbedenklich. Es ist nämlich durchaus möglich, dass Sie – wie bereits für das Antidiarrhoikum Loperamid beschrieben – enthusiastisch Probiotika schlucken, um Ihren Reizdarm zu lindern, sich und Ihrem Darm damit aber leider einen Bärendienst erweisen.

Forscher der Universität Georgia konnten beispielsweise zeigen, dass die Einnahme von Probiotika zu Beschwerden wie verminderten Konzentrationsleistungen, Benommenheitsgefühl und Blähungen führen kann, wenn sich das Immunsystem erst einmal, etwa aufgrund eines übermäßigen Wachstums, auf bestimmte Mikrobengruppen eingeschossen hat[6]. Drei von vier Probanden verloren die Beschwerden nach dem Absetzen der probiotischen Produkte vollständig. Ähnlich problematisch kann der Einsatz von Probiotika sein, sollten Sie unter einer Histaminintoleranz oder einem Mastzellaktivierungssyndrom leiden[7].

Ich gehe davon aus, dass Sie gleich mehrere Zeitungsannoncen, Fernsehspots oder Werbeanzeigen im Internet kennen, die vollmundig die Effekte solcher probiotischer Produkte preisen. Gehen Sie diesen Marketingtricks bitte niemals unkritisch auf den Leim! Denn auch wenn die Daten bezüglich des RDS insgesamt für eine Überlegenheit der Probiotika gegenüber Placebogaben sprechen, sind die erzielten symptomatischen Verbesserungen im Mittel doch eher mäßig[8,9].

Zum Vergleich: Während die praktisch kostenfreie und nebenwirkungsarme mediterrane Ernährung den Schweregradscore in Studien durchschnittlich nahezu halbiert, reduzieren die oft teuren Probiotika diesen „lediglich" um 20 bis maximal 30 %.

Außerdem ist unbedingt darauf hinzuweisen, dass zahlreiche Probiotika-Studien von einer eher minderen Qualität sind[10]. Viele der bisher vorhandenen Untersuchungen wurden durch Hersteller entsprechender Produkte finanziert und nutzten etwa nicht validierte Skalen, die einen Vergleich mit anderen Studien erschweren. Auch wohlklingende Hinweise wie „Effektivität bei RDS in einer klinischen Studie unter Beweis gestellt" sind also keineswegs ein Garant für eine herausragende Wirkung.

In Anbetracht der vorhandenen Erkenntnisse rate ich von einem Einsatz der oft überteuerten Präparate eher ab. Da sich nur ein recht geringer Anteil der RDS-Betroffenen von einer Probiotikagabe wirklich nennenswerte Effekte versprechen kann, sollten weitere Untersuchungen zunächst ergründen, wer genau von einer solchen maximal profitiert. Bis es soweit ist, scheinen natürliche fermentierte Lebensmittel wie Joghurt, rotes Sauerkraut und Co. aufgrund ihrer erheblich größeren Artenvielfalt und Konzentrationen die wirksamere und günstigere Alternative zu sein[11].

Sollten Sie dennoch nicht auf die Einnahme von Probiotika verzichten wollen, dann spricht die Literatur eindeutig für den Einsatz einer Kombination aus mehreren Bakterienstämmen. In Studien bewährt hat sich etwa folgende Zusammensetzung[12,13]:

1. Bifidobakterien (breve, longum, bifidum, lactis)
2. Laktobazillen (rhamnosus, paracasei, acidophilus, casei, plantarum)
3. Streptococcus thermophilus

Achten Sie bei der Auswahl eines entsprechenden Produkts immer auch auf die enthaltenen Konzentrationen bzw. Mengen der jeweiligen Bakterienstämme! Eine effektive Tagesversorgung beginnt meiner Einschätzung nach ab etwa 50 Milliarden Lebendkulturen. Die bei chronischen Darmerkrankungen besonders gut untersuchte probiotische Kombination *VSL#3* enthält pro Portion sogar sage und schreibe 450 Milliarden lebensfähige Milchsäure- und Bifidobakterien und ist damit eines der am höchsten dosierten, aber auch preisintensivsten Produkte.

Schließlich möchte ich noch einen der hartnäckigsten Mythen im Zusammenhang mit den lebensfähigen Keimen entkräften. Viele Anwender, aber auch zahlreiche Heilpraktiker und Ärzte glauben, dass sich die probiotischen Mikroben dauerhaft im Darm ansiedeln würden. Dies ist allerdings nicht der Fall und die Forscher sprechen in diesem Kontext von der *Kolonisationsresistenz* unseres Mikrobioms[14]. Auch in deutschen Arztpraxen ist es üblich, den Patienten nach der Gabe von Antibiotika probiotische Präparate zu verabreichen. Sie werden vielleicht böse überrascht sein, aber dieses Vorgehen sorgt nicht etwa für eine schnellere Rückkehr zu einer gesunden Darmflora, sondern erschwert Ihrem Mikrobiom sogar die Herstellung eines neuen natürlichen Gleichgewichtes[15].

Präbiotika – Futter für Ihre gesunde Darmflora

Zu den vielen Begriffen mit der Endung -biotika gesellt sich nun noch ein weiterer. *Prä*biotika sind im Gegensatz zu den Probiotika und ihren Verwandten „nur" das geliebte Futter der lebenden Mikroorganismen. Es handelt sich um für den Menschen unverdauliche Faserbestandteile, welche dann der Darmflora des Dickdarms zugänglich sind. Den Begriff präbiotisch haben Sie schon während unserer Diskussion der Low-FODMAP-Diät kennengelernt, denn ein Großteil der kurzkettigen Kohlenhydrate besitzt solche eigentlich wünschenswerten präbiotischen Eigenschaften. Letztere sorgen für ein gesteigertes Wachstum und eine höhere Aktivität der nützlichen Mikroorganismen in

Ihrem Darm[16]. Der unterschiedliche Anteil präbiotischer Substanzen in der täglichen Kost ist dann auch ausschlaggebend dafür, warum Ihre Darmflora unter der klassischen Low-FODMAP-Diät leidet und mit der Mittelmeer-Ernährung aufblüht[17].

Präbiotika sind also unerlässlich für die Aufrechterhaltung einer gesunden Darmflora und eine Supplementation der fermentierbaren Faserstoffe führt außerdem zu signifikanten positiven Effekten hinsichtlich der metabolischen, immunologischen, mentalen, und eben auch Darmgesundheit[18,19].

Doch bereits eine kurze Auflistung der typischen Präbiotikaquellen in der menschlichen Ernährung kann Ihnen verdeutlichen, dass eine ausreichende Versorgung oder gar zusätzliche Zufuhr beim Reizdarm eher schwierig sein dürfte. So finden sich relevante Mengen des Mikrobenfutters in Zwiebeln, Lauch, Knoblauch, Spargel, Weizen oder Zichorienwurzel. Und typische als präbiotisch beworbene Zusatzstoffe oder Nahrungsergänzungsmittel wie Inulin führen in klinischen Studien regelmäßig zu einer Verschlimmerung der Darmbeschwerden und sogar zu einer Verstärkung entzündlicher Signale[20,21]. Möchten Sie sich die positiven Eigenschaften der Präbiotika als RDS-Betroffener also zunutze machen, müssen Sie besonders auf deren Struktur und Quelle achten, um Ihre Therapie nicht unfreiwillig zu sabotieren. Meine erste Empfehlung an Sie wäre, die Zufuhr natürlich vorkommender Präbiotika so schnell wie möglich wieder auszubauen. Befolgen Sie dazu nach der Eliminationsphase die Regeln zur Wiedereinführung der verschiedenen FODMAP-Kategorien. Gelingt Ihnen das aus verschiedenen Gründen nicht oder nur in bescheidenem Maße, existieren aber zu unser aller Glück gleich mehrere Kandidaten, die ihre Wirksamkeit und Sicherheit beim Reizdarmsyndrom mehrfach unter Beweis stellen konnten. Die beste Datenlage liegt hierbei für Beta-Galaktooligosaccharide (B-GOS) und teilweise hydrolisiertes Guarkernmehl vor.

Bei B-GOS handelt es sich um ein aus der Laktose von Kuhmilch gewonnenes Galaktooligosaccharid. Im Gegensatz zu den Alpha-Galaktooligosacchariden aus Hülsenfrüchten ist es meist deutlich besser verträglich, verfügt aber über vergleichbare präbiotische Eigenschaften. B-GOS führte in kontrollierten Studien an Reizdarmpatienten nicht nur zu einer wünschenswerten Verbesserung der Darmflora, sondern linderte auch signifikant die Blähungen, Flatulenzen und Schmerzen der Probanden, optimierte die Stuhlform und reduzierte sogar psychische Komorbiditäten[22]. Auch der lösliche Ballaststoff PHGG verfügt über herausragende bifidogene Eigenschaften und verbessert deutlich Stuhlform, Blähungen und Bauchschmerzen[23, 24].

Leider erfüllten sich einige der in die spezifischen Präbiotika gesetzten Erwartungen nicht. So verhinderte etwa auch die zusätzliche Gabe von B-GOS während einer FODMAP-Elimination nicht die deutliche Reduktion probiotischer Bakterien im Darm[25].

Ballaststoffe als Regulatoren des gastrointestinalen Serotoninsystems

Auch über die Bedeutung der Ballaststoffe beim Reizdarmsyndrom haben Sie im Ernährungsteil dieses Ratgebers schon so einiges erfahren. Dort hatten wir besonders zwischen den Auswirkungen von löslichen und unlöslichen Faserstoffen unterschieden. Ballaststoffe weisen große Schnittmengen mit den eben besprochenen Präbiotika auf, denn auch bei diesen handelt es sich um für die menschliche Verdauung nur schwer verwertbare Nahrungsbestandteile. Viele Ballaststoffe, etwa das oben vorgestellte PHGG, wirken präbiotisch, füttern also selektiv die gesundheitsförderlichen Mikroorganismen der Darmflora. Allerdings trifft dies längst nicht auf alle Vertreter der Ballaststoffe zu. Ist Ihre Darmflora in einem schlechten Zustand, könnte eine zu große Menge dieser Faserstoffe sogar Ihre Beschwerden triggern, Entzündungen begünstigen und die Dysbiose weiter verstärken[26, 27]. Ich möchte hier keinesfalls missverstanden werden. Ballaststoffe sind essentiell für die Gesunderhaltung des Mikrobioms und zeigten in unzähligen Studien präventive und therapeutische Wirkungen bei verschiedensten Erkrankungen[28]. Doch wie bei den präbiotischen FODMAPs kann es für Sie als Reizdarmbetroffenen nötig sein, dass

Sie zuerst an der Regeneration Ihres Mikrobioms arbeiten, bevor Sie den Konsum jeglicher Ballaststoffquellen wieder erhöhen sollten.

Aus diesem Grund ist es notwendig, dass wir bei der Auswahl hilfreicher Ballaststoffpräparate einige zusätzliche Variablen berücksichtigen. Neben der Wasserlöslichkeit sind nämlich auch die *Fermentierbarkeit* und *Viskosität* (Fähigkeit zur Schleim- oder Gelbildung bei Flüssigkeitskontakt) der Ballaststoffe entscheidend. So wird Inulin, ein löslicher, rasant fermentierbarer und nicht-visköser Ballaststoff, bei den meisten Patienten mit RDS zum typischen Symptomtrigger. Auf der anderen Seite provozieren schleimbildende und nur minimal fermentierbare Faserstoffe nicht nur selten Beschwerden, sondern haben sogar stark lindernde Eigenschaften beim Reizdarmsyndrom[29]. Ihre hilfreiche Wirkung geht sogar so weit, dass sie die negativen Auswirkungen von Inulin bei gemeinsamer Verabreichung effizient abpuffern können[30]. Sollten Sie also Schwierigkeiten bei der Wiedereinführung von FODMAPs bzw. Präbiotika haben, dann könnte ein Versuch mit viskösen Ballaststoffpräparaten sinnvoll sein.

Zu den populärsten und am besten erforschten Ballaststoffen dieser Kategorie gehören *Flohsamenschalen*, welche die Symptome des Reizdarms deutlich stärker lindern als Placebogaben oder andere Ballaststoffpräparate[31]. Eine typische Dosierung in den zahlreichen klinischen Studien beträgt 10 g Flohsamenschalen pro Tag, wobei einige Wissenschaftler die Meinung vertreten, dass 20 bis 25 g nötig seien, um die besten Effekte zu erzielen. 2023 verdeutlichte eine doppelblinde, randomisierte und kontrollierte Studie auch das Potenzial von Flohsamenschalen im Rahmen der Reizdarmerkrankung im Kindesalter. Über 40 % der jungen Probanden erreichten mit dem kostengünstigen und nebenwirkungsarmen Ballaststoff eine vollständige Remission ihrer Beschwerden[32].

Was die Mechanismen hinter diesen Effekten betrifft, bestimmten über Jahre mechanistische Aspekte wie die Erhöhung des Stuhlvolumens, ein veränderter pH-Wert oder das Eindicken des Stuhls die wissenschaftliche Debatte. Heute gilt als belegt, dass die spezifischen Ballaststoffe die neuroendokrinen Zellen des Gastrointestinaltraktes und ihre bedeutendsten Hormone *Serotonin* und *Peptid YY* modulieren[33]. Sie wirken also tatsächlich an einer Hauptursache Ihrer Erkrankung und können einen gehörigen Unterschied im täglichen Leben von Reizdarmpatienten machen.

Entgegen der landläufigen Meinung profitieren aufgrund dieser erweiterten Mechanismen längst nicht nur Patienten vom Verstopfungstyp vom Einsatz von Flohsamenschalen. Auch Patienten vom Misch- und Durchfalltyp können ausdrücklich auf eine erhebliche Besserung ihrer Symptome hoffen[34,35].

Pfefferminzölkapseln – kein Schnee von gestern

Die guten alten Pfefferminzölkapseln bilden quasi den Gegenpol zu den stark gehypten Probiotika. Sie werden in ihrer Wirkung oft maßlos unterschätzt, obwohl sie nachweislich zu den wirksamsten Nahrungsergänzungsmitteln beim RDS gehören. In der bisher umfassendsten Metastudie, welche die Ergebnisse von zwölf kontrollierten Interventionen an RDS-Probanden zusammenfasst, stellte sich Pfefferminzöl als signifikant effektiver bei der Linderung allgemeiner Darmbeschwerden und spezifisch auch der Bauchschmerzen heraus als Plazebogaben oder auch eine RDS-Standard-Therapie[36]. Gegenüber einer Placebogabe führte die Einnahme von Pfefferminzölkapseln 2,5-mal verlässlicher zu deutlich reduzierten Symptomen.

Dass diese Therapie dennoch von vielen Betroffenen eher belächelt und auch von Medizinern nur selten empfohlen wird, hat mehrere Gründe. Zum einen gelten Pfefferminzölkapseln, deren positive Effekte beim Reizdarm bereits seit den 1980er Jahren bekannt sind, vielen Betroffenen als „alter Hut“. Andererseits steht hinter diesem Supplement keine millionenschwere Marketingmaschine, da bei den Pfefferminzölkapseln Patente höchstens für spezifische Formen der Freisetzung vergeben werden können. Die Qualität der Daten und die nachgewiesenen positiven Wirkungen würden eine entsprechende Bewerbung des Pfefferminzöls allerdings deutlich eher rechtfertigen als jene vieler probiotischer Produkte.

Dass das Pfefferminzöl also keinesfalls „Schnee von gestern“ ist, möchte ich Ihnen auch noch einmal mithilfe der neuesten Erkenntnisse zu seiner Wirkungsweise belegen. Selbst zahlreiche Ärzte glauben auch heute noch, das Pfefferminzöl entfalte seine positiven Effekte ausschließlich durch die Entspannung der glatten Muskulatur des Magen-Darm-Trakts, weshalb es auch sehr häufig in einem Atemzug mit Spasmolytika (krampflösenden Arzneimitteln) genannt wird. Allerdings sind die inzwischen bekannten zugrunde liegenden Mechanismen erheblich breiter und berühren gleich mehrere zentrale Ursachen des Reizdarmsyndroms[37]. Dazu gehören:

1. die Beeinflussung der viszeralen Hypersensitivität (Reiz- und Schmerzschwelle)
2. antientzündliche und antimikrobielle Effekte
3. die Beeinflussung des gastrointestinalen Serotoninsystems
4. die Verminderung von psychologischem Stress

Weiterhin sind die Wirkungen von Pfefferminzöl keineswegs auf den Darm begrenzt, sondern entfalten sich im gesamten Verdauungstrakt. So vermindert es beispielsweise auch Übelkeit und Völlegefühl nach den Mahlzeiten.

Der Einsatz von Pfefferminzöl beim Reizdarm gilt als sehr sicher. Treten Nebenwirkungen auf, sind diese oft mild in ihrer Ausprägung. Die häufigste berichtete Nebenwirkung ist Sodbrennen.

Achten Sie bei der Auswahl eines entsprechenden Produkts darauf, dass die magensaftresistenten Kapseln eine ausreichend hohe Konzentration an Pfefferminzöl enthalten. Bewährt haben sich in klinischen Studien Gaben von jeweils 180 mg vor den drei Hauptmahlzeiten. „Innovative“ Methoden der Freisetzung und andere Neuerungen können Sie dabei getrost vernachlässigen, da diese in Untersuchungen kaum nennenswerte Vorteile mit sich brachten.

Quercetin – Königin unter den Mastzellstabilisatoren?

Quercetin ist ein gelber Naturfarbstoff und gehört biochemisch mit den allermeisten Blütenfarbstoffen zur Gruppe der Flavonoide. In der Natur ist Quercetin ein Bestandteil vieler Pflanzen und wird über die Ernährung auch von allen Menschen regelmäßig zugeführt. Hohe Konzentrationen des Polyphenols finden sich beispielsweise in Zwiebeln, Äpfeln, Grünkohl und Beerenobst. Leider sinkt der Gehalt durch verschiedene Zubereitungsmethoden wie Schälen, Kochen usw. mitunter drastisch.

Die Aufmerksamkeit vieler Darmpatienten erregte Quercetin durch die Veröffentlichung mehrerer präklinischer Studien, die positive Effekte an Labortieren mit einer Colitis demonstrierten[38]. Inzwischen gelten gleich mehrere Eigenschaften des Flavonoids als gut belegt, die es zu einem der vielversprechendsten Nahrungsergänzungsmittel beim Reizdarm machen könnten. So beeinflusste es in Experimenten das beim RDS veränderte gastrointestinale Serotoninsystem positiv, stabilisierte die Darmbarriere, reduzierte vorhandene Mikroentzündungen und dämpfte erfolgreich die Folgen vermehrten oxidativen und nitrosativen Stresses[39,40].

Quercetin ist weiterhin ein potenter Mastzellstabilisator. In Studien verminderte es signifikant die Freisetzung von Mediatoren wie Histamin und Leukotrienen aus diesen Immunzellen, die stark in die Pathophysiologie des Reizdarms verstrickt sind. Dabei ist der Naturstoff sogar wirkungsvoller als der bisher am besten erforschte und am häufigsten klinisch eingesetzte Mastzellstabilisator *Cromoglicinsäure*, da er zusätzlich beispielsweise auch die Freisetzung des Entzündungsmediators *TNF-alpha* hemmt[41].

Wie Sie später noch lesen werden, könnte die dauerhafte Stabilisation der Mastzellen deren Hyperplasie rückgängig machen und dadurch eine zentrale Ursache des Reizdarms aufheben. Damit gehört das Quercetin mit anderen Mastzellstabilisatoren eventuell zu jenen seltenen externen Interventionen, die das Potenzial für Heilung mit sich bringen.

Konsequenterweise schlussfolgerten iranische Wissenschaftler auf der Grundlage sämtlicher zwischen 1973 bis 2019 erschienen Publikationen, dass Quercetin und andere Polyphenole die Entstehung des Reizdarms verhindern und dessen Beschwerden reduzieren können[42].

Im Zusammenhang mit Quercetin und anderen Polyphenolen bekomme ich häufig die Frage gestellt, ob es nicht besser sei, einfach eine quercetinreiche Ernährung zu befolgen, als Kapseln zu schlucken. Gerade das Beispiel Quercetin eignet sich ganz hervorragend zur allgemeinen Diskussion dieser Fragestellung. Tatsächlich gibt es Hinweise darauf, dass auch eine erwiesenermaßen gesunde Ernährung wie die mediterrane Ernährung ihre positiven Effekte auf das Herz-Kreislauf-System oder das Körpergewicht zumindest zu einem Teil durch ihren Reichtum an Polyphenolen erzielen könnte[43].

Quercetin ist einer der heißesten Kandidaten für eine nachhaltige Linderung der Reizdarmbeschwerden. Er stabilisiert die überaktiven Mastzellen, lindert Entzündungen und stabilisiert die Darmbarriere.

Allerdings waren die eingesetzten Mengen in den meisten erfolgreichen Interventionsstudien so hoch, dass diese kaum mit natürlicher Ernährung allein erreichbar wären. Demnach müssten Sie, um lediglich eine moderate Dosis zu erzielen, täglich vier Kilogramm Zwiebeln verputzen! Falls Sie schon allein beim Gedanken an diese Menge von Blähungen und Bauchschmerzen geplagt werden, sollten Sie weiterhin bedenken, dass Sie diese Zwiebeln möglichst roh verspeisen sollten, um den Quercetingehalt nicht durch die Verarbeitung zu schmälern. Tatsächlich gibt es zum Einsatz eines qualitativ hochwertigen Nahrungsergänzungsmittels also keine echte Alternative.

Doch auch hierbei gibt es einige Einschränkungen. Ich halte Quercetin aufgrund seiner bisher demonstrierten Eigenschaften für eines der vielversprechendsten Supplemente zur Behandlung des Reizdarmsyndroms. Dennoch wird Ihnen nicht entgangen sein, dass ich meine diesbezüglichen Empfehlungen im Konjunktiv formuliert habe. Im Gegensatz zum Pfefferminzöl liegen bisher keine randomisierten und kontrollierten Studien an RDS-Patienten vor. Die Abschätzung der Wirksamkeit von Quercetin beim Reizdarm muss also anhand von Laborarbeiten, Studien mit anderen Erkrankungen und Medikamenten ähnlichen Wirkprinzips vorgenommen werden. Außerdem stellt sich auch bei Quercetin als Nahrungsergänzungsmittel die Frage nach der mangelhaften Absorption im menschlichen Körper. Neue Darreichungsformen scheinen dieses Problem aber innovativ gelöst zu haben[44].

Als kleines Fazit möchte ich festhalten, dass grundsätzlich mehr Forschung nötig ist, um Quercetin allgemein beim RDS zu empfehlen. Allerdings sprechen die Ergebnisse der bisher publizierten Arbeiten für sich, und ich weiß von vielen Anwendern, die große Erfolge mit dem Polyphenol erzielen konnten.

Sollten Sie mit Quercetin experimentieren wollen, sollten Sie neben einer ausreichenden Dosis (2 x 500 mg/Tag) vor allem auf die Qualität des Produkts achten. In Studien besonders erfolgreich war etwa die patentierte *Phytosomen-Technologie*, welche die Absorption des Flavonoids deutlich erhöhte.

Medikamente der neuen Generation wirken an den Wurzeln der Erkrankung

Über viele Jahrzehnte blieb Ärzten mangels verfügbarer Alternativen nichts anderes übrig, als die Beschwerden des Reizdarmsyndroms mit rein symptomatisch wirkenden Medikamenten zu behandeln. Diese unterdrückten beispielsweise zeitweise den Durchfall oder dämpften den Bauchschmerz, ohne jedoch irgendetwas an den Ursachen oder Pathomechanismen der Erkrankung RDS zu ändern.

Diese Strategie hatte gleich mehrere Nachteile: Sie war in den allermeisten Fällen nicht besonders wirksam oder gar nachhaltig und brachte oft unerwünschte Nebenwirkungen mit sich. Aufgrund des symptomatischen Wirkprinzips war es außerdem notwendig, jedes vorhandene Symptom mit einem eigenen Wirkstoff zu therapieren. Loperamid linderte zwar den Durchfall, hatte aber keinen bzw.

manchmal sogar einen negativen Einfluss auf die Bauchschmerzen. Um Letztere zu besänftigen, kamen zusätzlich Spasmolytika zum Einsatz. Mit jedem zusätzlich verschriebenen Medikament stieg allerdings auch die Wahrscheinlichkeit für unangenehme Nebenwirkungen stark an.

Dieses therapeutische Vorgehen ist absolut überholt. Inzwischen stehen zahlreiche innovative Medikamente einer neuen Generation zur Verfügung, welche die Ursachen oder zentralen Krankheitsmechanismen des Reizdarms in den Fokus nehmen. Im Gegensatz zu den veralteten Arzneimitteln begünstigen diese neuen Wirkstoffe alle zentralen Beschwerden der Erkrankung. Sie weisen eine hohe Effektivität auf und haben in einigen Fällen sogar das Potenzial, die Ursachen des Krankheitsgeschehens rückgängig zu machen.

Leider sind noch nicht alle der in diesem Kapitel vorgestellten Medikamente im deutschsprachigen Raum verfügbar. Andere sind (noch) nicht zur Behandlung des Reizdarmsyndroms zugelassen und müssen von den Ärzten „off-label" verordnet werden. Ich möchte Ihnen in diesem Abschnitt trotzdem gern die vielversprechendsten international eingesetzten Wirkstoffe vorstellen. Einerseits weiß ich, dass viele progressive Mediziner bereit sind, diese Medikamente dennoch einzusetzen. Andererseits möchte ich Ihnen mit der Präsentation der Daten Mut machen. Die Forschung zur Linderung des Reizdarmsyndroms läuft auf Hochtouren. Sollte wider Erwarten keine der in diesem Ratgeber vorgestellten Strategien für Sie funktionieren, wird in wenigen Jahren ein Medikament auf dem Markt erscheinen, das auch Ihnen wieder ein normaleres Leben ermöglichen wird.

Bei der folgenden Darstellung wirkungsvoller RDS-Medikamente vernachlässige ich, wie bereits bei den Nahrungsergänzungsmitteln geschehen, jene Wirkstoffe, die sich lediglich bei der Behandlung spezifischer Alternativ- und Unterdiagnosen bewährt haben (z. B. Colestyramin im Rahmen des Gallensäureverlustsyndroms).

Im Gegensatz zu den Supplementen ist es aufgrund eines enger eingegrenzten Wirkprinzips vonnöten, die vorzustellenden Medikamente nach den Beschwerdebildern oder Subtypen (Durchfalltyp, Verstopfungstyp, Mischtyp) des Reizdarmsyndroms zu ordnen.

Die wirkungsvollsten Medikamente beim Durchfalltyp

Für die medikamentöse Behandlung des Reizdarmsyndroms mit den Hauptbeschwerden Durchfall und Bauchschmerzen stehen gleich vier hocheffektive Wirkstoffgruppen zur Verfügung: Opioid-Rezeptor-Modulatoren, Mastzellstabilisatoren/Histamin-H1-Rezeptor-Antagonisten, 5-HT3-Rezeptor-Antagonisten und nicht-absorbierbare, lokal wirksame Antibiotika.

Eluxadolin hilft, wo Loperamid versagte

Schon mehrfach habe ich in diesem Buch den Wirkstoff Loperamid erwähnt. Der Opioid-Rezeptor-Agonist galt über Jahrzehnte hinweg als Segen und Fluch für unzählige Betroffene. So war es für viele das einzige Medikament, das auch starke Durchfälle verlässlich bändigen konnte und ihnen dadurch eine Teilnahme am Sozial- und Berufsleben ermöglichte. Andererseits wurde diese Effektivität mitunter durch den Einsatz (über-)hoher Dosierungen und zahlreiche Nebenwirkungen erkauft. Entgegen der verbreiteten Praxis wurde Loperamid nie für die Behandlung chronischer Durchfälle oder des RDS zugelassen. Die vorliegende Evidenz zu diesem Thema muss als absolut unzureichend bezeichnet werden.

Eluxadolin ist ebenfalls ein Opioid-Rezeptor-Agonist und -Antagonist und entfaltet seine Wirkungen primär im Darmnervensystem. Seit 2015 ist der Wirkstoff in den USA zur Behandlung des Reizdarms vom Durchfalltyp zugelassen. In Studien demonstrierte Eluxadolin stark stuhlformende und schmerzlindernde Eigenschaften selbst bei jenen RDS-Betroffenen, die zuvor keine Verbesserungen mit Loperamid erzielen konnten[45]. Die Möglichkeit der dauerhaften Einnahme in Kombination mit den lindernden Effekten der Reizdarmhauptbeschwerden haben enorme Auswirkungen auf das Leben. Eluxadolin reduzierte krankheitsbedingte Fehltage am Arbeitsplatz, erhöhte die

Arbeitsproduktivität und verminderte die empfundenen Einschränkungen im Alltag der RDS-Probanden[46].

Die Häufigkeit der berichteten Nebenwirkungen ist mit jener bei Placebogaben vergleichbar. Allerdings muss unbedingt darauf geachtet werden, dass die Anwender über eine *intakte Gallenblase* verfügen sowie nicht unter einer Pankreatitis oder Lebererkrankung leiden.

Eluxadolin hat bereits die Zulassung auf dem europäischen Markt erhalten, wurde aber bis heute (Stand 01/2025) noch nicht in den Handel eingeführt. Es dürfte sich also nur um eine Frage der Zeit handeln.

Mastzellstabilisatoren haben Heilungspotenzial

Die Überfunktion und Vermehrung der Mastzellen gehört zu den zentralen Krankheitsmechanismen beim Reizdarmsyndrom. Kein Wunder also, dass pharmazeutische Wirkstoffe, die auf verschiedenen Wegen in diesen Prozess eingreifen, besonders effektiv bei der Linderung der Symptome sind.

Nach der Anregung durch verschiedenste Triggerfaktoren, die von Nahrungsbestandteilen bis hin zu psychologischem Stress reichen, entleeren die Immunzellen ihre prall gefüllten Vesikel und setzen die darin gespeicherten proentzündlichen Botenstoffe frei (Degranulation). Kurzfristig provozieren sie dadurch die lästigen Reizdarmbeschwerden, über einen längeren Zeitraum schädigen sie unter anderem die Integrität der Darmbarriere.

Gleich zwei Wirkstoffgruppen haben sich in diesem Kontext als potent bei der Linderung von Bauchschmerzen und Durchfällen erwiesen. Mastzellstabilisatoren erhöhen die Integrität der Mastzellmembran und hindern diese damit an der Freisetzung ihrer Mediatoren. Auf diesem Prinzip beruht auch die Wirkung des bereits vorgestellten Polyphenols Quercetin. Eine weitere Option besteht aber auch darin, das Andocken der Mediatoren an den entsprechenden Rezeptoren zu unterbinden.

In einer Untersuchung an Reizdarmbetroffenen mit Durchfällen konnte eindrucksvoll gezeigt werden, dass diese gegenüber gesunden Kontrollpersonen unter einer deutlichen Aktivierung der Mastzellen und des Immunsystems litten. Nach sechs Monaten einer täglichen Gabe von dreimal 200 mg des gut erforschten Mastzellstabilisators *Dinatrium-Cromoglicinsäure* (DNCG) konnten die Forscher keine diesbezüglichen pathologischen Unterschiede mehr dokumentieren. Die Normalisierung der Mastzellaktivität ging mit starken klinischen Effekten einher. Drei von vier Patienten konnten ihre Bauchschmerzen um mindestens 50 % senken, während sich bei annähernd der Hälfte von ihnen die Stuhlform normalisierte[47].

Cromoglicinsäure und Ketotifen vermindern nicht nur RDS-Beschwerden, sondern haben sogar das Potenzial, das Krankheitsgeschehen rückgängig zu machen.

Ein weiterer, durch die Behandlung von Allergikern gut bekannter Mastzellstabilisator, der zusätzlich auch als Histaminblocker fungiert, ist *Ketotifen*. In einer 2020 publizierten Untersuchung erzielte die tägliche Gabe von zweimal 1 mg Ketotifen über acht Wochen herausragende Ergebnisse. Ein Dreiviertel der RDS-Probanden berichtete deutlich verminderte Symptome, während sowohl ihre Schmerzwahrnehmung als auch der Stuhldrang im rektalen Ballontest deutlich abnahmen[48]. Auch diese klinischen Verbesserungen waren mit einer deutlichen Abnahme der Mastzellen und ihrer Neigung zur Degranulation assoziiert, die im Kontrollarm nicht zu verzeichnen waren.

Noch einmal besonders herausgestellt werden sollte, dass die langfristige Stabilisierung der Mastzellen nicht nur die Symptome reduziert. Sie reguliert nachhaltig die pathologische Überfunktion der Mastzellen und beruhigt das aktivierte Immunsystem beim RDS. Finden Sie zusätzlich die Ursache, die in erster Linie dazu führte, dass die Mastzellen aus dem Ruder liefen (z. B. eine unentdeckte Nahrungsmittelallergie oder Infektion), können Sie eine Heilung Ihrer Erkrankung erwarten. Eine weitere Einnahme der entsprechenden Medikamente wäre dann perspektivisch nicht mehr nötig!

DNCG ist im deutschsprachigen Raum in Pulver- oder Kapselform frei verkäuflich und wird zur Behandlung von Nahrungsmittelallergien eingesetzt. Beim Reizdarmsyndrom ist es bisher nicht verordnungsfähig, sodass die Kosten selbst übernommen werden müssen.

Ketotifen ist hingegen verschreibungspflichtig und verfügt über eine Zulassung zur Vorbeugung von Asthmaanfällen und für die Behandlung anderer allergischer Erkrankungen. Beim Reizdarmsyndrom muss der Wirkstoff vom Arzt also „off-label“ verordnet werden. Im Gegensatz zu DNCG bringt Ketotifen einige Nebenwirkungen mit sich. Vor allem über Erschöpfung, Mundtrockenheit und Müdigkeit wird berichtet. Diese Effekte verschwinden allerdings häufig nach einigen Tagen der Behandlung.

Zu beachten ist aber, dass Mastzellstabilisatoren ihre positiven Wirkungen eben ursächlich entfalten. Das bedeutet für die Praxis, dass sich klinische Verbesserungen in der Regel *erst nach mehreren Wochen* der Einnahme zeigen. Sollten Sie also einen Versuch mit diesen Wirkstoffen unternehmen wollen, dann sollten Sie diesen mindestens acht Wochen oder gar besser drei Monate Zeit geben.

Setrone – ein Segen aus Übersee

Als Setrone werden Wirkstoffe bezeichnet, die den 5-HT3-Rezeptor als Hemmstoffe besetzen und dadurch das Serotoninsystem des Verdauungstrakts modulieren. Bekanntheit erlangten entsprechende Medikamente besonders als starke Antiemetika, da sie effektiv Übelkeit und Erbrechen verhindern können. Aus diesem Grund finden sie überwiegend Verwendung bei der Begleitung der Chemotherapie oder der Vorbeugung postoperativer Übelkeit.

Doch bereits vor über zwei Jahrzehnten wurde in den USA der Wirkstoff *Alosetron* zur Behandlung schwerwiegender Reizdarmerkrankungen mit Durchfall zugelassen. Setrone sind beim Reizdarm wirksam, da die Stimulation des 5-HT3-Rezeptors die Motilität beeinflusst. Werden die Serotoninrezeptoren jedoch anderweitig blockiert, resultiert daraus ein verlangsamter Stuhltransport im Dickdarm, und dem Stuhl kann mehr Flüssigkeit entzogen werden.

Aufgrund mitunter schwerer Nebenwirkungen wurde Alosetron allerdings nach kurzer Zeit wieder vom Markt genommen. Der unerwartete Druck zahlloser Patienten, die durch Alosetron endlich wieder ein normales Leben führen konnten und nun erneut unter Schmerzen und Durchfällen zu leiden hatten, führte zur Wiedereinführung des Arzneistoffs unter strengeren Indikationen[49].

Die mitunter erheblichen Nebenwirkungen des Wirkstoffs ergeben sich teilweise aus seiner hohen Effektivität. Während Alosetron deutlich die Stuhlkonsistenz verbessert, den Stuhldrang mindert und die Bauchschmerzen reduziert, berichtet fast jeder dritte Anwender über Verstopfung als Nebenwirkung[50]. Bei Betroffenen mit Risikofaktoren kann es dadurch zu schweren Komplikationen wie einem toxischen Megakolon kommen.

In Japan und vielen anderen Ländern Asiens ist ein weiteres Setron zur Behandlung des RDS-D zugelassen. *Ramosetron* lindert laut einer Metaanalyse verlässlich Bauchschmerzen und Unwohlsein, reduziert die Stuhlfrequenz und trägt zu einem geformteren Stuhlgang bei[51]. Was den Einsatz zur Behandlung der Beschwerden des Reizdarmsyndroms vom Durchfalltyp betrifft, handelt es sich bei Ramosetron um das inzwischen am umfassendsten untersuchte Setron. Im Gegensatz zu Alosetron zeichnet es sich durch ein deutlich günstigeres Nebenwirkungsprofil aus. Die bisher dokumentierten Nebenwirkungen sind selten und von mildem Charakter[52].

Schwer betroffenen Durchfallpatienten im deutschsprachigen Raum steht eventuell eine solche Behandlungsoption offen. Auch das hier als Antiemetikum eingesetzte Ondansetron reduziert nachweislich effektiv die Stuhlfrequenz und den Stuhldrang und vermindert Blähungen[53]. Die einzige Nebenwirkung, die mit 9 % der Anwender signifikant häufiger beobachtet wurde als bei der Placebogabe, war Verstopfung. Die Betroffenen sprachen jedoch gut auf eine Verminderung der Dosis an.

Da es sich bei den Setronen um verschreibungspflichtige Medikamente handelt, ist auch hier eine „Off-label"-Verordnung durch den Arzt nötig. Aus Leserzuschriften kenne ich inzwischen gleich mehrere Menschen, die ihren schweren Durchfall und manchmal sogar Inkontinenz durch die Ondansetron-Gabe befrieden konnten.

Rifaximin als Reset-Taste für die Darmflora

Ebenfalls in den USA, aber auch in Kanada, ist das Breitbandantibiotikum *Rifaximin* zur Behandlung von Durchfällen im Rahmen des Reizdarms zugelassen. Rifaximin zeichnet sich durch seine selektive Wirkung auf den Darm, sein gutes Sicherheitsprofil und kaum nennenswerte Interaktionen mit anderen Arzneistoffen aus. In vielen Ländern wird der Wirkstoff zur Behandlung von Reisedurchfällen eingesetzt. Die therapeutischen Ziele beim Reizdarmsyndrom umfassen vor allem die Korrektur einer vorliegenden *Dysbiose oder Dünndarmfehlbesiedlung.*

Rifaximin ist ein selektiv wirksames Breitbandantibiotikum, das eine Dysbiose der Darmflora beheben und Durchfälle und Bauchschmerzen effektiv reduzieren kann.

Da diese beiden Ziele zu den Hauptursachen hinter den Reizdarmbeschwerden zählen, ist die erwiesene Effektivität des Antibiotikums kaum überraschend. In Studien an RDS-Patienten war Rifaximin den Placebogaben sowohl bei der Linderung von Blähungen und Bauchschmerzen als auch der Verbesserung der Stuhlkonsistenz überlegen[54]. Die berichteten Nebenwirkungen gingen dabei nicht über jene in der Placebogruppe hinaus. Neueste Untersuchungen deuten darauf hin, dass neben der Modulation der Darmflora auch die Beeinflussung proentzündlicher Zytokine und der Darmbarriere mitverantwortlich für diese Effekte sein könnten[55].

Ein erhebliches Problem bei der Therapie mit Rifaximin stellt, wie bei den allermeisten ausschließlich medikamentösen Behandlungsoptionen des Reizdarmsyndroms, die hohe *Rückfallquote* dar. Rund zwei Drittel derer, die ihre Beschwerden mithilfe einer zweiwöchigen Einnahme des Antibiotikums deutlich reduzieren konnten, berichteten nach mehreren Wochen oder Monaten über ein erneutes Aufflammen der Symptome[56].

Vergegenwärtigen Sie sich zum Verständnis dieses Phänomens noch einmal die Diskussion zur Pathophysiologie Ihrer Erkrankung. Zwar ist die dysbiotisch veränderte Darmflora eine Hauptursache für die Beschwerden, doch forciert wird diese erst einmal durch eine für Ihre Gesundheit ungünstige moderne Lebensweise, charakterisiert durch falsche und übermäßige Ernährung, zu wenig Schlaf und Bewegung usw. Beheben Sie also kurzfristig die Dysbiose oder eine mikrobielle Überwucherung des Dünndarms, ändern aber parallel nichts an Ihrem Lebensstil, dann ist ein solcher Rückfall bereits vorprogrammiert.

Inzwischen haben Untersuchungen gezeigt, dass auch wiederholte Antibiosen mit Rifaximin sicher und effektiv beim RDS eingesetzt werden können[57]. Aufgrund der ausschließlich lokalen Wirkung auf den Darm müssen Sie auch in diesem Fall keine systemischen Nebenwirkungen oder Resistenzbildung befürchten. Vielleicht ist es aber dennoch gescheiter, die Brandursache zu beheben, anstatt regelmäßig die Feuerwehr zu rufen.

Rifaximin ist, wie alle anderen hier vorgestellten Wirkstoffe auch, im deutschsprachigen Raum noch nicht spezifisch für die Behandlung des Reizdarms zugelassen. Möglich ist der Einsatz aber beispielsweise bei Reisedurchfällen oder etwa in Österreich zur Elimination der Dünndarmfehlbesiedlung. Eine Verschreibung des Antibiotikums ist also wieder einmal „off-label" vorzunehmen. Typische Dosierungen in den Studien betrugen dreimal 550 mg pro Tag über einen Zeitraum von zwei Wochen.

Die wirkungsvollsten Medikamente beim Mischtyp

Was die Erforschung und Zulassung von spezifisch wirksamen Medikamenten betrifft, geht vor allem der Mischtyp des RDS, der durch einen Wechsel von Durchfall und Verstopfung in Kombination mit Bauchschmerzen charakterisiert ist, bisher leer aus[58]. Zahlreiche namhafte Forscher berichteten allerdings in einer 2020 publizierten Netzwerkmetaanalyse, dass nahezu alle für das Reizdarmsyndrom mit Durchfällen vorgestellten Wirkstoffe auch beim Mischtyp erfolgversprechend eingesetzt werden können[59]. Dies gilt insbesondere für Alosetron, Ramosetron und Rifaximin.

Im Vergleich stellte sich Alosetron am effektivsten beim Eindicken des Stuhls heraus, während Ramosetron die Bauchschmerzen am deutlichsten reduzieren konnte. Da beide Setrone jedoch häufig Verstopfung als unerwünschten Effekt erzeugen, sollten aber gerade Personen vom Mischtyp sehr vorsichtig bei deren Einsatz sein. Rifaximin, das in der Metanalyse den ersten Rang in puncto Sicherheit und Nebenwirkungsprofil errang, scheint vom Kosten-Nutzen-Faktor demnach die beste pharmakologische Therapie beim RDS-M zu sein.

Die wirkungsvollsten Medikamente beim Verstopfungstyp

Die pharmakologische Behandlung des Reizdarmsyndroms mit chronischer Verstopfung bestimmten über Jahrzehnte Ballaststoffgaben und traditionelle *Laxativa* (Abführmittel) wie Laktulose oder Glaubersalz. Die empirische Datenlage für die Grundlage dieser Empfehlungen ist jedoch mehr als gering und die subjektive Erfahrung der Betroffenen eindeutig. Mehr als die Hälfte der Anwender ist unzufrieden mit der Wirksamkeit dieser Wirkstoffe[60].

Ihr größter Makel ist für viele Betroffene die fehlende Nachhaltigkeit. Während sie zumindest bei leichter bis moderater Verstopfung oft kurzfristig Erleichterung verschaffen, ändern die rein symptomatisch wirksamen Laxativa nichts an den Ursachen des Reizdarms und verlieren nach Aussage vieler Patienten mit wiederholter Einnahme an Effektivität. Die evidenzbasierten und deutlich besser wirksamen Medikamente der neuen Generation stammen aus den Wirkstoffgruppen der Chloridkanal-Aktivatoren und der Guanylatcyclase-C-Agonisten.

Lubiproston bringt den trägen Darm in Schwung

Der Wirkstoff *Lubiproston* aktiviert selektiv den CIC-2-Chloridkanal im Dünn- und Dickdarm, was dazu führt, dass mehr Wasser und Natrium ins Darminnere gezogen werden. Durch die so gesteigerte Präsenz von Flüssigkeit wird der Stuhl aufgeweicht, die Darmmuskulatur zur Kontraktion angeregt und der Abtransport des Stuhls beschleunigt[61].

Die Wirkung von Lubiproston beim Reizdarm wurde durch zahlreiche Studien belegt. Eine Metaanalyse kommt beispielsweise auf der Grundlage von fast 1.500 Patienten mit RDS-O zu dem Schluss, dass die regelmäßige Einnahme von Lubiproston signifikant den Grad der Verstopfung, die Stuhlkonsistenz, Bauchschmerzen und Blähungen und die notwendige Anstrengung für die Darmentleerung verbessert[62]. Zu den Vorteilen des Wirkstoffs gehören vor allem die Möglichkeit der dauerhaften Einnahme sowie die breite positive Wirkung auf zahlreiche mit der Verstopfung assoziierte Beschwerden.

Lubiproston und Linaclotid erhöhen die Flüssigkeitsmenge im Darminneren und lindern Verstopfung und damit assoziierte Bauchschmerzen.

Das Haar in der Suppe bilden aber die relativ verbreiteten Nebenwirkungen, vor allem Durchfall, Kopfschmerzen, Übelkeit und Erbrechen. Gerade Übelkeit tritt sehr häufig auf und kann durch die Kombination mit einer Mahlzeit deutlich reduziert werden. Schwere Nebenwirkungen waren in den Studien selten und konnten nicht kausal mit dem Wirkstoff in Verbindung gebracht werden.

Lubiproston ist in den USA zur Therapie des RDS-O und der chronischen idiopathischen Verstopfung zugelassen. Auch in der Schweiz ist der Wirkstoff für letzteren Zweck verordnungsfähig. In Deutschland ist eine Zulassung derzeit nicht zu erwarten. Der Wirkstoff kann jedoch aus dem Ausland bezogen und off-label verordnet werden.

Linaclotid lindert zuverlässig Verstopfung und Bauchschmerzen

Auch die positiven Wirkungen des Wirkstoffs *Linaclotid* beim RDS-O beruhen auf einer Anregung der Flüssigkeitssekretion in das Darminnere. Dieser Effekt wird allerdings im Gegensatz zu Lubiproston durch eine Aktivierung des CFTR-Ionenkanals ausgelöst. Über diesen Mechanismus entfaltet Linaclotid verdauungsfördernde, stuhlanregende und schmerzlindernde Eigenschaften.

In einer großen doppelblinden und placebokontrollierten Studie mit über 800 Reizdarmpatienten mit Verstopfung, die über ein halbes Jahr andauerte, demonstrierte der Wirkstoff eine deutliche Überlegenheit bei der Verbesserung der Stuhlkonsistenz und der Anstrengung beim Stuhlgang sowie von Bauchschmerzen und Blähungen[63]. Linaclotid zeigt ein günstigeres Sicherheitsprofil als Lubiproston. Die erfassten Nebenwirkungen waren von mildem Charakter und unterschieden sich kaum von jenen in der Placebogruppe. Nennenswert ist aber die mögliche Konsequenz Durchfall. Knapp jeder zwanzigste Proband brach die Teilnahme an der oben erwähnten Studie aufgrund auftretender Durchfälle ab.

Auch andere Wirkstoffe aus der Gruppe der Guanylatcyclase-C-Agonisten, z. B. *Plecanatid*, konnten ihre positiven Wirkungen bei der Behandlung der chronischen Verstopfung unter Beweis stellen[64].

Linaclotid ist in den USA und der Schweiz zur Behandlung der Verstopfung im Rahmen des Reizdarmsyndroms und der idiopathischen chronischen Verstopfung zugelassen. Auch in Deutschland hat der Wirkstoff eine Zulassung erhalten. Nachdem der Hersteller das Medikament aufgrund gescheiterter Preisverhandlungen hier zeitweise vom Markt genommen hatte, ist es nun wieder (Stand 01/2025) für Patienten mit mittelschwerer bis schwerer chronischer Verstopfung verfügbar.

Die medikamentösen Optionen für die Behandlung des Verstopfungstyps überschneiden sich mitunter stark bezüglich ihrer Wirkmechanismen und haben auch eine vergleichbare Effektivität. Deshalb bekomme ich häufig die Frage gestellt, um welchen Wirkstoff man sich eher bemühen sollte. Aufgrund des günstigeren Nebenwirkungsprofils würde ich persönlich eher zu Linaclotid raten. Allerdings zeigen Studien auch, dass Lubiproston über barriere- und zellschützende Eigenschaften verfügt, was natürlich gerade im Rahmen des Reizdarmsyndroms nicht unterschätzt werden sollte[65].

Leider fehlt es noch an pharmakologischen Ansätzen, die dazu fähig sind, pathophysiologische Aspekte der Erkrankung rückgängig zu machen und damit die Hoffnung auf Heilung zu beflügeln. Ob neue

Wirkstoffe wie der NHE3-Inhibitor *Tenapanor* diesen Zustand ändern werden, ist fraglich. Sowohl die Wirkmechanismen als auch die Effektivität und das Sicherheitsprofil sprechen bisher eher dafür, dass sie sich in die bisher vorhandenen Medikamente einreihen werden[66]. Ein wirklicher pharmakologischer Durchbruch für Verstopfungspatienten steht also noch aus.

Die Stuhltransplantation – heilsam seit tausenden Jahren

Die Stuhltransplantation, auch bekannt unter dem Akronym *FMT (fecal microbiota transplantation)*, bezeichnet das mechanische Einbringen von Stuhl eines Spenders in den Darm eines Empfängers auf verschiedenen Wegen. Mag diese Idee auf den ersten Blick auf Sie abschreckend wirken, wurde sie bereits im vierten Jahrhundert in China erfolgreich bei der Behandlung von Lebensmittelvergiftungen und infektiösen Durchfallerkrankungen eingesetzt[67]. Noch früher fand die FMT Verwendung in der Veterinärmedizin, wo kluge Bauern die Koliken ihrer Rinder mit den Fäkalien der gesunden Artgenossen heilten.

Sicherlich haben Sie, wie auch ich, in der Schule gelernt, dass der Verdauungsvorgang dem Nahrungsbrei alle wertvollen Inhaltsstoffe entzieht. In der Toilettenschüssel landen demzufolge nur unverdauliche Bestandteile wie Ballaststoffe, Proteinreste und viel Flüssigkeit. Doch das ist nur die halbe Wahrheit. Tatsächlich besteht der menschliche Stuhl zu fast 75 % aus Wasser. Über die Hälfte des verbleibenden Trockengewichts wird aber von lebensfähigen Mikroben dominiert[68]. Der Stuhl eines gesunden Menschen enthält dadurch eine komplette Stichprobe des gastrointestinalen Mikrobioms.

Kein noch so gut designtes Probiotikum kann in puncto Konzentration und Zusammensetzung mit einer solchen Stuhlprobe konkurrieren. Und genau so sollten Sie sich die Stuhltransplantation vorstellen – als eine Art *Super-Probiotikum*, das alle Nachteile kommerziell verfügbarer Probiotika effizient umgeht.

Inzwischen sind die positiven Wirkungen der FMT bei zahlreichen gastrointestinalen Erkrankungen belegt. Bekannt wurde die Stuhltransplantation aber durch ihre Erfolge bei der Therapie der *Clostridium-difficile-Infektion*. Wo Antibiotika den Dienst verweigerten, konnte die Gabe von Spenderstuhl schnell und effizient Remissionen erzielen. Positive Daten liegen weiterhin für die Behandlung von Colitis ulcerosa, Morbus Crohn, dem metabolischen Syndrom und – via Modulation der Darm-Hirn-Achse – verschiedene psychiatrische Störungen vor[69].

Heilung via Einlaufset – frühe Erfolge der FMT beim Reizdarm

Für großen Aufruhr unter RDS-Betroffenen sorgte die Stuhltransplantation erstmals 1989. Der australische Gastroenterologe Professor Thomas Borody und Kollegen veröffentlichten damals eine Fallsammlung von über 50 Patienten mit RDS, bei denen verschiedene klassische Therapieversuche fehlgeschlagen waren. Die Modulation ihrer Darmflora mittels Stuhls eines gesunden Spenders führte allerdings zu ganz erstaunlichen Linderungen der Beschwerden bis hin zur Symptomfreiheit[70].

Borody berichtete in den Folgejahren über weitere 300 erfolgreiche Behandlungen, vor allem an Patienten vom Durchfalltyp. Diese Fallpräsentationen führten dazu, dass viele Verzweifelte zu drastischen Maßnahmen griffen und mangels entsprechender medizinischer Angebote ihre Interpretation der Stuhltransplantation in den eigenen vier Wänden durchführten.

> Seit den ersten dokumentierten Erfolgen hat sich das Verfahren der Stuhltransplantation erheblich weiterentwickelt und gehört zu den wirksamsten Therapieoptionen beim RDS.

Obwohl gerade frühe Fallstudien nahelegen, dass auch das Einbringen von Spenderstuhl in den Dickdarm mittels eines Einlaufs erfolgreich sein kann, müssen bei diesem Vorgehen deutliche Bedenken angemeldet werden[71]. Letztere betreffen vor allem die kaum umsetzbaren Sicherheitsmaßnahmen. Beispielsweise muss der infrage kommende Spender zuvor unbedingt gründlich auf mögliche Infektionserkrankungen untersucht werden.

Doch auch labormedizinische Untersuchungen zur Sicherung der Effektivität spielen eine große Rolle. Dass die FMT beim Reizdarmsyndrom zu den wirksamsten Therapiestrategien gehört und sogar das Potenzial zur Heilung der Erkrankung in sich birgt, möchte ich Ihnen nun anhand einiger ausgewählter Untersuchungen zeigen.

Linderung ist selbst drei Jahre nach der Stuhltransplantation noch nachweisbar

Eine Effektivitätsanalyse chinesischer Wissenschaftler unter Einbeziehung von über 2000 behandelten Patienten berichtete eine erzielte Beschwerdefreiheit für annähernd die Hälfte der Reizdarmprobanden[72]. Selbst drei Jahre nach ihrer Stuhltransplantation berichtete noch über ein Viertel der Behandelten über eine anhaltende Remission. Besonders effektiv war die FMT aber bei chronischen Durchfällen, die nicht auf eine Infektion mit Clostridium difficile zurückzuführen waren. Über 80 % von ihnen konnten einen Heilungserfolg verbuchen. Dieses Muster spiegelt sich auch in vielen weiteren Publikationen wider. Chronische Diarrhöen und RDS-D scheinen besonders gut von der FMT zu profitieren.

Doch auch aus einem weiteren Grund ist diese Analyse besonders interessant. Die Stuhlprobe des gesunden Spenders kann nämlich prinzipiell über mehrere verschiedene Wege eingebracht werden. Besonders weit verbreitet sind der endoskopische Zugang via Koloskopie (Darmspiegelung) und auch mittels Magensonde über die Nase. In den vergangenen Jahren wurde auch intensiv an der Gabe des „Stuhl-Probiotikums" mittels einer schluckbaren magensaftresistenten Kapsel gearbeitet, um den apparativen Aufwand und die Kosten zu minimieren.

Während sich viele Betroffene Gedanken um die perfekte Verabreichungsmethode machen, zeigte die Datenanalyse, dass hinsichtlich der Effektivität keine nennenswerten Unterschiede zwischen diesen zu beobachten waren. In diesem Kontext galt auch ein weiterer Aspekt der FMT für lange Zeit als umstritten. In zahlreichen Kliniken gehörte es zur Standardprozedur, dass über mehrere Tage vor der Stuhltransplantation ein Antibiotikum eingenommen werden musste. Die Idee dahinter war, dass sich die Darmflora des gesunden Spenders dann besser im Darm ansiedeln könne, da die dysbiotische Konkurrenz durch die Antibiose ausgerottet worden sei.

Ich persönlich war diesbezüglich immer skeptisch, da entsprechende Experimente keine Überlegenheit eines solchen Vorgehens demonstrieren konnten. Eine 2022 publizierte Untersuchung aus den USA konnte nun sogar zeigen, dass eine vorausgegangene Antibiose die nachhaltige Besiedelung des Dickdarms von RDS-Patienten durch das Spender-Mikrobiom deutlich reduzierte[73].

Das Super-Spender-Phänomen

Erheblicher für die Effektivität der FMT beim Reizdarmsyndrom ist die Auswahl des perfekten Spenders. Studien und Fallanalysen konnten immer wieder belegen, dass der Stuhl spezifischer Probanden bessere Ergebnisse erzielen konnte als der anderer, objektiv ebenfalls gesunder Stuhlspender. Welche Charakteristika genau jene *„Super-Spender“* ausmachen, ist aktuell noch der Kern laufender Untersuchungen.

Erklärtes Ziel dieser Forschungen ist es, weitere dieser Super-Spender zu identifizieren und „Stuhl-Banken“ aufzubauen, um die Stuhltransplantation unabhängig vom Ort der Durchführung effektiver zu machen. Heute noch Zukunftsmusik, aber durchaus realistisch ist die Herstellung synthetischen FMT-„Stuhls“, der hinsichtlich der erfolgversprechenden mikrobiellen Aspekte der Super-Spender getunt und standardisiert wurde.

In einer doppelblinden und placebokontrollierten Studie mit einem solchen Super-Spender konnten sage und schreibe fast 90 % der mittels FMT behandelten RDS-Probanden deutliche klinische Verbesserungen erzielen[74]. Von jenen bemitleidenswerten Personen, die bei ihrer Endoskopie nur ein Placebo verabreicht bekommen hatten, erreichte dies nicht einmal ein Viertel.

Auch die sonstigen Ergebnisse dieser Studie sind atemberaubend. Drei Monate nach der Transplantation des Super-Spender-Stuhls hatte sich der durchschnittliche Schweregrad-Score der Interventionsgruppe halbiert. Aus einem schwer ausgeprägten Reizdarmsyndrom war nun eine milde Form geworden, viele Teilnehmer erfüllten nicht mehr die Kriterien für das Vorliegen eines Reizdarms. Neben den gastrointestinalen Beschwerden wie Stuhlunregelmäßigkeiten, Bauchschmerzen und Blähungen verbesserte die FMT auch krankheitsspezifische Begleiterscheinungen wie Erschöpfung, psychiatrische Auffälligkeiten und die Lebensqualität.

Schließlich konnte die Untersuchung eindrucksvoll belegen, dass sich die Stuhlspende, im Gegensatz zur Einnahme von Probiotika, nachhaltig im Dickdarm des Empfängers ansiedeln kann und dazu in der Lage ist, eine zuvor bestätigte Dysbiose zu beheben. Umso weiter entfernt die zentralen Mikrobiom-Merkmale der Artenvielfalt und Zusammensetzung der Betroffenen von jenen des Super-Spenders waren, desto höher war deren Chance auf Linderung. Eine DNA-Analyse des gastrointestinalen Mikrobioms kann also als Prädiktor für den Erfolg einer FMT eingesetzt werden. Zweitens bestätigte das Experiment den erfolgreichen Einsatz zuvor eingefrorener Stuhlproben, was die Anlage der oben angesprochenen Stuhlsammlungen erst ermöglicht.

Insbesondere seit ich das erste Mal ausführlich über die soeben vorgestellte Untersuchung berichtete, werde ich immer wieder gefragt, welche Kliniken im deutschsprachigen Raum die Stuhltransplantation bei einem Reizdarm durchführen. Tatsächlich gehört die FMT inzwischen zum Angebot vieler Universitätskliniken, und selbst einige niedergelassene Gastroenterologen bieten diese Leistung mittlerweile an.

Da die Stuhltransplantation aber bisher nicht zur Behandlung des Reizdarms zugelassen ist, müssen Interessenten teilweise tief in die eigenen Taschen greifen. Und wie bei anderen aufwendigen medizinischen Verfahren gilt natürlich auch für die FMT: Der Erfolg ist keinesfalls garantiert. Sind die oben beschriebenen Bedingungen nicht erfüllt, etwa der Stuhlspender nicht optimal, könnte der finanzielle Aufwand nicht entschädigt werden.

Möchten Sie diesbezüglich eine Kosten-Nutzen-Abwägung anstellen, würde ich Ihnen deshalb immer zu einer Analyse Ihrer Darmflora aufgrund molekularbiologischer Verfahren raten. Anhand der ermittelten Biodiversität und des Dysbiose-Index bekommen Sie zumindest eine bessere Vorstellung, wie hoch Ihre Chancen auf eine deutliche Symptomlinderung durch die FMT sind.

Viele Universitätskliniken in Deutschland, Österreich und der Schweiz bieten inzwischen die Stuhltransplantation als Selbstzahlerleistung an.

Die Stuhltransplantation gehört neben der langfristigen Mastzellstabilisation zu den vielversprechendsten Instrumenten dieses Kapitels. Kontaktieren Sie bei Interesse einfach einmal unverbindlich Ihr lokales Universitätsklinikum und fragen Sie gezielt nach einer Selbstzahleroption.

WAS SIE ERWARTEN KÖNNEN UND SOLLTEN

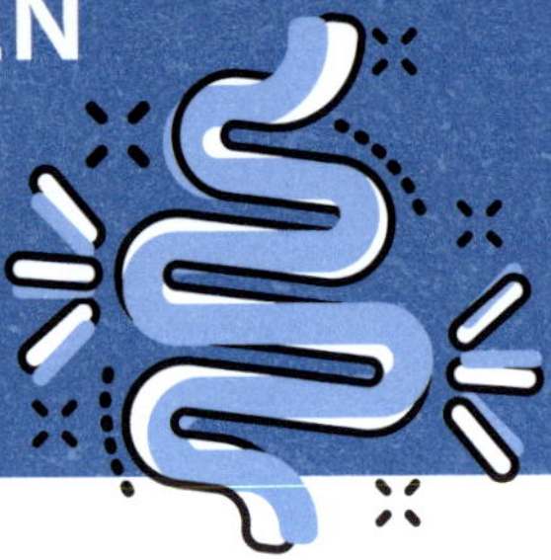

Nachdem Sie nun zahlreiche therapeutische Möglichkeiten zur Linderung oder sogar Heilung Ihres Reizdarms kennengelernt haben, möchte ich Ihnen abschließend noch eine neue Perspektive bei der Betrachtung Ihrer Erkrankung eröffnen. Die Überschrift dieses Kapitels ist dabei durchaus zweideutig zu verstehen.

Im Folgenden werde ich versuchen, die oft verzerrte Wahrnehmung vieler Betroffener hinsichtlich ihrer Beschwerden etwas gerade zu rücken. Dies ist notwendig, da Betroffene chronischer Darmerkrankungen nicht selten das Gespür für ihren Körper verlieren. Selbst etwas Völlegefühl oder ein etwas weicherer Stuhlgang werden dann als Symptome uminterpretiert und oft katastrophisiert.

Die beim Reizdarm häufig anzutreffende Kombination aus neurotischer Persönlichkeitsstruktur, psychiatrischen Auffälligkeiten und tatsächlichen, mitunter sehr heftigen Schmerzen und Stuhlunregelmäßigkeiten begünstigt natürlich die Neigung zur Selbstbeobachtung. Die verfehlte Einordnung und Bewertung verschiedener Verdauungsfunktionen ist dabei umso stärker ausgeprägt, je intensiver und länger die Personen vom RDS betroffen waren. Sie messen jeder solchen Wahrnehmung durch die über Jahre erlernte emotionale Aufladung eine relevante Bedeutung zu. Durch diesen Verankerungsprozess werden diese Sinnesreize erinnerbar im Gehirn gespeichert.

Und so kommt es, dass ehemalige RDS-Patienten glauben, sie hätten ihre Beschwerden nicht im Griff, obwohl die objektive Dokumentation ihrer Darmfunktionen das Gegenteil nahelegt und sie sich diesbezüglich nicht mehr von der Normalbevölkerung unterscheiden. Sie haben über die Jahre schlicht und ergreifend vergessen, dass auch ein gesunder Darm seinen Dienst verrichten muss und nicht gänzlich frei von Fermentationsgasen oder Stuhlunregelmäßigkeiten ist. Auch diese erforderliche Umdeutung von Normalität und die klare Trennung von frommen Wünschen gehört zu dem nun vor Ihnen liegenden Heilungsprozess.

Ich schreibe diesen abschließenden Abschnitt auch, da ich immer wieder schockiert bin, mit welch unrealistischen Vorstellungen meine Klienten teilweise operieren. Natürlich hemmen diese Wünsche auch den subjektiven Erfolg jeder Therapie, denn gerade eine gesunde und ballaststoffreiche Ernährung wie die mediterrane Diät erzeugt natürlich auch Gase, die teilweise entweichen müssen. Zu einem wirklichen Problem werden diese erst, wenn sie schmerzhaft werden oder unangenehm riechen.

Um unrealistische Vorstellungen zu korrigieren, stelle ich meist einige Fragen.

1. Wie häufig geht ein gesunder Mensch durchschnittlich zur Toilette?
2. Ist sein Stuhlgang immer gleich?
3. Wie häufig setzt ein gesunder Mensch Darmgase ab?
4. Haben gesunde Menschen ab und an Bauchschmerzen?

Nachdem ich von meinen Klienten die Antworten auf diese Fragen erhalten habe, überprüfen wir diese auch – Sie ahnen es bereits – an der wissenschaftlichen Datenlage.

Bei der durchschnittlichen Anzahl der Stuhlgänge sind sich die allermeisten Forschergruppen einig, dass diese von drei Stuhlgängen pro Tag bis zu drei Stuhlgängen pro Woche reicht[1]. 98 % der Menschen ohne RDS oder andere chronische Darmerkrankungen fallen in diese Kategorie. Für die optimale Gesundheit erstrebenswert sind tägliche Stuhlgänge, die in der westlichen Welt allerdings nur von 47 % der Männer und 37 % der Frauen berichtet werden[2].

Neben der täglichen unkomplizierten Entleerung ist vor allem die Regelmäßigkeit ein entscheidender Faktor. Für die allermeisten Menschen ist dafür der frühe Morgen der ideale Zeitpunkt. Sollten Sie regelmäßig einen zusätzlichen Toilettengang am Nachmittag oder Abend benötigen, ist das keinerlei Grund, sich Sorgen zu machen.

Lassen Wissenschaftler anhand von Tagebüchern Daten über die Stuhlgänge ihrer gesunden Probanden sammeln, zeigt sich konsistent, dass nur etwa 75 % eine normale Stuhlform haben. 12 % sind hart oder klumpig, weitere 10 % weich. Die Stuhlform schwankt dabei zwischen den Stuhlgängen. Auch Menschen ohne RDS, Colitis und Co. haben also nicht jeden Tag den „perfekten" Stuhlgang, denn auch sie sind nicht resistent gegenüber Ernährungsfaktoren, Stresserleben usw.

Blähungen, gelegentliche Stuhlunregelmäßigkeiten und Bauchschmezensind auch bei Menschen ohne Reizdarm verbreitet. Der perfekt und still arbeitende Darmtrakt gehört in die Welt der Mythen.

Zusätzlich berichten 36 % der gesunden Befragten über gelegentlichen starken Stuhldrang, 47 % über notwendiges heftiges Pressen beim Stuhlgang und 46 % über das Gefühl der unvollständigen Darmentleerung. Aufgrund der schambehafteten Thematik sind diese Zahlen natürlich kaum jemandem bekannt, aber ich denke, sie sprechen für sich. Selbst bei der selektiven Betrachtung ausschließlich gesunder Menschen waren außerdem gelegentliche Bauchschmerzen keine Seltenheit.

Was die Darmgase betrifft, so produzierten gesunde Freiwillige in einem Katheter-Experiment innerhalb von 24 Stunden circa 500–1500 ml Gas, wobei Fermentationsgase den größten Bestandteil bildeten[3]. Diese und ähnliche Untersuchungen räumten außerdem mit einem verbreiteten Mythos auf, unter dem viele weibliche Betroffene noch immer zu leiden haben. Frauen produzierten durchschnittlich nämlich genauso viel Darmgase wie Männer. Es gibt also keinerlei Grund anzunehmen, diese normale Körperfunktion sei irgendwie „unweiblich", wie es mir leider immer noch recht häufig von Klientinnen vorgetragen wird. Übrigens führte auch eine ballaststofffreie Diät nicht zu einer vollständigen Elimination der Darmgase.

Durchschnittlich zehnmal pro Tag lassen gesunde Versuchspersonen Blähungen entweichen, wobei der Verzehr von durch die Darmbakterien fermentierbarer Kohlenhydrate wie FODMAPs oder Ballaststoffe diese Anzahl noch einmal deutlich erhöhen kann[4]. Die Unterschiede sind hierbei aber groß. Aufgrund des Zustands ihrer Darmflora resorbieren einige Probanden die entstandenen Gase bereits im Darm.

Sie sehen also, auch wenn die in diesem Ratgeber vorgestellten Strategien einen durchschlagenden Erfolg haben sollten, bleibt Ihr Darm ein arbeitendes Ökosystem. Und wo gehobelt wird, da fallen bekanntlich auch Späne ...

Ein Blick in die Glaskugel: Ihre Erkrankung in zwanzig Jahren

Sie wissen jetzt, dass Sie beim Befolgen der Empfehlungen in diesem Buch mit einem schmerzarmen Leben, frei von krankheitsbedingten Einschränkungen Ihres Alltags- und Berufslebens, rechnen können. Kurzum: Sie könnten vielleicht bald schon wieder Ihr Leben genießen, so wie dies viele andere Menschen tun!

Doch was passiert eigentlich, wenn Sie nicht die Kraft aufbringen können, um die vorgestellten Interventionen umzusetzen? Oder unvorhergesehene Komplikationen Ihren Weg zur Genesung verstellen? Was ist die Alternative, wenn Ihr Arzt eher zu den konservativen Vertretern seiner Zunft gehört und nichts von den Medikamenten der neuen Generation hören will? Sollten diese unschönen Dinge wirklich zutreffen – und ich hoffe inständig, dass dies bei Ihnen nicht der Fall ist – ist auch dies kein Grund, die Hoffnung zu verlieren!

Um Ihnen diesbezüglich Mut zuzusprechen, möchte ich noch einen kurzen Blick in die Glaskugel werfen. Ich bin mir nämlich sicher, dass sich sowohl die Sichtweise auf das RDS als auch seine Behandlungsmöglichkeiten in den nächsten zehn bis zwanzig Jahren radikal ändern werden. So steigt bereits seit der Jahrtausendwende die Anzahl relevanter Forschungsarbeiten rund um das Reizdarmsyndrom exponentiell an. Finden sich in der medizinischen Datenbank PubMed für das Jahr 2000 noch magere 138 Referenzen entsprechender Publikationen, waren es für das Jahr 2021 bereits beeindruckende 2279! Es sieht ganz so aus, als hätte die moderne Wissenschaft die Erkrankung endlich ins Visier genommen.

Wenn Sie sich allerdings noch einmal einige Details vergegenwärtigen, die ich beispielsweise im Zusammenhang mit der Stuhltransplantation oder der Mastzellstabilisation angesprochen habe, dann können Sie schon beinahe davon überzeugt sein, dass es für den Reizdarm bald unkomplizierte und effiziente pharmakologische Lösungen auf Rezept geben wird. Egal ob Sie mit einer Kapsel synthetischen Stuhls ohne größeren Aufwand eine durch Jahre der Fehlernährung erzeugte Dysbiose beheben oder aber die durch einen gastrointestinalen Infekt überaktivierten Mastzellen mittels maximal absorbierbarer Polyphenole beruhigen – das Zurückdrehen der Krankheitsspirale ist bereits heute kein Traum mehr. Es fehlt nur noch an standardisierten Formulierungen und größeren kontrollierten Studien, die letztendlich zur Zulassung der jeweiligen Intervention führen.

Für mehr als wahrscheinlich halte ich außerdem das weitere Ausdifferenzieren der Diagnose Reizdarmsyndrom in viele eigenständige Unterdiagnosen. Dieser Prozess ist ebenfalls schon in Gang gekommen. Menschen, die vor einigen Jahren mit absoluter Sicherheit noch ein RDS bescheinigt bekommen hätten, erzählen heute selbstbewusst von ihrer NZGS, Nickelallergie oder Pankreasinsuffizienz. In den kommenden Jahren werden Sie in diesem Kontext weitere unbekannte Namen vernehmen, die das immer noch riesige Heer der Reizdarmpatienten zahlenmäßig weiter dezimieren. Jede dieser neuen Alternativdiagnosen bedeutet fast immer auch gezieltere und damit besser wirksame Therapiemöglichkeiten!

Die „wirklichen" dann noch verbliebenen RDS-Betroffenen werden in dieser nahen Zukunft unaufwendig anhand von Biomarkern, die per

Stuhl- und Bluttest erhoben werden, diagnostiziert werden. Typischerweise gehören diese zum postinfektiösen Typ der Erkrankung. Ob sie nach der Diagnosestellung mittels einer Stuhltransplantation, Mastzellstabilisatoren oder einer umfassenden Ernährungstherapie behandelt werden, wird vom Arzt durch die Erhebung spezifischer Blut- und Stuhlwerte entschieden, anhand derer er bereits vor Beginn der Behandlung den Erfolg der jeweiligen Maßnahme abschätzen kann. Zumindest in den USA ist dieses Vorgehen schon heute keine reine Zukunftsmusik mehr[5]. So führte in einer 2023 publizierten Studie eine auf der Grundlage von Künstlicher Intelligenz individuell auf den einzelnen Betroffenen abgestimmte Ernährungstherapie bei stattlichen 67,5 % der Probanden zu einer vollständigen Remission der Darmsymptome[6].

Das klingt doch nach einer vielversprechenden Zukunft, finden Sie nicht? Aber denken Sie daran: Die Mittel und Wege zu diesem Ziel sind bereits jetzt vorhanden. Sie mögen beschwerlicher sein als die soeben beschriebenen. Doch der Sonnenaufgang auf ein und demselben Berggipfel erscheint einem nach einem anstrengenden Aufstieg deutlich schöner ...

Ich wünsche Ihnen von ganzem Herzen die allerbesten Erfolge bei der Heilung Ihrer Darmbeschwerden!

HILFREICHE ADRESSEN

Auf diesen Seiten finden Sie Anlaufstellen für weiterführende Informationen rund um das Reizdarmsyndrom und seine Behandlung sowie Bezugsquellen für angesprochene Untersuchungen, Nahrungsergänzungsmittel usw.

www.deinreizdarmistheilbar.de
Auf dieser ständig von mir aktualisierten Webseite spezifisch zu dem Ihnen vorliegenden Ratgeber gebe ich u. a. Antworten auf häufig gestellte Leserfragen, stelle konkrete Untersuchungen und Nahrungsergänzungsmittel vor und biete hilfreiche Videos zu den einzelnen Kapiteln an.

www.reizdarmtherapie.net
Seit 2013 dokumentiere ich auf diesem Blog meine Rechercheergebnisse und eigenen Erfahrungen beim Leben mit und Behandeln des Reizdarmsyndroms.

www.youtube.com/c/DeinReizdarmistheilbarThomasStruppe
Hierbei handelt es sich um den zu meinem Blog gehörenden Videokanal mit inzwischen über 200 Videos rund um den Reizdarm und die mit ihm assoziierten Erkrankungen CFS/ME, Histaminintoleranz, MCAS usw.

www.vaem.eu
Der *Verein zur Förderung der Allergie- und Endoskopieforschung am Menschen* ist ein Vorreiter bei der Bereitstellung von Informationen rund um die Themen Nahrungsmittelallergie, Reizdarmsyndrom, Mastzellforschung etc.

www.reizdarmselbsthilfe.de
Die Deutschen Reizdarmselbsthilfe ist ein rühriger Verein, der auf seiner Homepage und in seiner Mitgliederzeitschrift viele evidenzbasierte Informationen, Literaturempfehlungen und vieles Interessante mehr rund um die Erkrankung anbietet.

www.imd-berlin.de
Das bekannte und beliebte Labor bietet ein gewaltiges Leistungsspektrum an medizinischen Untersuchungen an. Daneben finden sich auf der Webseite zahllose Artikel und Informationsbroschüren zu den Themen Nahrungsmittelallergien, Mastzellaktivierung, Nickelallergie usw. Hier können u. a. der in diesem Ratgeber angesprochene LTT-Test und auch ein spezifisches Mastzell-Panel bezogen werden (Arzt erforderlich).

www.medivere.de
Das Online-Labor medivere:diagnostics bietet eine große Anzahl von spezifischen Untersuchungen zur Abschätzung der Darmgesundheit an. Die Blut-, Stuhl- und Urinanalysen lassen sich allesamt unkompliziert in den eigenen vier Wänden durchführen. Zum Angebot gehört unter anderem die molekularbiologische Sequenzierung des Mikrobioms mit Bewertung der Artenvielfalt und der FODMAP-Verträglichkeit.

www.voc-advancedbreathdiagnostics.com
Das Unternehmen unter Leitung von Professor Dr. med. Wieland Voigt bietet einen herausragenden Atemgastest zum Nachweis einer Dünndarmfehlbesiedlung an. Ein unkompliziertes Handling, enge Messintervalle, die parallele Bestimmung von Wasserstoff und Methan sowie eine CO_2-Kontrolle gehören zu den Stärken des Testkits. Außerdem sind die Mediziner selbst nah am Puls der Wissenschaft und entwickeln den Test auf der Grundlage neuester Erkenntnisse stetig weiter.

QUELLENVERWEISE UND PRODUKTEMPFEHLUNGEN

Wie Sie aus den zahlreichen Fußnoten im Text ersehen können, existiert zu meinem Buch umfangreiches Quellenmaterial. Da der Abdruck leider den Rahmen des Buches sprengen würde, habe ich die Nachweise zu den wissenschaftlichen Forschungen, auf denen meine evidenzbasierten Empfehlungen beruhen, ausgegliedert.

Wenn Sie sich eingehender mit der aktuellen Forschungslage auseinandersetzen oder ein Thema vertiefen möchten, finden Sie alle Quellen auf meiner Webseite unter https://www.reizdarmtherapie.net/bücher/dein-reizdarm-ist-heilbar/referenzen bzw. unter dem untenstehenden QR-Code.

Ebenfalls auf meiner Website unter https://www.reizdarmtherapie.net/bücher/dein-reizdarm-ist-heilbar/empfehlungen oder unter dem untenstehenden QR-Code finden Sie konkrete Produktempfehlungen.

Bei der Zusammenstellung handelt es sich um meine persönliche Auswahl aufgrund persönlicher und therapeutischer Erfahrungen, Preis-Leistungs-Verhältnis und Qualitätsanspruch.

STICHWORTVERZEICHNIS

Pflanzliche Kraftpakete für die Gesundheit

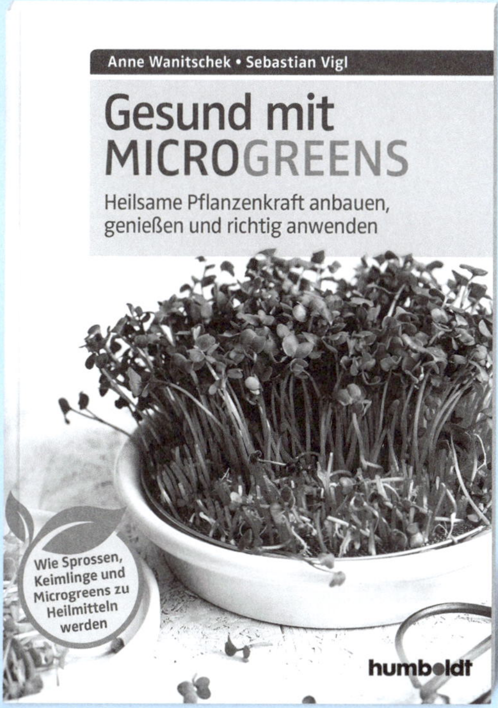

- Microgreens besitzen bis zu 40 Mal mehr Vitalstoffe als die ausgewachsene Pflanze
- 29 Microgreens im Porträt: ganz einfach zu Hause anbauen, zur Stärkung und bei Krankheiten und Beschwerden einsetzen
- Die Autoren haben alle relevanten wissenschaftlichen Studien über Microgreens ausgewertet

Anne Wanitschek / Sebastian Vigl

Gesund mit Microgreens

2. Auflage, 160 Seiten, Softcover
15,5 x 21,0 cm
ISBN 978-3-8426-2974-5
€ 19,99(D) / € 20,60(A)

Der Ratgeber ist auch als eBook erhältlich.

humboldt
...bringt es auf den Punkt.

Bibliografische Information der Deutschen Nationalbibliothek
Die Deutsche Nationalbibliothek verzeichnet diese Publikation in der deutschen Nationalbibliografie; detaillierte bibliografische Daten sind im Internet über https://dnb.de abrufbar.

ISBN 978-3-8426-3106-9 (Print)
ISBN 978-3-8426-3107-6 (PDF)
ISBN 978-3-8426-3108-3 (EPUB)

2., aktualisierte Auflage

Die Ratgebermarke der Schlüterschen Fachmedien GmbH
Hans-Böckler-Allee 7, 30173 Hannover
www.humboldt.de
www.schluetersche.de

Aus Gründen der besseren Lesbarkeit wurde in diesem Buch die männliche Form gewählt, nichtsdestoweniger beziehen sich Personenbezeichnungen gleichermaßen auf Angehörige des männlichen und weiblichen Geschlechts sowie auf Menschen, die sich keinem Geschlecht zugehörig fühlen.
Autor und Verlag haben dieses Buch sorgfältig erstellt und geprüft. Für eventuelle Fehler kann dennoch keine Gewähr übernommen werden. Weder Autor noch Verlag können für eventuelle Nachteile oder Schäden, die aus in diesem Buch vorgestellten Erfahrungen, Meinungen, Studien, Therapien, Medikamenten, Methoden und praktischen Hinweisen resultieren, eine Haftung übernehmen. Insgesamt bieten alle vorgestellten Inhalte und Anregungen keinen Ersatz für eine medizinische Beratung, Betreuung und Behandlung.

Lektorat: Linda Strehl, wort & tat, München
Covergestaltung: ZERO, München
Covermotiv: Shutterstock / Alexander Lysenko, Ton Photographer 4289
Abbildungen: stock.adobe.com, DNA und Darm: Lysenko.A, Yogaübungen: falconnadix, Oli
Satz: PER MEDIEN & MARKETING GmbH, Braunschweig
Druck und Bindung: gutenberg beuys feindruckerei GmbH, Langenhagen